医学院校实验动物中心运行与管理

主 编　霍永良　毛晓韵

北方联合出版传媒（集团）股份有限公司

辽宁科学技术出版社

·沈 阳·

图书在版编目（CIP）数据

医学院校实验动物中心运行与管理 / 霍永良，毛晓韵
主编 . —沈阳：辽宁科学技术出版社，2024.1
　　ISBN 978-7-5591-3202-4

　　Ⅰ . ①医… 　Ⅱ . ①霍… 　②毛… 　Ⅲ . ①医学院
校—医用实验动物—实验室管理 　Ⅳ . ① R-332

中国国家版本馆 CIP 数据核字（2023）第 156198 号

出版发行：辽宁科学技术出版社
　　　　　（地址：沈阳市和平区十一纬路25号　邮编：110003）
印 刷 者：辽宁新华印务有限公司
经 销 者：各地新华书店
幅面尺寸：184 mm × 260 mm
印　　张：22
字　　数：500 千字
出版时间：2024 年 1 月第 1 版
印刷时间：2024 年 1 月第 1 次印刷
责任编辑：凌　敏
封面设计：顾　娜
版式设计：顾　娜
责任校对：闻　洋

书　　号：ISBN　978-7-5591-3202-4
定　　价：198.00元

联系电话：024-23284363
http://www.lnkj.com.cn

序

当前世界科学技术的发展日新月异，在现代科学的带动下崛起的实验动物科学，是发展生物医药和生命科学及相关学科的重要支撑条件。实验动物科学也由一门综合性的独立新兴学科发展成为当前国际上衡量一个国家科学技术现代化水平的标志。实验动物平台作为基础条件之一，主要以提供标准化的实验动物饲养和动物实验场所来发挥其条件平台的支撑和保障作用。实验动物平台的建设和管理应以实验动物质量控制为核心，形成完整科学的管理体系，以指导设施运行，规范人员操作，实现实验动物设施的可持续发展。

目前，全国范围内的实验动物平台如雨后春笋般迅猛发展，实验动物平台的建设和管理亟待标准化和系统化。同时，国家对实验动物及相关人才需求与日俱增，对实验动物从业人员的高素质培养目标提出了新的要求，对实验动物平台建设与管理也提出了新的要求。

有鉴于此，霍永良教授带领一众专业人员启动了《医学院校实验动物中心运行与管理》一书的编写工作，在烦冗的科研工作之余完成了这样一部优秀的著作。编写人员均为高等院校一线骨干教师，具有丰富的教学和实践经验。本书内容涉及医学院校实验动物中心职责、实验动物中心管理体系、实验动物管理、实验动物设施管理、实验动物用品管理、实验动物人员培训、实验动物人员职业健康安全等，系统而详细地介绍了实验动物平台建设和管理中所涉及的方方面面，共分为7章。本书是目前首部系统化介绍实验动物平台建设与管理的图书，填补了该领域研究的空白。本书取材新颖、内容充实，可作为实验动物从业人员必读的专业教材，对实验动物工作者和实验动物研究者具有重要的参考价值，亦可作为高等院校研究生、本科生及专科生的相关教辅书目。

　　我能为本书作序，深感荣幸，希望本书能有助于实验动物平台的高质量发展，有助于培养适应新时代中国特色社会主义发展的新型建设人才，全面提升创新与科研能力，为生物医药和生命健康产业发展做出更大贡献。

广东省实验动物监测所所长
广东省十大科学传播达人

目　录

第一章　医学院校实验动物中心职责

医学院校实验动物中心作为医学科研与教学的基础支撑条件，在促进医学院校发展和提升医学科研与教学水平等方面都具有重要的意义。医学院校实验动物中心往往是集生产、教学、科研三位于一体的公共服务平台和教学研究单位，定位为校（院）级实验动物公共服务与技术支撑平台，负责制定全校（院）实验动物管理规范和标准，监督评估各学院、医院实验动物平台规范化运行。

第一节　实验动物中心职责

1　实验动物法规

1.1　管理机构

我国科技部主管全国的实验动物工作，各地区的实验动物工作则由各省、自治区、直辖市的科学技术厅（局、科委）主管。国务院各有关部门负责管理本部门的实验动物工作。

1.2　实验动物法规简介

1.2.1　《实验动物管理条例》

1988 年经国务院批准，由原国家科学技术委员会发布第 2 号令——《实验动物管理条例》。该条例是我国第一部有关实验动物管理的行政法规。

《实验动物管理条例》分为 8 章共 35 条，内容包括总则、实验动物的饲养管理、检疫和传染病控制、实验动物的应用、实验动物的进口与出口管理、从事实验动物工作的人员要求、奖励与处罚和附则。

《实验动物管理条例》明确规定实验动物的定义："实验动物，是指经人工饲育，对其携带的微生物实行控制，遗传背景明确或者来源清楚的，用于科学研究、教学、生产、检定以及其他科学实验的动物。"

为了适应科学研究、经济建设和社会发展的需要，《实验动物管理条例》自 1988 年颁布实施至今，已经历多次修订。2000—2002 年，科技部立项开展前期调研工作，2005 年正式启动修订工作。2005—2015 年，科技部成立了《实验动物管理条例》专家修订组，对《实验动物管理条例》进行了多次修订，并先后多次召开各种形式的修订会议或征询意见，最终形成了《实验动物管理条例》征求意见稿。

1.2.2 《实验动物质量管理办法》

该法规由原国家科学技术委员会、原国家质量技术监督局于 1997 年颁布。《实验动物质量管理办法》分为 5 章共 26 条，其要点为：① 制定了国家实验动物种子中心的必备条件；② 提出了实验动物生产和使用实行许可证制度，以及申领实验动物许可证的基本条件；③ 将实验动物质量检测机构划分为国家级和省级两个级别，检测机构必须获得国家或省、自治区、直辖市科委的认可。

1.2.3 《国家实验动物种子中心管理办法》

《国家实验动物种子中心管理办法》由科技部于 1998 年 5 月印发，《国家实验动物种子中心管理办法》分为 6 章共 20 条，对实验动物种子中心的任务、组织机构、经费和管理、检查与监督等进行了规定。

1.2.4 《实验动物许可证管理细则（试行）》

由科技部、卫计委、农业农村部、教育部、国家质量监督检验检疫总局、国家中医药管理局、中国人民解放军原总后勤部卫生部等 7 个部门于 2001 年发布。《实验动物许可证管理细则（试行）》分为 5 章共 23 条，对实验动物许可证的适用范围、申请、审批和发放、管理和监督等，都做出了明确的规定。

1.2.5 《关于善待实验动物的指导性意见》

《关于善待实验动物的指导性意见》由科技部于 2006 年 9 月颁布，内容包括总则、饲养管理过程中善待实验动物的指导性意见、应用过程中善待实验动物的指导性意见、运输过程中善待实验动物的指导性意见、善待实验动物的相关措施和附则。指导性意见要求各单位成立实验动物管理或伦理委员会，对实验动物饲养管理、应用、运输等过程，开展伦理审查，确保实验动物得到善待。指导性意见倡导"减少、替代、优化"的"3R"原则，科学、合理、人道地使用实验动物。该指导性意见的颁布表明，我国对实验动物伦理福利已经提出了相应要求，以便与国际接轨。

1.2.6 地方实验动物管理法规

随着国家对实验动物工作规范化、法制化管理的加强，以及相关政策的颁布实施，各地也相应发布了实验动物地方标准和行政法规。《广东省实验动物管理条例》由广东省科技厅于 2010 年颁布，分为 7 章共 53 条，其创新点之一是对生物安全与实验动物福利做出了明确要求，具体内容为：

（1）实验动物的预防免疫应当结合科学研究与实验的要求实施，预防免疫后的实验动物不得用于生物制品的生产、检定。对应当进行预防免疫的实验动物，依照《中华人民共和国动物防疫法》的规定实施预防免疫。

（2）实验动物发生传染性疾病时，从事实验动物生产、使用的单位和个人应当及时采取隔离、预防控制措施，防止动物疫情扩散，同时报告给当地畜牧兽医主管部门、动物防疫监督机构；当发生人畜共患病时，还应当立即报告给当地疾病预防控制机构。发生重大动物疫情的，应当按照国家规定立即启动突发重大动物疫情应急预案。

（3）在实验动物生产、使用过程中产生的废弃物和实验动物尸体应当进行无害化处理，其中列入国家危险废物名录的应当按国家规定交由具有相应资质的单位处理。对实验动物生产、使用过程中产生的废水、废气等，应当进行处理，达到有关标准后排放。

（4）禁止使用后的实验动物流入消费市场。

（5）开展病原体感染、化学染毒和放射性的动物实验，应当符合国家法律法规和国家标准对实验室生物安全、放射卫生防护及环境保护的要求，防范安全事故的发生。

（6）从事实验动物基因工程研究的，应当符合国家对基因工程安全管理的要求。

（7）鼓励共享实验动物的实验数据和资源，倡导减少、替代使用实验动物和优化动物实验方法。

（8）实验动物生产、使用活动涉及实验动物伦理与物种安全问题的，应当遵照国家有关规定，并符合国际惯例。

（9）从事实验动物工作的人员在生产、使用和运输过程中应当维护实验动物福利，关爱实验动物，不得虐待实验动物。

（10）对实验动物进行手术时，应当进行有效的麻醉；需要处死实验动物时，应当实施安死术。

（11）从事实验动物生产、使用的单位和个人，在开展动物实验项目时，应当制订保证实验动物福利、符合实验动物伦理要求的实验方案；有条件的应当设立实验动物福利伦理组织，对实验方案进行审查，对实验过程进行监督管理。

2　实验动物中心职责

实验动物是现代生命科学研究的重要组成部分，是生命科学特别是生物医学科研的基础和重要支撑条件，是衡量科学研究水平的重要标志，其发挥着其他研究技术和手段无法替代的作用。

医学院校实验动物中心是集生产、教学、科研三位于一体的公共服务平台和教学研究单位，定位为校（院）级实验动物公共服务与技术支撑平台，负责制定全校实验动物管理规范和标准，监督评估各学院、附属医院实验动物平台规范化运行。

主要职能包括：

（1）专业从事实验动物科学研究，实验大、小鼠资源收集与保存。

（2）标准化实验大、小鼠的繁育，实验动物质量及其环境设施的监督检验和动物实验技术服务。

（3）接受委托协助主管部门进行实验动物许可证管理（包括年检、复审、评审）等。

医学院校实验动物中心的职责包括人员培训及进驻管理，实验动物设施的运行管理，实验项目进驻及过程管理等3个方面。

2.1　人员培训及进驻管理

人员的准入培训与管理作为实验动物中心管理流程中最基础的工作环节，培训质量直接影响实验动物设施运行情况，是保障动物实验顺利开展的前提条件之一。医学院校实验动物中心在人员培训及进驻管理方面的职责有：

（1）认真贯彻执行国家有关实验动物方面的政策、法规和标准，制定并具体实施符合学校实际的各项实验动物管理规章制度和操作规程，推进学校实验动物的科学化、规范化管理。对学校各单位的实验动物工作进行业务指导和协调。

（2）做好实验动物相关的法律、法规、管理办法的宣传工作，组织实验动物伦理审查工作，开展有关学术科研交流、技术培训等活动，增强保障实力和自身发展动力，提高学术水平。

（3）做好动物实验室的管理工作，不断壮大管理人员队伍、专业技术人员队伍和工勤人员队伍，加强职工技术培训，提高全体员工素质。

（4）负责做好本中心的动物实验科研平台的管理、服务工作，为学校的动物实验类科研提供良好的支撑条件。

（5）负责在校师生的实验动物及相关专业从业人员资格培训和公共服务平台使用培训工作，定期对需要进入屏障环境的科研实验人员进行岗前培训，督促他们遵守实验动物中心的各项规章制度，协助或指导他们完成动物实验工作。

（6）负责《实验动物学》及相关学科教学任务，加强教师队伍建设，认真组织实施教学计划，努力提高教学质量，保证完成教学任务。

2.2　实验动物设施的运行管理

医学院校实验动物中心设施具有国家标准建筑技术规范与环境条件技术要求，应该合理布局实验动物设施分布，严格控制人员、物品和空气的进出，建立健全各项规章制度，制定各项标准操作规程（SOP），主要职责有：

（1）努力做好实验动物在微生物、寄生物、环境设施、遗传、营养等方面的质量控制，强化实验动物环境设施、设备和仪器以及卫生防疫等的管理，保障实验动物中心各项工作正常开展。

（2）做好实验动物公共服务平台的设施维护、环境自检、许可证年检等工作，确保平台的日常平稳运行。

2.3　实验项目进驻及过程管理

医学院校实验动物中心承担本校动物实验项目进驻及管理，应成立实验动物管理与使用委员会（IACUC），负责监督和管理设施内的动物实验相关事项：

（1）落实学校实验动物生物安全监测和实验动物福利审查监督工作。

（2）根据学校教学实验的需要，制定实验动物饲养、供应计划，做好实验动物生产、繁殖、寄养、采购等工作，为学校教学科研提供合格和实验动物和饲料供应。

（3）负责做好本中心的动物实验科研平台的管理、服务工作，为学校的动物实验类科研提供良好的支撑条件。

第二节　人员培训及进驻管理

医学院校实验动物中心作为开展动物实验的重要场所，是科研与教学的基础支撑平台，承担动物实验理论教学和动物实验技术技能培训工作职责。人员准入培训作为实验动物中心管理流程中最基础的工作环节，培训质量直接影响着屏障设施的运行情况，是保障动物实验顺利开展的前提条件，实验人员需通过培训才能进入实验动物中心开展实验。

通过建立准入培训模式，便于实验人员能够更好地掌握知识技能，同时为实验动物中心管理人员有效地开展培训工作提供参考。建立全面系统的准入培训模式对于实验动物中心管理和实验人员素质提升都至关重要。实验动物中心需建立特点突出、目的明确、内容全面、形式多样的准入培训模式，便于管理人员有效地开展培训工作，更好地服务于医、教、研的发展需要。

准入人员通过培训需要从服务申请、准入管理、动物实验、离室管理等主要环节了解中心管理流程，熟悉中心空间布局，遵守规章制度和标准操作规程，掌握开展动物实验的基本理论知识、操作技能和注意事项、实验室安全知识和突发事件的应急预案，具备相应动物福利和生物安全防范意识。

1　理论培训

理论培训以主讲者为引导主体，通过线上或线下的集中讲授方式，以图片、文字或视频为载体，调动准入人员参与积极性，促进其主动学习和探索，为开展动物实验奠定良好的基础。

申请流程：准入人员在开展动物实验前需按照实验动物中心既定流程提交服务申

请，申请流程步骤的讲解有助于实验人员把握整体方向，此部分培训要求内容详尽、浅显易懂。

规章制度：实验动物中心自成立之初建立了规章制度并在指定区域上墙，同时在官方网站及管理交流群内设置下载专区，开放共享学习资源，在集中培训的同时丰富自主学习途径，做到有章可循，规范管理秩序。

理论知识：入室培训的理论知识要点需包括实验动物中心概况，空间布局，规章制度，人员、物品及实验动物进出等标准操作程序，动物饲养与操作技能，设施设备使用前后清洁、消毒、维护方式，生物安全与防护如常见的人畜共患病、废弃物和动物尸体的处理方式，动物福利与伦理知识及实验动物相关法律法规等。可侧重讲解规章制度、标准操作程序、动物饲养与操作技能和生物安全与防护等方面内容。

注意事项：在屏障设施中需要注意的事项有很多，大部分都是与日常操作息息相关的，如规范填写记录档案，规范穿戴个人防护用品，及时分笼繁殖后的成年动物等，通过实际举例并解析因操作不当所造成的严重后果，可以在一定程度上杜绝违规操作行为的发生。

操作技能：操作技能作为入室理论培训的辅助部分，主要内容为动物实验常用技术，如动物抓取、灌胃、注射、样本采集等操作方法，目的是让初学者了解实验动物常识，避免发生虐待动物的行为，建立尊重生命、善待动物的理论知识背景。

2　实践操作培训

实践操作培训以准入人员为主体，理论与演示演练相结合，可作为检视理论学习效果方式之一。主讲者在操作上做好示范，负责必要的提示和疑问解答，带领准入人员完成从接收动物、动物饲养、实验操作、污物处理至离室整个流程。在屏障设施方面要注重空间布局、流向管理、设施设备使用和突发情况的应急措施讲解，如：动物咬伤或职业暴露的处置，实验动物异常死亡的上报与处置，设施设备异常的处置及消防应急演练等。在实验常用技术方面则根据准入人员个体差异，针对性地丰富培训内容或变换培训形式，如具备动物实验操作技能的人员将弱化技术类的实操培训。通过解决实际操作遇到的问题，无形中强化实验人员规范化操作意识，建立中心优质服务形象，扩大培训教育的影响力和辐射力，同时也有助于管理的良性循环。

3　考核

在培训过程中，应注重与参训人员之间的互动答疑、提问考核，以便能及时发现和解决问题，同时回顾培训内容强化掌握程度。完成理论和实践相结合的培训后，最终组织开展笔试考核以反映培训效果。考核合格后统一颁发培训合格编码，并以此编码作为申请科研服务平台（实验动物中心模块）账户的主要依据。

实验动物中心应多举办相关动物使用及动物福利和伦理讲座；同时在教学上应把"屏障系统操作"作为"实验动物学"重点章节讲授；学生、动物实验人员必须签订相关协议（包括屏障系统操作须知、注意事项、责任等内容），并经过导师或课题负责人签字才可通过实验申请，让导师或课题负责人同时起到监督作用；管理人员要经常举办操作规程培训，引导学生、动物实验人员完全熟悉流程；规定学生、动物实验人员每次进入实验动物中心进行有关实验必须登记，以备查、落实责任；在工作时间之外进行实验，必须提前申请，由实验动物中心安排值班人员进行监督管理。

4 制定详细的实验动物中心实验室人员准入制度

（1）所有实验室工作人员必须接受相关生物安全知识、法规制度培训并考试合格。

（2）实验室工作人员必须进行上岗前体检。

（3）实验室技术人员必须具备相关专业教育经历、相应的专业技术知识及工作经验，熟练掌握自己工作范围的技术标准、方法和设备技术性能。

（4）实验室技术人员应熟练掌握与岗位工作有关的检验方法和标准操作规程，能独立进行实验和结果处理，分析和解决实验工作中的一般技术问题，有效保证所承担环节的工作质量。

（5）实验室技术人员应熟练掌握常规消毒原则和技术，掌握意外事件和生物安全事故的应急处置原则和上报程序。

（6）实验室人员在下列情况进入实验室特殊工作区需经实验室负责人同意：① 身体出现开放性损伤；② 患发热性疾病；③ 呼吸道感染或其他导致抵抗力下降的情况；④ 正在使用免疫抑制剂或免疫耐受；⑤ 妊娠。

（7）实验活动辅助人员：应掌握责任区内生物安全基本情况，了解所从事工作的生物安全风险，接受与所承担职责有关的生物安全知识和技术、个体防护方法等内容的培训，熟悉岗位所需消毒知识和技术，了解意外事件和生物安全事故的应急处置原则。

（8）外单位来实验室参观、学习、工作的人员进入实验室控制区域应有相关批准，并遵守实验室的生物安全相关规章制度。

第三节 实验动物设施的运行管理

实验动物设施（Housing Facilities of Laboratory Animal）是用于实验动物生产繁育或利用实验动物进行科学研究、教学、生物制品和药品生产的建筑及其配套设备的总和。做好实验动物设施管理既是保障实验动物健康生存的前提，也是保证实验动物生产和动物实验科学化、规范化的基础，又是保证生命科学研究工作取得成果的重要支撑条件。

1 实验动物设施的分类

按照设施的使用功能，分为实验动物生产设施、实验动物实验设施和实验动物特殊实验设施。

1.1 实验动物生产设施（Breeding Facility for Laboratory Animal）

指用于实验动物生产的建筑物和设备的总和。包括动物生产区、辅助生产区和辅助区。

1.2 实验动物实验设施（Experiment Facility for Laboratory Animal）

指以研究、试验、教学、生物制品、药品及相关产品生产、质控等为目的而进行实验动物实验的建筑物和设备的总和。包括动物实验区、辅助实验区、辅助区。

1.3 实验动物特殊实验设施（Hazard Experiment Facility for Laboratory Animal）

包括感染动物实验设施（动物生物安全实验室）和应用放射性物质或有害化学物质等进行动物实验的设施。

2 实验动物设施基本要求

2.1 选址

宜选在环境、空气质量及自然环境条件较好的区域。应避开自然疫源地；生产设施宜远离可能产生交叉感染的动物饲养场所；宜远离有严重空气污染、震动或噪声干扰的铁路、码头、飞机场、交通要道、工厂、仓贮、堆场等区域。动物生物安全实验室与生活区的距离应符合《实验室生物安全通用要求》（GB 19489—2008）和《生物安全实验室建筑技术规范》（GB 50346—2011）的要求。

2.2 建筑卫生要求

所有围护结构材料均应无毒、无放射性。饲养间内墙表面应光滑平整。阴阳角均为圆弧形，易于清洗、消毒。墙面应采用不易脱落、耐腐蚀、无反光、耐冲击的材料。地面应防滑、耐磨、无渗漏。天花板应耐水、耐腐蚀。

2.3　建筑设施

一般要求建筑物门、窗应有良好的密封性，饲养间门上应设观察窗。走廊净宽度一般不应小于 1.5m，门大小应满足设备进出和日常工作的需要，净宽度一般不小于 0.8m。饲养大型动物的实验动物设施，其走廊和门的宽度与高度应根据实际需要加大尺寸。饲养间应合理组织气流和布置送、排风口的位置，宜避免死角、断流、短路。各类环境控制设备应定期维修保养。实验动物设施的电力负荷等级，应根据工艺要求按《供配电系统设计规范》（GB 50052—2009）要求确定。屏障环境和隔离环境应采用不低于 2 级电力负荷供电。室内应选择不易积尘的配电设备，由非洁净区进入洁净区及洁净区内的各类管线管口，应采取可靠的密封措施。

3　实验动物环境

3.1　实验动物环境的概念

实验动物不能像自然界动物一样可以自由选择适当的生活环境，而是根据科研要求有所限制。实验动物环境是将动物饲养在人为控制的有限空间内，并按照要求进行生长、繁殖、实验的特定人工场所。动物实验室或饲养室以外的周围环境称为外环境，以内的环境称为内环境。内环境又可分为小环境和大环境 2 个层次。其中，小环境是指直接包围动物个体的饲养笼盒内的对动物产生影响的各种物理、化学等因素；大环境是指饲养间内的各种物理、化学等因素。在实验动物环境管理中，主要考虑对大环境的管理，但考虑到对动物生理条件的影响，还需关注小环境中的各种因素。

3.2　影响实验动物的环境因素

影响实验动物的环境因素是动物赖以生存的必要条件，实验动物通过新陈代谢与周围环境不断地进行物质和能量交换，同时通过经常接受外界环境刺激产生免疫反应而增强体质，不断生长；同时，环境因素中也存在各种有害的因素会对动物肌体产生直接或间接的危害。

影响实验动物的环境因素基本分类如下：

（1）气候因素：包括温度、湿度、风速、换气等。

（2）物理化学因素：包括粉尘、气味、噪声、照明等。

（3）居住因素：包括建筑、笼具、垫料、给水器、给食器等。

（4）营养因素：动物饲料营养。

（5）生物因素：动物争斗、饲养密度、微生物、人等。

对于影响实验动物的环境因素的控制基本原则是：充分利用和创造有利因素，尽可能消除和防止有害因素对动物带来的伤害。

3.3 实验动物环境分类与基本要求

按照空气净化的控制程度，实验动物环境分为普通环境、屏障环境和隔离环境（表1-1）。

表1-1 实验动物环境的分类

环境分类		使用功能	适用动物等级
普通环境	—	实验动物生产、动物实验、检疫	普通级动物
屏障环境	正压	实验动物生产、动物实验、检疫	清洁级动物、SPF级动物
	负压	动物实验、检疫	清洁级动物、SPF级动物
隔离环境	正压	实验动物生产、动物实验、检疫	SPF级动物、悉生级动物、无菌级动物
	负压	动物实验、检疫	SPF级动物、悉生级动物、无菌级动物

3.3.1 普通环境（Conventional Environment）

设施符合实验动物居住的基本要求，控制人员、物品和动物出入，不能完全控制传染因子。适用于饲育普通级实验动物。

普通环境一般为单走廊专用房舍，通常分为3个区域：前区，包括检疫室、办公室、休息室等；控制区，包括动物饲育室或动物实验室、清洁走廊、清洁物品储存室等；后勤处理区，包括污物走廊、洗刷消毒室、污物处理设施等。人员、动物和物品原则上按"前区—控制区—后勤处理区"的走向运行。采用自然通风或设有排风装置，有防虫、防鼠设施，要求笼具和垫料消毒、使用无污染的饲料，人员进出有一定的防疫措施，注意内环境的卫生保洁措施。

3.3.2 屏障环境（Barrier Environment）

设施符合动物居住的要求，严格控制人员、物品和空气的进出，适用于饲育无特定病原体（Specific Pathogen Free，SPF）级实验动物。

屏障环境有正压屏障构造、负压屏障构造两类，用层流架（正压/负压）或隔离器也可作为SPF级屏障系统。屏障系统设施，要求与外界隔离，空气经三级过滤净化后才能进入。除生物安全屏障为负压以外，通常保持为正压。进入系统的笼具、饲料、饮水、垫料、器械等一切物品都要经过严格的消毒灭菌；工作人员从专门通道进入，工作时戴消毒手套，更换灭菌工作服；进入的动物要有专用包装，并严格地消毒处理。屏障内的人员、物品和空气等采用单向流通路线，有呼吸系统疾病和皮肤病的人员不能进入系统内。

3.3.3 隔离环境（Isolation Environment）

采用无菌隔离装置以保持无菌状态或无外源性污染物。隔离装置内的空气、饲料、水、垫料和设备应无菌，动物和物料的动态传递需经特殊的传递系统，该系统既能保证与环境的绝对隔离，又能满足转运动物时保持与内环境一致。适用于饲育无特定病原体级、悉生（Gnotobiotic）级及无菌（Germ Free）级实验动物。

隔离环境由正压或负压的隔离器及其辅助装置共同组成。操作时，实验人员只能通过隔离器上的橡胶手套来进行饲养或实验。物品是通过包装消毒后，由灭菌渡舱或传递窗传入的；动物是经由无菌剖宫产的方法进入的；进入隔离器的空气需经超高效过滤。

3.4 技术指标

实验动物生产间的环境技术指标应符合表 1-2 的要求。

表 1-2　实验动物生产间的环境技术指标

项目	指标								
	小鼠、大鼠		豚鼠、地鼠			犬、猴、猫、兔、小型猪			鸡
	屏障环境	隔离环境	普通环境	屏障环境	隔离环境	普通环境	屏障环境	隔离环境	屏障环境
温度 /℃	20 ~ 26		18 ~ 29	20 ~ 26		16 ~ 28	20 ~ 26		16 ~ 28
最大日温差 /℃ ≤	4								
相对湿度 /%	40 ~ 70								
最小换气次数 / (次 /h) ≥	15[a]	20	8[b]	15[a]	20	8[b]	15[a]	20	—
动物笼具处气流速度 / (m/s) ≤	0.20								
相通区域的最小静压差 /Pa ≥	10	50[c]	—	10	50[c]	—	10	50[c]	10
空气洁净度 / 级	7	5 或 7[d]	—	7	5 或 7[d]	—	7	5 或 7[d]	5 或 7
沉降菌最大平均浓度 / (CFU/0.5h—⌀90mm 平皿) ≤	3	无检出	—	3	无检出	—	3	无检出	3
氨浓度 / (mg/m^3) ≤	14								
噪声 /dB (A) ≤	60								
照度 / (lx) 最低工作照度 ≥	200								
照度 / (lx) 动物照度	15 ~ 20					100 ~ 200			5 ~ 10
昼夜明暗交替时间 /h	12/12 或 10/14								

注 1：表中 "—" 表示不做要求。

注 2：表中氨浓度指标为动态指标。

注 3：普通环境的温度、相对湿度和最小换气次数指标为参考值，可在此范围内根据实际需要适当选用，但应控制最大日温差。

注 4：温度、相对湿度、最小静压差是日常性检测指标；最大日温差、噪声、气流速度、照度、氨浓度为监督性检测指标；空气洁净度、最小换气次数、沉降菌最大平均浓度、昼夜明暗交替时间为必要时检测指标。

注 5：静态检测除氨浓度外的所有指标，动态检测日常性检测指标和监督性检测指标，设施设备调试和 / 或更换过滤器后检测必要时检测指标。

a 为降低能耗，非工作时间可降低换气次数，但不应低于 10 次 /h。

b 可根据动物种类和饲养密度适当增加。

c 指隔离设备内外静压差。

d 根据设备的要求选择参数。用于饲养无菌级动物和免疫缺陷级动物时，空气洁净度应达到 5 级。

动物实验间的环境技术指标应符合表 1–3 的要求。特殊动物实验设施动物实验间的技术指标除满足表 1–3 的要求外，还应符合相关标准的要求。

表 1–3 动物实验间的环境技术指标

项目	指标								
	小鼠、大鼠		豚鼠、地鼠			犬、猴、猫、兔、小型猪			鸡
	屏障环境	隔离环境	普通环境	屏障环境	隔离环境	普通环境	屏障环境	隔离环境	屏障环境
温度 /℃	20 ~ 26		18 ~ 29	20 ~ 26		16 ~ 28	20 ~ 26		16 ~ 28
最大日温差 /℃ ≤	4								
相对湿度 /%	40 ~ 70								
最小换气次数 / (次 /h) ≥	15[a]	20	8[b]	15[a]	20	8[b]	15[a]	20	—
动物笼具处气流速度 / (m/s) ≤	0.2								
相通区域的最小静压差 /Pa ≥	10	50[c]	—	10	50[c]	—	10	50[c]	10
空气洁净度 / 级	7	5 或 7[d]	—	7	5 或 7[d]	—	7	5 或 7[d]	5 或 7
沉降菌最大平均浓度 / (CFU/0.5h—∅90mm 平皿) ≤	3	无检出	—	3	无检出	—	3	无检出	3
氨浓度 / (mg/m³) ≤	14								
噪声 /dB (A) ≤	60								
照度 / (lx) — 最低工作照度 ≥	200								
照度 / (lx) — 动物照度	15 ~ 20					100 ~ 200			5 ~ 10
昼夜明暗交替时间 /h	12/12 或 10/14								

注 1：表中 "—" 表示不做要求。
注 2：表中氨浓度指标为动态指标。
注 3：普通环境的温度、相对湿度和最小换气次数指标为参考值，可在此范围内根据实际需要适当选用，但应控制日温差。
注 4：温度、相对湿度、最小静压差是日常性检测指标；最大日温差、噪声、气流速度、照度、氨浓度为监督性检测指标；空气洁净度、最小换气次数、沉降菌最大平均浓度、昼夜明暗交替时间为必要时检测指标。
注 5：静态检测除氨浓度外的所有指标，动态检测日常性检测指标和监督性检测指标，设施设备调试和 / 或更换过滤器后检测必要时检测指标。

a 为降低能耗，非工作时间可降低换气次数，但不应低于 10 次 /h。
b 可根据动物种类和饲养密度适当增加。
c 指隔离设备内外静压差。
d 根据设备的要求选择参数。用于饲养无菌级动物和免疫缺陷级动物时，空气洁净度应达到 5 级。

屏障环境设施的辅助用房主要技术指标应符合表 1-4 的规定。

表 1-4　屏障环境设施的辅助用房主要技术指标

房间名称	洁净度级别	最小换气次数/（次/h）≥	相通区域的最小压差/Pa≤	温度/℃	相对湿度/%	噪声/dB（A）≤	最低照度/lx≥
洁物储存室	7	15	10	18~28	30~70	60	150
无害化消毒室	7 或 8	15 或 10	10	18~28	—	60	150
洁净走廊	7	15	10	18~28	30~70	60	150
污物走廊	7 或 8	15 或 10	10	18~28	—	60	150
入口缓冲间	7	15 或 10	10	18~28	—	60	150
出口缓冲间	7 或 8	15 或 10	10	18~28	—	60	150
二更室	7	15	10	18~28	—	60	150
清洗消毒室	—	4	—	18~28	—	60	150
淋浴室	—	4	—	18~28	—	60	100
一更室（脱、穿普通衣、工作服）	—	—	—	18~28	—	60	100

实验动物生产设施的待发室、检疫观察室和隔离室主要技术指标应符合表 1-2 的规定。
动物实验设施的检疫观察室和隔离室主要技术指标应符合表 1-3 的规定。
动物生物安全实验室应同时符合 GB 19489—2018 和 GB 50346—2011 的规定。
正压屏障环境的单走廊设施应保证动物生产区、动物实验区压力最高。正压屏障环境的双走廊或多走廊设施应保证洁净走廊的压力高于动物生产区、动物实验区；动物生产区、动物实验区的压力高于污物走廊。
注：表中"—"表示不做要求。

3.5　配套设备的运行管理

当前的实验动物设施配套设备可以分为环境控制设备、微生物控制设备、动物饲养设备、后勤保障设备、安全控制设备等五大类。

需注意：在使用管理方面，实验室所有大型仪器设备与设施均责任到人，明确具体负责管理人员。作为仪器管理人员，一要熟悉实验室所有仪器的性能、操作规程及注意事项，二要懂得各仪器一般故障的排除，三要熟知实验室所有仪器的校验及维护常识。仪器设置地点应考虑仪器特性、使用强度、操作方便、检修容易以及环境合适的温湿度，要远离强酸、强碱等腐蚀性物品，远离水源、火源、气源等不安全源；所有仪器设备的操作手册及技术资料原件一律建档保存，随仪器使用的应是简明的标准操作规程（SOP）复印件，随同仪器、使用记录一同摆放；严格执行仪器设备运行记录制度。仪器设备使用记录，记载使用日期、时间、目的、是否正常、使用人签字等，如出现故障应向仪器负责人报告，启用相关设施后，要进行不断的维护和保养，也要进行经常性的检测，确保配套设备安全可靠。

3.5.1 环境控制设备

环境控制设备应满足实验动物设施的舒适性要求，控制实验室内的气体污染物浓度，保证洁净度、房间压差、温度、湿度等环境参数，并对实验室废气、废水进行处理，减少设施对周边环境的影响。需要注意：由于实验动物，尤其是啮齿类动物对所处环境的温、湿度非常敏感，在做好通风净化工作的同时，必须保持内环境的温、湿度符合所饲养动物的需要。

（1）通风净化设备：

通风空调系统：是维持实验动物设施运行的核心设备，它直接关系到整个设施能否安全、正常运行，因此必须引起足够的重视。实验动物设施通风空调具有全新风、风量大、控制要求高的特点。采用全新风直流式通风空调系统，保证实验室内空气中的污染物浓度不超标；通风空调必须具备足够风量，保证实验室内部一定的换气次数，以达到屏障环境和隔离环境的不同洁净度要求；控制系统需根据外部环境条件和内部工作负荷快速、准确调整通风空调的风量、冷热量，使实验室环境参数的变化保持在规范允许的范围内。

空气过滤器：普通动物实验室需在空调机组中设置初效、中效两级空气过滤器；屏障环境和隔离环境需在空调机组中设置初效、中效两级空气过滤器，在送风口设置高效空气过滤器。

排风处理设备：实验动物设施排风中含有一定量恶臭气体，其中氨、臭气浓度可能超过国家和地方大气污染物排放标准限值，因此必须处理后排放。常用的废气处理方法有活性炭吸附、化学溶液喷淋塔吸收、UV 光分解、臭氧氧化等。

日常管理工作中，应注意检查门、窗是否完好，送、排风机及控制装置（如自动监控系统）的性能是否安全可靠，发现问题要及时解决。其中，换季检查和保养是必不可少的环节，应予以重视；在确保洁净环境空气温、湿度合格的前提下，应重点注意保持隔离器的通风净化设备、报警装置及备用电源的完好性能，以确保隔离器通风和净化的连续性。

（2）排水处理设备：实验动物设施排水中含有动物排泄物、毛发、洗涤剂、实验试剂、动物组织等，可能引起化学需氧量、生物需氧量、悬浮物、氨氮等指标超标，因此需经过预处理，达到城镇污水处理厂受纳水质标准后排放。常用的为地埋式处理设备，排水量较少的设施也可采用地面式一体化污水处理设备，实验室废液需经过专用的废液分解装置处理。

3.5.2 微生物控制设备

（1）高压灭菌器：高压灭菌器安装在物料进入洁净区的通道内，利用压力饱和蒸汽对物料进行迅速而可靠的灭菌，主要用于饲料、垫料、笼具、敷料、器械、器皿等的灭菌及无害化处理。其操作原则为：填充消毒物品时，待消毒物品的有效占用空间应不超过室内空间的 80%，且各物件之间应留有 10mm 以上的间隙，以利于蒸汽的顺畅流通；消毒垫料时应使用外包装袋，以免垫料进入排气管道；作业完毕后，两侧操作人员将物品码放整齐，清理相关环境卫生。每班作业前，应检查各仪表、内外门和水、电、气等管线是否正常。使用时，应注意观察设备运转是否正常，发现问题应及时解决。日常维护时，应严格按照设备维护说明进行规范作业，必要时要请专业人员进行检修。此外，每批次应检查 1 次灭菌效果如何（可用灭菌参数检查法、灭菌指示卡法或微生物培养法），每月应检查 1 次真空泵及其动力传送系统是否有异常，硅胶密封条是否有破损等，并做好日常性的使用和维护工作。

（2）低温灭菌器：精密仪器、塑料制品等物料无法耐受高温，需要使用低温灭菌设备。常用的有环氧乙烷（EO）低温灭菌器、过氧化氢等离子体（Plasma）灭菌器、低温蒸汽甲醛灭菌器（LTSF）。维护要求同高压灭菌器。

（3）净水设备：按照国标要求，屏障环境以上的设施内应使用灭菌水。围绕水的净化问题，各设施所采取的措施各异，除了传统的高压蒸汽灭菌外，反渗透净化和超滤净化是目前普遍采用的水净化方法。高压蒸汽灭菌法是利用高温杀死自来水中的各种微生物以实现水的生物净化，尽管其灭菌效果确定，但能耗高、效率低、水瓶结碱、不能去除化学污染是其不足之处。反渗透净化法是利用反渗透 + 过滤 + 紫外线杀菌的原理，将自来水中的离子和微生物去除的净水方法。其优点在于能够去除微生物污染和化学污染、生产效率高、成本低，但除菌效果不易确定，同时还导致水中矿物质元素的缺乏。动物长期饮用去离子水，是否给其正常的生长、繁殖带来影响仍是需要研究的问题。超滤净化法则是利用孔径 ≤ 0.2 μm 的中空纤维将原水中的杂质和微生物滤除而实现净化。其优点在于能够去除微生物污染、生产效率高、成本低，但除菌效果很难确定。针对反渗透净化法和超滤净化法除菌效果不确定的问题，可通过在出水末端加装酸化（盐酸）装置使出水的 pH 达到 2.3 ~ 2.5，以确保净水器的净化效果（过酸可对动物的增重、饮食和网状内皮细胞的清除率带来不利影响）。由于其工艺流程比较复杂，操作程序和技术要求不一，此处不进行列举。但是，在日常操控与维护中，以下两方面的问题需引起注意：动物饮用水的净化程度应以无微生物污染和化学污染为标准，不能盲目追求水的纯度而造成净化水中矿物质元素的过度缺乏；由于设备的工作环节比较多，必须严格按照各环节的操控说明进行规范化操控每个工作环节，并对水的净化效果进行定期检测，以保证生产出的水真正合格。

（4）渡槽：不耐高温的物料也可经过渡槽进入洁净区。渡槽是内部充满消毒药液的水槽，跨在非洁净区和洁净区之间。物料从非洁净区一侧放入，浸泡消毒后从洁净区取出使用。平时应随时注意观察液面，确保液面以上内外不能相通。根据所用消毒药剂（应选用广谱、高效、腐蚀性小、稳定性好的消毒药剂，如季铵盐类）稀释后的有效期限和使用情况，适时补充或更换消毒药剂。

（5）传递窗（仓，柜）：传递窗（仓、柜）是跨过非洁净区与洁净区的金属箱，内外开有 2 个互锁的门，通过紫外线光、汽化过氧化氢等对不耐高温高压也不能浸水的物品进行表面消毒。其使用原则为应根据被传递物品的外形大小选择使用传递窗或传递间，如笼架、大型仪器等大件物品和动物应从传递间传入洁净区等。为有效减少洁净区内的污染机会，无须进入传递窗 / 传递间的各种箱、袋、盒等外包装不应进入传递窗 / 传递间，确需进入者应保证物品外部干净、整洁、利索，不藏污纳垢。平时应保持传递窗 / 传递间内外和紫外线灯管的表面干净、整洁。每次使用前，要检查门锁和紫外线灯是否正常，发现异常时，及时维修或更换。

（6）消毒机：消毒机是对设施内部空间及表面进行消毒的设备，动态消毒可以维持和加强屏障设施内的微生物控制效果，静态消毒用于对（重）新启用的设施进行彻底灭菌。常用的动态消毒设备有汽化过氧化氢消毒机、紫外线消毒机、次氯酸消毒机、过氧乙酸消毒机，静态消毒设备有臭氧消毒机、甲醛熏蒸机等。

3.5.3 动物饲养设备

（1）开放式笼具：开放式笼具用于普通级动物饲养，也可放置在屏障环境下作为 SPF 级动物笼具。笼具应便于统一生产管理、统一清洗消毒、统一分发运送。

笼具的材质应符合动物的健康和福利要求，无毒、无害、无放射性、耐腐蚀、耐高温、耐高压、耐冲击、易清洗、易消毒灭菌；笼具的内外边角均应圆滑、无锐口，动物不易噬咬、咀嚼。笼子内部无尖锐的突起伤害到动物。笼具的门或盖有防备装置，能防止动物自己打开笼具或打开时发生意外伤害或逃逸。笼具应限制动物身体伸出受到伤害，伤害人类或邻近的动物。

常用实验动物笼具的大小最低应满足表 1–5 的要求，实验用大型动物的笼具尺寸应满足动物福利的要求和操作的需求。

表 1–5　常用实验动物所需居所最小空间

项目	小鼠			大鼠			豚鼠		
	< 20g 单养时	> 20g 单养时	群养（窝）时	< 150g 单养时	> 150g 单养时	群养（窝）时	< 350g 单养时	> 350g 单养时	群养（窝）时
底板面积 /m²	0.0067	0.0092	0.042	0.04	0.06	0.09	0.03	0.065	0.76
笼内高度 /m	0.13	0.13	0.13	0.18	0.18	0.18	0.18	0.21	0.21

项目	地鼠			猫		猪		鸡	
	> 100g 单养时	> 100g 单养时	群养（窝）时	< 2.5kg 单养时	> 2.5kg 单养时	< 20kg 单养时	> 20kg 单养时	< 2kg 单养时	> 2kg 单养时
底板面积 /m²	0.01	0.012	0.08	0.28	0.37	0.96	1.2	0.12	0.15

项目	地鼠			猫		猪		鸡	
	> 100g 单养时	> 100g 单养时	群养（窝）时	< 2.5kg 单养时	> 2.5kg 单养时	< 20kg 单养时	> 20kg 单养时	< 2kg 单养时	> 2kg 单养时
笼内高度 /m	0.18			0.76（栖木）		0.6	0.8	0.4	0.6

项目	兔			犬			猴		
	< 2.5kg 单养时	> 2.5kg 单养时	群养（窝）时	< 10kg 单养时	10~20kg 单养时	> 20kg 单养时	< 4kg 单养时	4~8kg 单养时	> 8kg 单养时
底板面积 /m²	0.18	0.2	0.42	0.6	1	1.5	0.5	0.6	0.9
笼内高度 /m	0.35	0.4	0.4	0.8	0.9	1.1	0.8	0.85	1.1

（2）层流架 / 层流柜：层流架 / 层流柜是个小型的屏障单元，根据动物种类、笼具大小、数量和使用要求确定柜体尺寸，以风机为动力通过滤材净化空气形成层流，用于 SPF 级动物的饲养繁殖或实验，也可用于感染实验。

新购置的层流架 / 层流柜应按照屏障环境标准进行粒子数及落下菌检查。检验合格后，再用消毒剂彻底消毒，然后方可放入动物进行饲养。在管理动物或进行实验操作时，重点应防止转运和操作时的污染。因此，操作的各个环节应有相应的消毒措施。取出鼠盒前，应对双手进行消毒处理，然后依次取出鼠盒；开展动物管理或实验操作应在超净工作台内实施；鼠盒放回时，应先将层流柜内部擦拭消毒，再将每个鼠盒的外表面进行擦拭消毒，将鼠盒放回层流柜，随手关闭层流柜的柜门。在维护上，每 3~6 个月应进行 1 次内环境洁净度和动物质量检测，发现问题应及时处理；其送、排风机应每半年保养 1 次，初效滤材应每月检查清洗 1 次，高效滤材应每年更换 1~2 次（视其前端保护情况而定）或终阻力达到初阻力的 2 倍时更新 1 次。平时应注意观察通风系统的运行状况，发现异常及时处理。

（3）独立通风笼具：独立通风笼具（Individually Ventilated Cages，IVC）是指在封闭独立单元（笼盒或笼具）内，送入清洁空气，将废气集中排放出去的、可在超净工作台内操作和饲养 SPF 级实验动物的饲养和实验设备。日常维护同层流架 / 层流柜。

（4）换笼台：换笼台既是实验动物的操作场所，也是层流架 / 层流柜、IVC 等其他相关饲养设备的配套设备，保持其洁净度十分重要。由于它是间断性使用的设备，其洁净度就要靠规范操作来保证。具体操作要点如下：操作前，应先适当打开前门，将换笼台的四壁和作业台面用消毒剂擦拭消毒 1 遍，然后打开送风机和紫外线灯，通风消毒 10~15min 后，关闭紫外线灯，方可开展作业。操作时，应戴好消毒手套，将鼠盒和已消毒的操作工具、有关物料放在作业台面上，打开鼠盒和物料的包装，用消毒镊子（末端带橡胶套以防滑和防止夹伤动物）轻轻夹取动物的尾根部和其他物料，以进行动物饲养管理或实验操作。作业过程中，手套和镊子不可接触污染物，并在每盒动物操作完毕后浸泡消毒1次。作业完毕，将鼠盒盖好并放入饲养设备，将作业工具和有关物料清理干净后，再关闭超净工作台的前门和送风机。在维护上，由于它是间断性使用的设备，其风机和滤材的维护频率较低，1~2年维护1次即可，但每年应进行至少1次洁净度检测。平时应注意观察各部件的运行状况，发现异常及时处理。

（5）隔离器：隔离器是由隔离包、通风净化和控制电器系统组成的隔离环境动物饲育设备。按照压力形式，可分成正压型和负压型2种。正压隔离器用以防止设备外的空气污染设备内环境，通常用于SPF级以上动物的生产、检疫与常规实验；负压隔离器用以防止设备内的空气污染设备外环境，通常用于SPF级以上动物的检疫与感染性实验。

隔离器使用前必须进行灭菌净化，其使用管理的主要要求就在于保持隔离器的完好、通风设备的连续运转、空气过滤器材的可靠、动物和各种物品的无菌化传递。传递物品和动物的操作程序是：① 把高压灭菌后的灭菌桶放在托架上，高度与传递仓一致；② 取掉传递仓外帽，用连接袖连接灭菌桶与传递仓并用胶带密封；③ 通过连接袖的消毒孔喷入2%过氧乙酸，边喷边转动喷嘴的方向，使过氧乙酸与传递仓的内壁充分接触；④10~30min后，戴上隔离器手套，取掉传递仓内帽，捅破灭菌桶的封口膜，取出桶内物品，开展动物饲养管理或实验操作；⑤ 动物饲养或实验操作完毕，将传出物品放进灭菌桶内，套好传递仓内帽，取下灭菌桶和连接袖，向传递仓内消毒并随即套好传递仓外帽，从而完成一次物品传递过程。传递消毒的时间不宜过长。

日常使用中，每天应注意观察手套、传递仓帽及隔离器软包是否膨隆，发现问题应及时处理。清洁时不要使用粗糙抹布和利器，以防隔离器的透明度降低甚至被划伤。每次操作完毕要把手套指部拉出或变动折叠部位，以防材料老化折断。维护频率上，根据使用情况，其送、排风机应每半年保养1次，初效滤材应每月检查清洗1次、高效滤材应每年更换1~2次（视其前端保护情况而定）或终阻力达到初阻力的2倍时更新1次，塑料包（硬包除外）每2~3年更换1次。此外，每3个月应进行1次内环境和粪便样本检测，每年应进行1次动物质量检测。发现问题必须及时处理。

（6）垫料：垫料的材质应符合动物的健康和福利要求，应满足吸湿性好、尘埃少、无异味、无毒性、无油脂、耐高温、耐高压等条件；垫料必须经灭菌处理后方可使用。

3.5.4 后勤保障设备

（1）清洗设备：清洗设备用于对脏的、可再利用的动物护理设施，如笼具、笼架、污物盘、水瓶等，进行彻底清洗、消毒和干燥。常见的清洗设备有隧道式洗笼机、柜式洗笼机、笼具清洗机、水瓶清洗机等。

（2）垫料添加设备：垫料添加设备是将垫料定量添加到笼具内的自动化设备，可以与垫料存储待发站之间通过真空管道或者螺旋式推进器相连，实现垫料运输、分装的自动化；还可以与隧道式洗笼机通过传送带对接，实现笼具清洗、供应的自动化。

（3）废弃垫料收集设备：废弃垫料收集设备是对更换下来的废弃垫料进行全自动收集的设备，一般包括垫料倾倒台、运输管道、暂存罐、动力系统等，将废弃垫料的倾倒、运输过程置于负压环境，避免垫料对楼宇内部的污染，并节省垫料更换的人工投入。

第四节　实验项目进驻及过程管理

实验动物中心的工作需要围绕课题组的动物实验项目开展，为保障中心科研工作顺利进行，加强动物实验室的规范化管理，保证实验动物质量、实验研究和检测结果准确可靠、安全评价符合标准，实验动物中心从项目审查、项目实施和项目终审3方面着手，设计构建本平台精细化的管理系统，系统框架如图1-1所示。

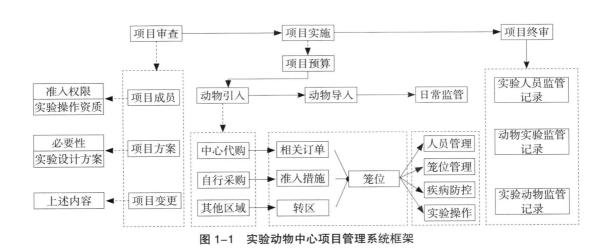

图1-1　实验动物中心项目管理系统框架

1　项目审查模块

动物实验项目审查模块包括项目成员、项目方案和项目变更3个子模块。"项目成员"子模块审核项目组成员的设施准入权限和动物实验操作资质。"项目方案"子模块审查该动物实验项目的必要性及动物实验设计方案的合理性。任何涉及动物实验项目的重大改变或变更，均应在"项目变更"子模块进行变更申请，且该项目需重新审查。申请流程及各环节所需时间如图1-2所示（请注意时间节点，提前申请）。

实验动物中心面向全校提供教学和科研的实验动物相关服务。为保证平台的持续有效运行，实行服务收费制度，以维持平台服务的基本成本支出。为有效提高平台服务的使用效率，杜绝个别人员长期占用公共服务资源，平台服务项目实行预约申请制度。

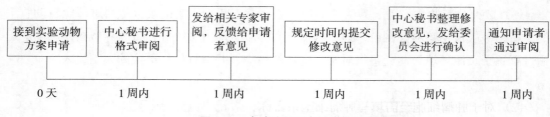

图1-2 申请流程及各环节所需时间

1.1 项目成员

项目新进成员通过完成"准入培训"课程获取准入资格，具体流程为：项目成员申请准入培训，根据项目方案选择拟进入的设施区域，按照规定完成相关理论和实践培训，相关管理人员据此分配设施权限，项目成员开通门禁卡。若项目成员申请更改设施权限，需经过项目负责人和系统管理员双方审核确认。动物实验操作人员需提交专业培训经历或动物实验相关操作培训证书等材料，由中心秘书对证明材料进行审查或质询。

需要强调，屏障入口设置门禁是动物设施常规配置，实验动物中心还应对所有屏障环境的房间设置门禁。对申请进入实验动物中心开展动物实验的人员和新入职的工作人员，要先通过培训考核取得实验动物从业人员岗位证书，再集中进行屏障设施使用前的培训，并由专业人员讲解和演示口罩、头罩、手套等个人防护用品的穿戴顺序，人员、物品、动物的流向，动物饲养笼使用以及实验操作注意事项等。在开展动物实验之前还要对实验者进行动物实验基本技能的培训，包括动物如何抓取固定等基本操作，以减少后续在独立操作中被动物咬伤的概率。另外，对无菌手术操作也需要进行培训和技术指导。相关负责老师、兽医在屏障设施内开展不定期的巡查工作，对实验工作人员在后期的动物实验操作中出现的问题会进行及时纠错，以保证将人员危险因素降到最低。

1.2 项目方案

项目负责人结合具体情况，通过实验动物中心的项目管理模块，提交动物实验项目方案申请。没有有效的实验动物研究方案及使用计划将无法开展任何相关实验。项目方案审查主要围绕生物安全、动物实验伦理和实验动物福利等方面进行判定，以确保全过程务必践行"3R"原则，即 Replacement（代替）、Reduction（减少）、Refinement（优化）。

具体审查点为：

（1）开展动物实验的目的、意义和必要性。

（2）拟选择的实验动物种类和数量，以及必要性。

（3）项目实施过程中，需要的特殊仪器和管制药品。

（4）动物实验对动物造成的可预期伤害，以及防控措施。

（5）实验动物研究项目在递交申请时，涉及有害物质时要求详细填写危害和风险评估，以及出现污染后的应急处理方案等，为以后在项目执行阶段提供依据。

注意事项包括：

（1）明确每只动物是如何使用的，涉及药品时请写明给药方式、药品名称、使用浓度、剂量和频次。

（2）对于肿瘤细胞，需填写肿瘤细胞系名称、来源、质量安全、注射方式及剂量。

（3）人（或动物）源细胞系存在的潜在人源传染病或动物源传染病会对人和 / 或动物造成传染的风险，在操作过程中要保证细胞系来源可靠，要确保操作熟练，注射过程不伤及人，溅洒液体及时进行消毒处理，要避免在实验期间人员之间及动物之间的交叉，动物废弃垫料及其笼盒出房间前进行喷雾消毒等。

（4）涉及危险试剂或感染性试剂时，需要说明实验工作人员对此项实验操作的经验、试剂的毒性、安全操作和处理污染物的方法与程序。

（5）涉及对动物实施禁食和禁水等限制，请在实验设计中详细说明限制的科学性和合理性，并考虑限制的时间已经是为了达到科学目的的最短时间，提供限制期间的观察间隔，限制饮食，动物至少每周称量 1 次体重，需要保存每天对动物的行为学或其他生理指标等观察记录等。

（6）涉及使用特殊饲料的情况下，为保障动物健康状况以及避免可能危及其他实验室的动物，请详细说明灭菌方式。

（7）涉及动物相关手术，请详细描述手术过程、麻醉和镇痛药物名称、方法和用量、具体过程、缝合针和线的型号与类型（缝合时尽可能缝合紧密，推荐使用单个结）、手术成功的评定标准、术后照料等。

1.3　项目变更

获得批准的动物实验项目，如涉及项目成员或项目方案等重大改变或变更，需提交项目变更申请，再次审核通过后，才能按照变更后的项目继续开展动物实验。

出现以下情况需提交变更申请：

（1）改变动物种类，包括增加同一种类其他品系。

（2）改变或增加非存活性手术。

（3）增加与原实验动物方案无关的测试。

（4）增加或减少实验人员。

（5）延期申请。

若福利伦理审查通过，出具审查报告；若审查不通过，需详细说明判定理由。如对审查决议有异议，项目负责人可通过系统提交材料进行申诉。

2 项目实施模块

动物实验项目实施模块包括项目预算、动物准入、动物运输、动物接收和日常监管 5 个子模块。所有动物实验项目在开展前，必须经过实验动物中心专家委员会的审阅和通过，才可以订购动物，确保后续的动物实验合理、合法、合规，得到稳定准确的实验结果，保障人员职业健康安全及实验动物福利。

2.1 项目预算

根据项目审核通过的实验动物相关信息，项目负责人在系统内设定本项目需要购买实验动物的品种、品系，以及设定动物购买数量和饲养周期的上限。

2.2 动物准入

为规范实验动物进入动物设施，加强实验动物来源管理和质量控制，为学校生物医学研究提供规范、专业的动物实验服务，动物实验设施应制定科学有效的实验动物准入制度。

2.2.1 动物合格证明材料及要求

动物合格证明材料包括：① 实验动物质量合格证明；② 实验动物商品销售清单；③ 实验动物货物的送货单 / 签收单；④ 实验动物质量检测报告，报告的检测日期为近 3 ~ 6 个月，检测项目包含实验动物国家标准要求的相应等级动物病原检测项目，且结果均为合格；⑤ 境外来源实验动物应提供国外机构出具的兽医报告，标明病原检测项目及结果；⑥ 境外来源实验动物需要提供海关认可的入关隔离检疫场所的隔离检疫报告。

材料 ① 必须具备，材料 ② 和 ③ 原则上与材料 ① 同时提供。材料 ④ 根据各区域管理人员的要求提供。境外来源动物还应提供材料 ⑤ 和材料 ⑥。

2.2.2 屏障环境繁育区的实验动物准入

所有拟进入屏障环境繁育区的实验动物需具备完整、规范的合格证明材料。根据专家委员会论证意见及对动物供应商的暗检数据，实验动物中心可确定实验动物供应免检单位，来自免检单位常规 SPF 级实验动物，在查验合格（包括材料齐全、包装完整、运输符合要求等）的情况下，需进入隔离包或 IVC 进行动物质量检测（收集粪便检测病原），检测时间约 15 个工作日。动物检测合格后方可转入屏障环境饲养室，检测不合格动物应立即退出动物实验室。非免检单位来源的实验动物，原则上均需要进入隔离包或 IVC 进行动物质量检测（预留 5% 动物用于活检），检测时间约 15 个工作日。动物检测合格后方可转入屏障环境饲养室，检测不合格动物应立即退出动物实验室。

2.2.3　基因修饰动物进入屏障环境繁育区

原则上，基因修饰动物均需通过生物净化方式进入屏障环境繁育区。对于有特殊原因无法进行生物净化或实验工作人员要求不进行生物净化的，需向实验动物中心申请并说明相关情况，实验动物中心审核同意后，可在检疫室完成实验动物质量检测。实验动物质量检测的方式是活体检测（请申请者预留 5% 动物用于活检），检测时间约 15 个工作日。动物检测合格后方可转入屏障环境饲养室，检测不合格动物应立即退出动物实验室。

一般情况下，实验工作人员应严格遵守上述生物净化或活体检测的相关规定。无法生物净化且因数量太少或实验工作人员要求不对基因修饰动物进行采样活体检测的，可以考虑替代方案进行活体检测：① 境外来源的实验动物，运输和入境检疫时间较长，实验工作人员在购买境外实验动物时，要求供应商每笼放入 1~2 只常规品系野生型动物，在运输及检疫的全程，野生型动物与引进的基因修饰动物同笼（预计同笼时间为 1~2 个月），可对同笼野生型动物进行活体检测，检测结果作为同批次动物质量控制依据；② 国内来源的实验动物，运输时间短，如果采用替代方案进行活体检测，则要求野生型动物与基因修饰动物在中心检疫室隔离包内共同饲养 30 天后，对同笼野生型动物进行活体检测，检测结果作为同批次动物质量控制依据。

2.2.4　屏障环境实验区的实验动物准入

所有拟进入屏障环境实验区的实验动物需具备完整、规范的合格证明材料。实验区只能开展动物实验，不能进行实验动物的繁育。为方便科研工作，屏障环境实验区实行"边检疫，边实验，重防范"的管理制度。来自免检单位的常规 SPF 级小鼠（含有质量合格证的突变系 / 基因修饰动物）以及繁育区的基因修饰小鼠，在查验合格的情况下，可进入屏障环境实验区检疫室或饲养室进行为期 3~7 天的常规检验检疫，原则上不再进行病原检测。为了监督来源于免检单位的实验动物质量，质控部门需对进入实验区检疫室或饲养室的实验动物进行抽检。

非免检单位来源的小鼠不能执行"边检疫，边实验，重防范"的原位检疫管理制度，需进入检疫室的隔离包进行动物质量检测，预留 5% 动物用于活检，检测费用需实验工作人员自付，检测时间约 15 个工作日。动物检测合格后方可转入屏障环境饲养室开展实验，检测不合格动物应立即退出动物实验室。

如果实验动物为 SPF 级大鼠，重点要加强对动物来源的控制，加强对供应商的暗检，加强对实验中大鼠的抽检，加强防范野鼠与饲料、垫料、环境的接触。在查验合格的情况下，SPF 级大鼠在检疫室或饲养室观察 3~7 天，进行常规检疫，如无异常，则继续开展实验。

具有特殊情况的实验动物需要进入屏障环境实验区：如实验动物不能通过上述所有途径进入屏障环境实验区，则需要实验工作人员提出申请，陈述理由，由实验动物管理与使用委员会（Institutional Animal Care and Use Committee，IACUC）成员共同商议决定，需要 2/3 成员同意才可以进入屏障环境实验区。

2.2.5　普通环境实验区的实验动物准入

普通环境实验区只能用于普通级以上动物的实验和暂养，不能进行繁育。来源合格的动物：在手续齐全的情况下，实验动物可进入普通环境饲养室内，原地进行常规检疫，检疫期为 7 天，检疫合格后方可进行实验操作。检疫期内若出现动物异常情况，则需隔离检疫，隔离检疫合格的实验动物方可进行实验操作，否则，退出动物实验室。以上要求适用于暂养的教学动物。

2.2.6　暂养区的实验动物准入

暂养区实验动物主要是指大、小鼠，其他可饲养的实验动物在普通环境暂养。

暂养区的实验动物不能进行繁育，只适用于在影像学检测、手术、行为学观察或其他屏障外操作后，动物需要继续饲养但又无法返回屏障设施的情况。

目前，国家对实验动物暂养区的管理还没有明确规定。因此，任何实验工作人员需要使用暂养区饲养实验动物时，必须进行申请，陈述使用理由，由实验动物中心管理人员进行审核，中心领导集体商议核准后方可使用。

严格控制暂养区的实验动物饲养规模和饲养周期，具体饲养数量和时间根据实验工作人员申请和管理人员审核予以确定。

2.3　动物运输

实验动物中心应根据设施自身情况制定合理的动物运输制度，屏障设施原则上不能接收实验工作人员经手的实验动物。如果实验动物来源于供应商，供应商应与本中心屏障设施主管联系派送动物，直接进行"点对点"动物转运。建议执行程序：

（1）实验工作人员与供应商联系订购动物，预留相关设施主管的联系信息和方式。

（2）课题组实验工作人员将订单信息（课题组名称、联系人及联系方式、订单编号、动物品系、数量、费用金额以及获准进入的实验区域编号等）报给相关设施主管。

（3）供应商直接与设施主管对接，核对实验动物类型与数量，联系动物运输和接送事宜，约定合适的工作时间交接动物。非工作时间的实验动物交接，应按照加班处理。

（4）供应商的实验动物到实验动物中心时，设施主管与实验工作人员、兽医、实验区管理人员一同接收。

（5）本规定也适用于教学动物。

2.4　动物接收

实验动物送达实验动物中心时，实验动物中心兽医负责现场接收，具体工作流程包括：

（1）实验动物到达后，首先检查带空气过滤装置的运输盒（罐）的密封情况，完好无损的才可接收。运输盒（罐）的空气过滤装置或密封胶带有损坏而怀疑实验动物受到污染的，拒绝接收。

（2）对照实验动物质量合格证信息、订货条件与到达的实验动物一一进行核实。

（3）用0.5%过氧乙酸或0.5%百毒杀等消毒液将运输盒（罐）的所有外表面进行彻底的擦拭消毒；然后放入动物传递窗，按传递窗传递物品的标准操作规程，将实验动物传入检疫室。

（4）在检疫室中打开外包装，将实验动物移入已消毒的饲养盒内，并贴挂笼具标签，标签的内容应包括：实验项目编号、负责人/联系人、动物品系、动物性别等，并填写实验动物检疫记录表。

（5）在将实验动物转入饲养盒时，应认真检查动物的健康状况，主要检查的内容有：精神状态和营养状况；皮毛：有无光泽、出血、干燥；眼睛：有无眼屎、流泪、白内障、角膜损伤等；耳：有无损伤、耳壳有无曲折、有无中耳炎等；四肢：有无弯曲、脱臼、外伤、关节炎等；肛门：有无下痢、便血、脱肛等。对疑有疾病或在运输途中受伤的动物给予安乐死。

（6）根据动物的来源对动物进行隔离观察，具体时间按照前述标准进行。经过隔离观察、确认动物无异常时，方可进入正式实验。

（7）运输盒（罐）是一次性的，予以销毁。

（8）在检疫过程中发现有异常现象时，应判明异常的原因，可适当延长检疫期。

（9）在检疫过程中发现有死因不明的动物时，按实验动物死亡处理的标准操作规程处理。

（10）不同品种（品系）或不同课题的实验动物，分不同的室或架饲养。

2.5 日常监管

动物实验项目的日常饲养管理和监督执行分为以下4个方面：

（1）人员管理：通过准入培训的项目成员，在动物实验项目实施过程中，通过工作人员检查、其他人员举报以及视频监控核实等措施，监管项目成员各项操作规范的执行情况。对不同的违规行为制定相应的扣分规则，一旦扣满，其使用设施权限自动取消，需重新申请参加准入培训。

（2）笼位管理：以笼架为单位进行管理，如项目组申请变更笼位联系人或撤销笼位，需课题组成员通过系统主动申请和饲养管理员每周定时核实相结合，实现笼位信息实时更新，保证实验动物中心各项目笼位信息的准确性和及时性。

（3）疾病防控：日常饲养过程中，临床观察发现实验动物外观、饮食、排泄及精神状态发生异常时，兽医及时将异常动物进行隔离，并对临床症状、疾病诊断、后续治疗进行详细的记录，报告中心主任，主任责成有关技术人员对其进行外观或微观（显微）检查，必要时进行病理学检查和细菌及病毒培养。如果确认有疫情发生，主任立即向主管领导汇报，召开动物领导小组会议，采取措施制止病情的蔓延，同时形成书面材料，如实上报当地畜牧兽医主管部门、动物防疫监督机构等有关部门。

（4）实验操作：兽医依据系统内录的项目方案，定期检查实验操作记录、管制药品出入使用记录、仪器预约使用记录，以及临时抽查实验操作的监控视频，并通过系统提交监管记录。

具体注意事项如下：

（1）实验动物中心要求实验室动物测试区有防止野生动物进入或实验动物逃逸的措施，如门口设置挡鼠板，房间布置捕鼠笼、粘鼠板等。中心相关负责人员定期和不定期对实验室动物测试区进行生物安全巡检，发现问题及时解决。测试后的实验大鼠、小鼠不能再返回屏障设施，只能放置在屏障外区单独设置的设施内，以免动物因屏障外区不确定因素和测试材料给屏障环境带来风险。实验动物中心设置屏障外实验室测试实验小鼠返回的屏障级暂养空间，可以短期内继续进行实验观察，空间内设置独立的送排风系统和独立的通气饲养笼具，这样的设置能把潜在的风险排除在屏障环境之外，避免其他屏障内动物受到影响。

（2）实验动物在实验过程中由于建立模型操作和受环境因素的影响可能会出现健康问题，特别要高度重视疑似微生物感染，因为微生物感染所造成的健康问题存在感染其他动物和人的风险。如发现动物死亡或濒临死亡、大面积皮肤外伤等，需及时向相关人员报告。其他一些非紧急的动物健康问题使用红色特殊照料笼牌记录，中心人员将重点巡查红牌笼盒的动物状况。

（3）对紧急的动物健康问题，遵照生物安全操作流程，对接触环境进行消毒处置，将动物进行隔离检疫，对死亡或濒死动物在生物安全柜进行剖检。剖检流程主要是进行体表观察、采血检测、大体解剖、病变器官组织取样切片诊断。由主治兽医初步诊断，写剖检报告，提交给实验工作人员。

（4）对巡检出现的问题，由中心人员现场指导实验人员进行护理。对于死亡的动物尸体或实验剩余的动物器官样本，则严格按照医疗废弃物处理办法，由持有资质的专业医疗废物处理机构进行处理。巡检结果将发给相应的实验工作人员和实验室负责人，以做出进一步的处置。

（5）临床来源的人源组织具有很高的生物风险，实验动物中心要求研究者要确认人源组织不携带已知传染性病原体。其次，针对各种来源的可传代细胞，要求提供检测证明，排除支原体等病原。

3　项目终审模块

动物实验项目终审包括实验人员监管记录、动物实验监管记录和实验动物监管记录 3 个子模块。"实验人员监管记录"是指在项目实施过程中，项目组所有实验人员违反行为规范的记录汇总。"动物实验监管记录"是指对照项目方案，日常监管动物实验操作的记录。"实验动物监管记录"是指项目实施过程中，使用的实验动物种类、数量以及临床观察记录。实验过程中各类纸质版材料（包含原件或复印件）由实验动物中心统一归档保存，如需查询请联系实验动物中心办公室。

项目负责人在项目完成后提交动物实验项目终审报告，审核人员根据项目终审报告和系统对人员、实验和动物的监管记录，综合判定项目实施过程中是否存在违反实验动物福利伦理相关法规和国家标准规定的情况。

参考文献

[1] 国家科学技术委员会 . 实验动物管理条例 .1988.

[2] 国家质量技术监督局 . 实验动物质量管理办法 .1997.

[3] 中华人民共和国科技部 . 国家实验动物种子中心管理办法 .1998.

[4] 中华人民共和国科技部、卫生部、农业农村部、教育部、国家质量监督检验检疫总局、国家中医药管理局、中国人民解放军总后勤部卫生部 . 实验动物许可证管理细则（试行）.2001.

[5] 中华人民共和国科技部 . 关于善待实验动物的指导性意见 .2006.

[6] 广东省人民代表大会常务委员会 . 广东省实验动物管理条例 .2010.

[7] 中华人民共和国全国人民代表大会常务委员会 . 中华人民共和国动物防疫法 .1998.

[8] 中华人民共和国全国人民代表大会常务委员会 . 中华人民共和国生物安全法 .2020.

[9] 中华人民共和国国家标准 实验室生物安全通用要求（GB 19489—2008）[S].

[10] 中华人民共和国国家标准 生物安全实验室建筑技术规范（GB 50346—2011）[S].

[11] 中华人民共和国国家标准 供配电系统设计规范（GB 50052—2009）[S].

[12] 中华人民共和国国家标准 实验动物环境及设施（GB 14925—2010）[S].

[13] 中华人民共和国国家标准 实验动物寄生虫学等级及监测（GB 14922.1—2001）[S].

[14] 中华人民共和国国家标准 实验动物微生物学等级及监测（GB 14922.2—2011）[S].

（蔡卫斌、郭中敏）

第二章　实验动物中心管理体系

医学院校实验动物中心是校（院）级实验动物公共服务与技术支撑平台，作为生物医学工作的基础条件之一，主要以提供标准化的实验动物饲养和实验场所发挥其条件平台的支撑和保障作用。条件标准化程度的高低，直接关系到平台作用的发挥，关系到教学和科研水平的好坏。为此，在设施设备建设的基础上，实验动物机构还应根据国家和省市对实验动物工作的要求，结合机构的业务性质以及所使用实验动物的特点，建立以实验动物质量控制为核心的管理体系，作为中心日常工作的遵循，以指导设施运行，规范人员操作，实现实验动物设施的可持续发展。

管理体系是指为了实施质量管理而建立的组织机构、职责、程序、过程和资源，机构通过管理体系规范机构内各种过程，从而实现质量管理。管理体系通常以成套文件的形式出现，描述一个机构体系结构、职责和工作程序。因此，实验动物中心管理体系既要遵循管理体系的一般原则，也要结合行业要求及机构自身业务来建立和实施。

第一节　建立实验动物管理体系的意义

管理体系的建立和实施与机构的管理和设施的运行密切相关。用系统的程序文件进行过程管理是实现全面管理、科学管理的基础。制定完备的实验动物机构受理文件体系是实验动物质量管理的重要组成部分。优质高效的文件管理系统，避免了管理中的随意性和不确定性，增强了管理的程序化、规范化和标准化，是保证机构健康有序运作的重要条件。

管理体系是用来描述实验动物机构管理活动的全部过程和状态，是管理各项工作的操作依据。管理体系明确了：① 各项工作能否进行；② 各项工作怎样进行，进行的标准；③ 避免了语言表述上的差错和误解；④ 工作均通过各种表格留痕，有凭据可回溯。

管理体系明确了机构所确定的所有信息，包括机构人员职责、突发事件应急预案、工作流程的标准操作规程等，能够明确机构内人员职责、统一行动、规范标准。其作用主要体现在以下几个方面：

（1）持续有效的管理目标：管理体系给出了优质高效实现目标的最佳途径。

（2）通向目标的行动指南：管理体系界定了职责和权限，规定了实现目标的方法，使机构成为职责分明、协调统一的有机整体。作为机构的法规，认真执行管理体系是实现预期目标的必备条件。

（3）执行审核的文本依据：管理体系可以证明实验动物管理的全部流程已经确定并处于有效控制中，证明标准操作规程已被认可并且得到全面实施。

（4）完善可行的培训规范：管理体系作为机构全体员工的培训教材，既要相对稳定，又要不断完善。要不断寻求培训内容与实际流程之间的符合程度，并保持标准程序与人员技能之间的协调和平衡。

第二节　管理体系的制定

机构要建立良好的管理体系，首先应了解和掌握国家、省市及实验动物行业主管部门颁布的有关法律法规和质量标准，结合机构自身特点，因地制宜地制定出本机构的管理体系，并在机构运行过程中严格执行和完善。

机构的管理体系应体现系统性、可操作性和时限性等特点，需统筹规划、反复讨论和不断完善。首先应建立制定管理体系的组织，通常由机构负责人作为组织的具体负责人，结合机构具体情况，组织有丰富实践经验的管理和技术人员编写。组织的建立与有效运行是制定好管理体系的基础和保障。

1　制定原则

1.1　管理体系制定原则

管理体系文件是管理体系的核心内容和主要表现形式。在组织制定管理体系文件之前应确定编写原则，以便规范管理体系的制定。

1.1.1　遵循性原则

管理体系文件是管理体系运行的主要依据，也是管理体系实施的行为准则。在编写管理体系文件时应考虑两方面的因素：一是在总体上应遵循国际通行标准，便于与国际通行的管理体系接轨；二是应遵循国家、省市、行业及主管部门的法律法规和标准等。

1.1.2　系统性原则

机构在管理过程中涉及协作问题，应统筹兼顾各方面的情况，全面考虑全过程中的影响因素，考虑多层次多方面文件的相互衔接和协同，从而确保整个管理体系结构合理、协调一致、相互促进。系统性好的文件体系在内容上应涵盖机构所有的业务内容，涉及运行过程的所有流程均应有对应的管理文件，并且在不同流程中存在交叉情况的文件应一致、协调或公用。针对某一具体流程编写的文件，应紧扣流程的目的和范围，尽量不要涉及不属于该流程范围内的活动，以免产生不一致的地方。

1.1.3　适宜性原则

编写管理体系文件一定要考虑行业的特点与现状，考虑机构自身的业务范围、规模、机构设置和人员情况等，不能生搬硬套其他行业或其他机构的文件。要确保所编写的文件与机构的实际情况相符，保证所有文件在实际工作中都能完全做到。具体的编写控制要求应以满足机构需要为度，而不是片面地强调多和严。在执行过程中，一旦发现文件有不适合的情况，则应根据机构情况和条件的变化及时对文件进行修订。应遵循"简单易懂、覆盖面全、操作性强"的原则编写各类文件。

1.2　管理体系文件制定原则

管理体系文件的标题应能清楚地说明文件的性质。文件的文字应言简意赅、条理清楚、用词准确、清晰易懂。各类文件应统一格式、统一编码，编码系统应方便识别其体系类别和序列，便于归类和查找。应遵循以下原则：

（1）系统性：管理体系文件要从实验动物管理和动物实验操作的特点出发，涵盖所有要素及流程要求，反映实验动物机构管理体系本身所具有的系统性。

（2）适用性：应根据机构自身的实际情况，按有效管理的要求制定出切实可行的管理体系文件。

（3）严密性：管理体系文件的书写应用词准确、指引清晰，不能模棱两可、引发歧义，有具体指标的，指标应该量化。

（4）可追溯性：管理体系文件中的标准涵盖了所有要素，记录反映了执行的过程。文件归档要充分考虑其可追溯性要求，为文件的持续改进和完善奠定基础，即要求管理体系文件编码必须有统一的规定，可任意调出文件，可随时查询文件变更的历史。有条件的机构可以对文件制成电子化存档。

（5）准确性：管理体系文件编码应与文件一一对应，每份文件有且仅有唯一编码，便于识别文件并对其进行控制。一旦某一文件停止使用，此文件编码即告作废，不得再次使用。

（6）稳定性：管理体系一旦确立，一般情况下不得随意变动，应保持体系的稳定性，以防文件管理出现混乱。

（7）相关一致性：管理体系文件一旦经过修订，对其相关文件中出现的编号要及时进行修正。

（8）有效性：管理体系文件在执行时，有关管理人员有责任检查文件的执行情况，应对使用者进行培训和考核，这是保证文件有效使用的关键和基础。

（9）动态性：实验动物机构的管理是一个持续改进的动态过程，因此，管理体系文件必须依据实际情况和日常监控的结果不断进行修订和完善。

2　制定程序

管理体系文件的制定程序为：确立流程→起草→初审→会稿→定稿→审核→批准→印制→发放→执行。

3　制定准备

3.1　组织准备

机构应有负责文件制定的组织，确定制定文件的规定和要求，保证文件制定工作的顺利完成。由机构负责人和有丰富实践经验的管理和技术人员组成编写小组。编写人员应学习和掌握相关法规标准，熟悉和了解机构的具体情况。

在实验动物管理过程中，人员是第一要素，不论是文件的起草还是文件的实施，关键在于岗位操作人员如生产管理、实验管理、质量检验等相关部门的负责人和授权人应具备一定的专业知识和丰富的实践经验，以确保文件内容的科学性、准确性和可操作性。草稿经初审后，由机构内所有关联部门会稿提出修改意见，交给起草人修改后统一定稿，由机构负责人审核批准后发布执行。

3.2　情况调查

编写人员应对机构已开展和拟开展的流程进行调查，从而确定拟编写文件的范围和要求，确定要建立的流程的目标和任务。调查的准确性与拟编写文件的系统性和适宜性直接相关，是不可或缺的一个环节。对类似机构的调研和对类似管理体系文件的了解均有助于文件编写。

3.3　确定管理体系结构

根据管理体系要求的适用范围，确定管理职责在各部门的分配，从而确定管理体系文件的结构。通常，根据机构、部门和人员的职责确定管理体系结构。

3.4　确定管理体系的程序文件

程序文件是连接各管理过程的关键性文件，贯穿于整个管理过程。要根据管理体系文件结构，结合各项流程特点来编写管理体系程序文件。

3.5　制定编写大纲

制定科学合理的编写大纲可以从宏观上规划编写内容，从整体上控制编写进度，是管理体系文件编写准备阶段的最后步骤。应根据编写计划任务和参编人员情况制定编写大纲，任务落实到人，排出完成时间表。

3.6 制定管理体系文件的注意事项

（1）管理体系文件一般应在规划和调研工作完成后才正式制定，如果不做规划和调研直接制定，将很容易出现系统性不够、整体性不强以及缺乏可操作性等弊病。

（2）除质量手册需要统一组织制定外，其他管理体系文件应按职责分工落实到职能部门或人员，由职能部门或人员结合自身实际分别制定，以利于管理体系的执行。

（3）为了使管理体系能够起到指导和规范机构职能、协调统一实施的作用，在制定管理体系文件前应先制定"管理体系文件明细表"，将机构现行的规章制度、标准操作规程及其记录表收集在一起，核对比较，从而确定需要进行新编、增编或修订的管理体系文件。

（4）为了提高管理体系文件的制定效率，在文件制定过程中，要加强各层次文件间、同层次文件间的协调，并经过自上而下、自下而上的多次反复确认。

（5）制定管理体系文件的关键是实事求是，不走形式。既要从宏观上、总体上把握原则，又要从微观上、细节上符合实际。

4 制定过程

4.1 管理体系的文件类型

实验动物机构管理体系文件大致可分为管理制度类和标准操作规程（SOP）类，其中后者又附带有各种记录表格。

管理制度是机构的纲领性文件，是对机构内部或外部所做的质量体系整体性的概要说明，是机构为了更好地行使规划、指挥和控制等管理职能而制定的标准化、规范化制度和规定，通常具有强制性和广泛性等特点。管理制度是根据机构的规划、目标制定的与之相适应的基本管理体系文件，包括明确机构的职能以及保证职能正确有效地行使的规定和要求等。管理制度规定和描述管理体系，规定管理体系内人员的职责和权限，明确管理体系中各种工作的准则和规范。

SOP 是用于控制过程的流程性文件，描述机构实施职能所涉及的各个环节的运作活动，是规定具体作业活动的方法和要求的文件，是机构内部对每个独立的工作流程所制定的操作性强、指向性高的程序和办法，是表述管理体系中具体流程的更详细的操作方法。SOP 或以人或人群为对象，或以工作范围、职责权限、工作内容及工作方法等为对象，规定可以做什么、何时做、怎么做等。SOP 的数量和内容与机构的规模、业务和职能等密切相关。SOP 通常附有记录某一流程执行情况的信息，如记录表单或凭证材料等，以反映 SOP 的实施过程和执行结果。① 过程记录，包括操作记录、检测记录、使用记录、校验记录和结果记录等；② 台账记录，包括人员与设备的管理台账、编码表和各类报表等；③ 凭证材料，包括动物、耗材、设备和设施状态的各类单据、标志、号牌和证明文件等。记录表单或凭证材料是机构日常工作的执行和完成记录，是机构履行职能的档案材料，也是机构资质审批、项目核查等必须提供的原始资料。因此，记录表单通常以表格的形式出现，以使记录内容规范统一，防止漏项缺项，方便整理归档，保障记录内容的全面性、客观性和一致性。

4.2 管理体系的通用结构

为了便于管理体系文件的制定、识别与管理，机构应设置统一的格式要求制定其管理体系文件。文件通用结构包括：

4.2.1 文件页眉内容

包括文件编号、名称、页码和页数；制定人、审核人、批准人、修订人及相应日期；生效日期和颁发日期；编写 / 修订记录、版本号、摘要等。

4.2.2 文件正文内容

管理制度正文内容包括目的、适用范围和内容，SOP 正文内容包括目的、适用范围、职责和规程，根据需要，部分 SOP 有附表。

（1）目的：说明文件所控制的活动及控制目的。

（2）适用范围：文件所涉及流程、部门或人员。

（3）职责：规定负责实施该文件的部门或人员及其职责和权限，规定与实施该文件相关的部门或人员及其职责和权限。

（4）内容 / 规程：按逻辑顺序写出开展该流程的各个细节和步骤，规定应做的事情，规定实施时间和地点，明确每一步骤的要求，所采用的材料、设备，应保留的记录等。

4.3 管理体系文件编写的具体要求

管理体系文件建议采用谁负责谁编写的方式进行制定，制定文件时应进行调查研究，了解实际操作和历史过程，并加以系统分析，语言要简明扼要、通俗易懂，以有效地发挥管理体系的实际指导作用。

4.3.1 管理制度

管理制度是管理体系的重要组成部分，应与机构的规划和职责相适应、相对应，便于管理体系依次逐层展开、逐层递进。管理制度是阐明机构的方针、目标和职能，并概述机构体系的文件，其所覆盖的范围应包括管理体系覆盖的全部部门、流程、动物品种及实验项目，内容的增加或删减应按规定的程序办理。

4.3.2 SOP

SOP是用于控制过程的流程性文件，描述机构实施职能所涉及的各个环节的运作活动，是规定具体作业活动的方法和要求的文件。机构制定SOP时应与国家标准和机构的职能一致，管理体系应能对所有影响机构职能的流程进行恰当而连续的控制。管理体系应重视避免问题发生的预防措施，同时也不能忽视一旦发现问题做出反应和加以纠正的能力。为保证机构职能得以实现，应对机构的工作目标和质量做出规定，制定和颁发机构内各项流程的程序并加以贯彻实施，这些程序应相互协调，统一成为一个整体。所有的SOP都应简练、明确和易懂。具体要求有：

（1）当SOP不规定详细的技术性细节或具体的操作步骤或管理细节时，就不能保证实验动物质量或动物实验结果。

（2）机构内SOP的数量取决于管理体系的复杂程度及相关人员素质的高低。

（3）SOP应具有可操作性，只要严格执行就能实现流程的预期目标。

（4）已有实验动物或动物实验流程标准的，应按相关标准执行。

4.4 制定过程

管理体系的制定过程主要分为计划阶段、资料收集分析阶段、管理体系文件编写阶段、征求意见阶段和报批阶段等。

（1）计划阶段：讨论管理体系制定的意义、目的和实施方案，将内容进行分解，制定完善的实施计划、分工和时间进度表，落实到具体实施人员。

（2）资料收集分析阶段：根据分工，查阅文献，进行调查并分析资料，了解国内外的相关法规标准和管理、技术及安全要求。

（3）管理体系文件编写阶段：通过集中讨论的方式确定管理体系的制定原则和基本框架，参照法规标准的要求，结合机构的职责和特点，形成管理体系文件的初稿，应保证文件的全面性、准确性、严谨性和规范性。文件起草人按文件格式及文件登记号，起草文本。

（4）征求意见阶段：组织实验动物和实验室管理专家，对初稿进行审阅，征求意见，修订完善，同时对体系文件的文字进行加工，对内容进行提炼，形成征求意见稿。

（5）报批阶段：将征求意见稿分发给行业专家和机构内相关部门，征求意见。汇总整理各方意见，修订完善后报送审批。根据审批意见形成送审稿，要防止文件的片面性，强化文件的可行性和全面性。审查内容包括但不限于：①与现行实验动物国家标准、法规条例等是否相符。②管理体系文件应目的明确、方法清晰、切实可行，具有可操作性；规定各项工作的责任人或责任部门，规定工作的接口方式；按流程清楚地规定工作步骤；规定应保留的记录等。③语言准确易懂、简练确切，措辞标准严谨、无歧义，不能有2种以上的解释，避免执行时引起混淆。④与机构已生效的其他体系文件不相悖、不矛盾。

⑤ 按机构规定的统一文件格式、文件编号和书写要求进行编写。

（6）审批阶段：管理体系文件发布前应得到批准，以确保文件是适宜的。必要时对文件进行现行评审和更新，并重新批准。确保在使用处可以获得相应版本的现行文件。确保外来文件得到标识并控制其分发。

（7）生效阶段：通过审批的管理体系文件经打印、校对、制作后，应及时发布生效，根据发文登记及时收回作废文件及发布新版文件。文件的发布应尽可能在生效日期前，便于执行者熟悉文件内容；保证所有使用者手中持有相应文件的有效版本；保证现场使用的所有文件为最新版本。

（8）文件变更：

1）管理体系文件变更与销毁前，相关部门均应按要求提交书面申请，待机构文件制定部门审核、批准后，才能进行变更和销毁。

2）管理体系文件的更改：文件更改时应有修改状态标志；文件更改一般由原审批职能部门或人员进行审核、批准；更改文件应由申请人提出并办理有关申请手续；要明确文件更改的生效日期和更改的内容；新版文件要及时传达给文件使用者；文件经多次更改可重新印发、更换版本。

3）管理体系文件变更前提条件：下述情况发生时，可对管理体系文件提请变更：实验动物生产与使用环境及设施发生改变时；组织机构职能变动时；文件编制质量改进时；使用中发现问题时或定期对所有文件进行审核，各相关部门或人员对其正在使用的文件进行适用性检查发现文件存在不适宜项需要变更时；管理体系文件验证前和验证后；实验动物等级变更时；国家有关法律法规变更或新法规颁布时；实验动物许可证执行中涉及的有关要素发生改变时，都应该对管理体系文件进行必要的修正和变更。

（9）文件销毁：

1）变更文件执行之日前必须收回已过时的文件，并及时销毁；文件的回收销毁由文件管理部门或人员执行，并在销毁后文件的"编写/修订记录"中注明"销毁"字样并标注日期。

2）变更文件执行之日，文件管理员将新版文件归入现行文件体系，过时或作废文件原件加盖"过时"或"作废"章，并注明过时或作废日期。

3）过时、作废文件原件与现行文件分开保存，长期存档。

4）在《文件变更台账》上做好登记。

第三节　实验动物中心管理体系

1　管理制度

管理制度所覆盖的范围应包括管理体系覆盖的全部部门、流程、动物品种及实验项目，是管理体系的重要组成部分（表 2-1）。

表 2-1　医学院校实验动物中心主要管理制度一览表

实验动物管理和使用委员会（IACUC）	设施运行管理制度	应急预案
1. IACUC 的职责	1. 动物实验管理制度	1. 动物设施出现紧急情况应急预案
2. IACUC 的组织制度	2. 动物实验室生物安全管理制度	2. 实验动物传染病应急预案
3. IACUC 的成员职责	3. 动物饲养区管理规定	3. 人员受伤后处理规程应急预案
4. 实验动物管理委员会章程	4. 屏障环境动物实验室管理制度	4. 有毒试剂灾害紧急处理应急预案
5. 实验动物福利伦理委员会章程	5. 屏障环境动物实验室安全管理制度	5. 屏障设施内发生火灾、停电应急预案
6. 机构年度工作计划和总结制度	6. 屏障环境动物实验室卫生管理制度	6. 自然灾害危机处理
7. 动物研究计划审查规程	7. 屏障环境动物实验室工作人员卫生管理制度	7. 从业人员安全保障制度
8. 动物研究计划修改审查	8. 屏障环境动物实验室空调机室管理制度	8. 实验动物设施安全管理制度
9. 动物管理和使用计划及设施监督检查	9. 动物实验室安全管理制度	9. 实验动物福利保障制度
10. 动物研究计划实施中的监督管理	10. 动物实验室使用管理制度	10. 生物安全管理制度
11. 动物管理和使用计划的问题举报机制	11. 动物饲养间卫生清扫管理制度	
12. 人员培训及上岗制度	12. 动物实验原始记录的填写与保管制度	
13. 标准操作规程的制定和编辑规范	13. 外来实验人员进入动物实验室管理制度	
14. 标准操作规程及记录管理规范	14. 普通级动物实验室的管理制度	
	15. 饲料进出动物实验室的管理制度	
	16. 仪器设备管理制度	
	17. 仓库管理制度	

2　标准操作规程

SOP 应与国家法规标准和机构的职能一致，应能对机构所有流程进行恰当而连续的控制。SOP 应有针对突发事件的预防措施以及一旦发生问题时做出反应和加以纠正的措施。为保证机构职能得以实现，应结合机构的规划目标和工作职能，制定和颁发机构内各项流程的 SOP 并加以贯彻实施，这些 SOP 应相互协调，相互补充，成为一个统一的整体（表 2-2）。

表 2-2　医学院校实验动物中心主要 SOP 一览表（根据服务范围确定具体内容）

动物实验室人员及设施运行管理标准操作规程	动物饲养管理及实验标准操作规程	
1. 屏障环境动物实验室人员更衣标准操作规程	1. 动物给料、给水与更换垫料标准操作规程	31. 大鼠的麻醉标准操作规程
2. 渡槽的使用、清洁和消毒标准操作规程	2. SPF 级大、小鼠饲养管理标准操作规程	32. 大鼠的给药标准操作规程
3. 传递窗的使用、清洁和消毒标准操作规程	3. SPF 级裸鼠饲养管理标准操作规程	33. 大鼠的采血标准操作规程
4. 空调通风系统维护标准操作规程	4. SPF 级豚鼠饲养管理标准操作规程	34. 大鼠的腹腔积液采集标准操作规程
5. 独立送风净化笼具（IVC）标准操作规程	5. SPF 级兔饲养管理标准操作规程	35. 大鼠的粪便采集标准操作规程
6. 无菌衣的洗涤及打包标准操作规程	6. 普通级兔饲养管理标准操作规程	36. 大鼠的尿液采集标准操作规程
7. 物品进出屏障设施标准操作规程	7. 普通级豚鼠饲养管理标准操作规程	37. 大鼠的胸腔积液采集标准操作规程
8. 屏障环境动物实验室标准操作规程	8. 动物实验基本标准操作规程	38. 大鼠的精液采集标准操作规程
9. 超净工作台标准操作规程	9. 裸鼠的安乐死标准操作规程	39. 大鼠的骨髓采集标准操作规程
10. 废弃物缓冲间使用标准操作规程	10. 豚鼠过敏反应标准操作规程	40. 大鼠的安乐死标准操作规程
11. 缓冲间物品传递标准操作规程	11. 兔的抓取和保定标准操作规程	41. 豚鼠的抓取和保定标准操作规程
12. 屏障环境动物实验室消毒液配制标准操作规程	12. 兔的热源试验标准操作规程	42. 豚鼠的编号标记、随机分组标准操作规程
13. 更衣间清洁消毒标准操作规程	13. 兔的麻醉标准操作规程	43. 豚鼠的麻醉标准操作规程
14. 动物饲养室启用及终末清洁消毒标准操作规程	14. 兔的给药标准操作规程	44. 豚鼠的给药标准操作规程
15. 解剖室的清洁与消毒标准操作规程	15. 兔的采血标准操作规程	45. 豚鼠的采血标准操作规程
16. 屏障环境动物实验室每周消毒标准操作规程	16. 兔的安乐死标准操作规程	46. 裸鼠的抓取和保定标准操作规程
17. 屏障环境外环境的清洁消毒标准操作规程	17. 小鼠的抓取和保定标准操作规程	47. 裸鼠的编号标记、随机分组标准操作规程
18. 屏障环境内环境熏蒸净化标准操作规程	18. 小鼠的编号标记、随机分组标准操作规程	48. 裸鼠的麻醉标准操作规程
19. 实验器械的清洗方法标准操作规程	19. 小鼠的麻醉标准操作规程	49. 裸鼠的给药标准操作规程
20. 小鼠的接收、检疫标准操作规程	20. 小鼠的给药标准操作规程	50. 裸鼠的采血标准操作规程
21. 大鼠的接收、检疫标准操作规程	21. 小鼠的采血标准操作规程	51. 裸鼠的粪便采集标准操作规程
22. 实验犬的接收、检疫标准操作规程	22. 小鼠的粪便采集标准操作规程	52. 裸鼠的尿液采集标准操作规程
23. 实验猪的接收、检疫标准操作规程	23. 小鼠的尿液采集标准操作规程	53. 裸鼠的胸腔积液采集标准操作规程
24. 豚鼠的接收、检疫标准操作规程	24. 小鼠的胸腔积液采集标准操作规程	54. 裸鼠的精液采集标准操作规程
25. 裸鼠的接收、检疫标准操作规程	25. 小鼠的精液采集标准操作规程	55. 裸鼠的骨髓采集标准操作规程
26. 兔子的接收、检疫标准操作规程	26. 小鼠的骨髓采集标准操作规程	56. 裸鼠的腹腔积液采集标准操作规程
	27. 小鼠的腹腔积液采集标准操作规程	57. 动物实验废弃物处理标准操作规程
	28. 小鼠的安乐死标准操作规程	58. 动物尸体处理标准操作规程
	29. 大鼠的抓取和保定标准操作规程	
	30. 大鼠的编号标记、随机分组标准操作规程	

第四节　管理体系文件示例

1　管理制度

1.1　实验动物管理与使用委员会（IACUC）管理制度

1.1.1　实验动物管理与使用委员会的职责

（1）目的：确定 ** 机构实验动物管理与使用委员会职责。

（2）范围：** 机构实验动物管理与使用委员会。

（3）规程：

1）制定研究计划评审规程、研究计划实施过程中的监督规程、动物管理使用计划和硬件设施的半年审查规程，并组织成员按照规程开展计划评审和监督检查等。

2）根据动物饲养管理和使用计划的需要召开会议，会议至少 3 个月召开 1 次。

3）审议动物研究计划，包括审议已批准研究计划的重大变更。

4）对动物研究计划批准后的结果进行监督和审查，提出改进计划。

5）检查设施和动物使用区域，评价动物福利、动物设施运行及卫生防护等情况。

6）根据机构的动物管理和使用计划的需要，制定人员培训计划，报机构负责人审批通过后，交由综合办公室负责组织和实施。培训结束后，实验动物管理与使用委员会负责对培训结果进行考核。实验动物管理与使用委员会对培训过程和结果进行监督和审查，提出改进计划。相关记录保存于综合办公室。

7）及时将动物研究计划审议结果及监督检查结果向机构负责人报告，获得机构负责人支持后，对存在问题实施监督。

8）动物研究计划审议结果报告及半年审查记录都必须予以存档。

1.1.2　实验动物管理与使用委员会的组织制度

（1）目的：确定 ** 机构实验动物管理与使用委员会组织制度。

（2）范围：** 机构实验动物管理与使用委员会。

（3）规程：

■ 会议制度：

1）根据动物管理和使用计划需要召开会议，会议至少 3 个月召开 1 次。

2）实验动物管理与使用委员会在执行某些法定事务时需要遵从"法定人数"要求，当超过 2/3 的成员参与会议投票，且有 50% 以上出席成员投赞成票时，则称该提案通过审查。

■ 工作制度：

1）每个成员有明确的工作分工，每个成员都要严格履行职责，定期将工作情况向实验动物管理与使用委员会主动汇报。

2）每个成员都要保证参加评审和检查会议的时间。

3）每个成员都要积极参与审查与讨论，不必担心提问或提出异议，公开和自由的讨论是高效的实验动物管理与使用委员会会议的必要条件。

■ 动物研究计划审批制度：

1）项目内容包括：动物的使用和动物福利、科学原理等。

2）审批的程序：项目负责人在兽医和职业健康和安全委员会（Office of Health Standards Compliance，OHSC）指导下制定动物研究计划，完成后将材料提交到 IACUC 协调人→ IACUC 协调人对申请材料进行形审，通过后分发到 IACUC 成员，并召集开会审查→ IACUC 成员开会对研究计划进行审查并形成决议→ IACUC 协调人将最终决议以书面形式通知项目负责人。

3）若研究人员在送审计划时，认为某一委员与该计划具有利益冲突，则研究人员可要求该委员回避审查，若委员自身察觉到有利害冲突，则应告知主席，并可以不参加审查及表决，仅在必要时提供所需数据。有上述情况时，该委员可不列入法定人数计数名额中，且可不投票。

■ 工作原则：

1）动物保护、动物伦理和科学评估相结合的原则。

2）实事求是的原则。

3）民主集中制的原则。

1.1.3 实验动物管理与使用委员会的成员职责

（1）目的：确定 ** 机构实验动物管理与使用委员会的成员职责。

（2）范围：** 机构实验动物管理与使用委员会。

（3）规程：

■ 基本职责：

1）出席实验动物管理与使用委员会会议，并积极参与实验动物管理与使用委员会法定事务的讨论和决议，提出问题和异议。

2）熟悉动物研究计划评审时需要考虑的要点，并在开会审议过程中提出动物研究计划中存在的问题。

3）参加动物管理使用计划和硬件设施的半年检查。

4）积极参加相关培训，以提高自身的业务水平。

■ 主席：

1）对动物福利和动物研究等相关的法规比较熟悉。

2）组织实验动物管理与使用委员会成员高效开展相关工作。

3）公正地处理研究计划审核及审批后计划的监督检查意见。

4）保证实验动物管理与使用委员会成员正常行使权利。

■ 兽医：

特别关注并审核和监督有关动物福利、疼痛分级、术后护理、特殊饲养策略等专业的细节。

■ 科研人员：

负责对实验方案的科学原理的审查。包括：假设检验、样本大小、动物使用数量等与防止非必要的动物使用或重复性实验的发生直接相关的问题。

■ 无研究背景成员：

从伦理和动物福利角度出发，客观地对机构的动物研究计划进行审查评估。

■ 公众代表：

1）与本研究机构无附属关系且不从事实验动物工作的社会人员担任此成员。

2）从普通民众的角度对本机构的动物使用进行评估，反映社会对适当管理和使用动物的关注。

3）向实验动物管理与使用委员会主席或成员传递对动物使用情况的意见。

1.1.4 ** 机构实验动物管理委员会章程

第一章 总 则

第一条 根据国家科技部《实验动物管理条例》《实验动物许可证管理办法（试行）》和《** 省实验动物管理条例》的有关规定，学校成立了实验动物管理委员会（以下简称动管会）。为规范实验动物管理委员会的各项管理制度，特制定本章程。

第二条 实验动物管理委员会是学校对实验动物工作进行科学管理，对实验动物和动物实验质量进行监督、咨询的机构。实验动物管理委员会在主管副校长领导下开展工作，日常工作由实验动物中心负责。

第二章 基本任务和职责

第三条 实验动物管理委员会职责：在学校副校长领导下，负责组织实施学校的实验动物管理工作。贯彻落实《实验动物管理条例》和《实验动物许可证管理办法（试行）》等国家和省市的实验动物法规，使学校实验动物管理达到法制化、规范化和科学化的要求。

第四条 实验动物管理委员会任务。

（1）宣传、贯彻执行《实验动物管理条例》等实验动物法规和《实验动物国家标准》。

（2）依法管理全校的实验动物生产、使用，行使实验动物管理监督、检查职能。

（3）依据国家和省市实验动物法规，制定和修改学校实验动物管理办法及实施细则。

（4）负责对医学实验动物学科的发展、技术等提供咨询，并参加科研课题论证和科研成果的审查。

（5）对模范执行实验动物法规的二级单位和个人提出表彰意见，对违反实验动物法规的二级单位和个人提出处理意见。

　　(6) 解决学校医疗单位有关实验动物的重大问题。

　　(7) 组织实验动物学学术活动，加强信息交流。

　　(8) 完成上级部门交给的其他实验动物管理任务。

　　第五条　学校实验动物管理委员会办公室负责协调全校实验动物工作的监督、检查和管理。

　　第六条　学校实验动物管理委员会办公室负责协调学校教学用实验动物的监督、检查和管理工作。

第三章　组织机构和运作制度

　　第七条　实验动物管理委员会通常由学校主管副校长和各二级单位主管科研的负责人组成，设主任委员 1 人，副主任委员 2 人，委员 ** 人。下设实验动物管理委员会办公室。

　　第八条　实验动物管理委员会向学校负责，有责任向学校报告工作情况。

　　第九条　每年组织召开全体委员会会议 1~2 次，总结工作、布置任务、参加科研课题论证和科研成果的审查。

　　第十条　每年组织实验动物管理委员会委员定期或不定期地检查学校实验动物设施的运行情况。

　　第十一条　实验动物管理委员会委员实行兼职聘任制。一般聘用期为 4 年，特殊情况可进行个别调整。

第四章　附　则

　　第十二条　本章程由学校实验动物中心负责解释。

　　第十三条　本章程自下发之日起执行。

** 机构实验动物管理委员会
20** 年 ** 月 ** 日

1.1.5　** 机构实验动物管理和使用委员会章程

第一章　总　则

　　第一条　** 机构实验动物管理与使用委员会是负责 ** 大学实验动物福利和伦理审查的机构。

　　第二条　实验动物管理与使用委员会宗旨是贯彻执行国家、省市有关实验动物管理法规和政策，维护本校实验动物福利，规范实验动物伦理审查和实验动物从业人员的职业行为。

第二章　组织机构

　　第三条　实验动物管理与使用委员会由 7~9 名委员组成，设主任委员 1 名，委员会其他成员由实验动物技术人员、兽医和非专业社会代表担任，本校人员不得超过半数。委员会任期为 3 年，期满可以连任。

第四条　主任委员负责组织召集会议和安排工作。

第五条　除临时召集会议外，委员会全体成员每年召开 1 次大会，对本年度实验动物福利和伦理审查工作进行总结并提出下一年度的工作意见和要点。

第六条　本委员会为非职务任职，非本校人员任委员会职务，应给予适当酬劳。

<h2 style="text-align:center">第三章　工作职责</h2>

第七条　严格执行国家、省市有关实验动物管理工作的政策法规。监督动物实验中实验动物的使用情况和实验人员执行相关政策法规情况。

第八条　独立开展工作，审查和监督本校开展的有关实验动物的研究、保种、饲养、生产、经营、运输，以及各类动物实验的设计、实施过程是否符合动物福利和伦理原则。

各类实验动物的饲养和动物实验都应获得实验动物管理与使用委员会的批准方可开展，并接受日常的监督检查。

第九条　依据实验动物福利和伦理审查的基本原则，兼顾动物福利和动物实验工作人员利益，在综合评估动物所受伤害和使用动物必要性的基础上进行科学评审。伦理审查内容包括：开展实验的必要性、实验动物种类数量是否合适、实验设计与程序是否需要改进以及其他实验动物伦理和福利的意见或建议。

第十条　根据实验情况提出实验人员进行动物实验操作技能培训的要求，减少实验过程中动物不必要的痛苦，以改善实验动物的福利。

第十一条　提倡动物实验遵循替代、减少和优化的原则；在条件允许的情况下，推荐使用低等级实验动物，并鼓励寻找替代动物实验的其他方案；对不顾及动物福利的实验方案不予批准并说明理由。

第十二条　保障生物安全，防止环境污染，防止出现恶意或无故骚扰、虐待或伤害实验动物的现象。

第十三条　监督动物实验过程中的动物福利保障，对实验人员在实验过程中出现肆意虐待实验动物的情况提出处罚意见。

第十四条　对批准的动物实验项目应进行日常的福利伦理监督检查，发现问题时应明确提出整改意见，严重者应立即做出暂停动物实验项目的决议。

第十五条　如有必要，项目结束时，项目负责人应向实验动物管理与使用委员会提交该项目伦理终审报告，接受项目的伦理终审。

<h2 style="text-align:center">第四章　伦理审查的基本原则</h2>

第十六条　动物保护原则。

（1）审查动物实验的必要性，对实验目的、预期利益与对动物造成的伤害、死亡进行综合的评估。

（2）禁止无意义滥养、滥用、滥杀实验动物。

（3）制止没有科学意义和社会价值或不必要的动物实验。

（4）优化动物实验方案以保护实验动物特别是濒危动物物种，减少不必要的动物使用数量。

（5）在不影响实验结果科学性、可比性的情况下，采取动物替代方法，使用低等级动物替代高等级动物，用非脊椎动物、组织细胞替代整体动物，用分子生物学、人工合成材料、计算机模拟等非动物实验方法替代动物实验的原则。

第十七条　动物福利原则。

保证实验动物生存过程中包括运输中享有最基本的权利，享有免受饥渴、生活舒适自由，享有良好的饲养和标准化的生活环境，各类实验动物管理要符合该类实验动物的操作技术规程。

第十八条　伦理原则。

（1）应充分考虑动物的利益，善待动物，防止或减少动物的应激、痛苦和伤害，尊重动物生命，制止针对动物的野蛮行为，采取痛苦最少的方法处置动物。

（2）实验动物项目要保证从业人员的安全；动物实验方法和目的要符合人类的道德伦理标准和国际惯例。

第十九条　综合性科学评估原则。

（1）公正性：伦理委员会的审查工作应该保持独立、公正、科学、民主、透明、不泄密，不受政治、商业和自身利益的影响。

（2）必要性：各类实验动物的饲养和应用或处置必须以充分的理由为前提。

（3）利益平衡：以当代社会公认的道德伦理价值观，兼顾动物和人类利益；在全面、客观地评估动物所受的伤害和应用者由此可能获取利益的基础上，负责任地出具实验动物或动物实验伦理审查报告。

第五章　申请和审查程序

第二十条　实验项目负责人向实验动物管理与使用委员会提交"＊＊机构动物实验福利伦理审查申请书"申请福利伦理审查，详细填写以下内容：1）实验动物或动物实验项目名称；2）项目负责人、执行人的姓名；是否经过实验动物学相关知识培训；3）项目中所用环境设施使用许可证号，实验过程是否麻醉；4）项目中有关实验动物的来源和许可状态、用途、所用动物的品种品系、等级、体重及性别、分组及数量、实验操作步骤等；5）项目的意义、必要性、饲养管理或实验处置方法、预期出现的对动物的伤害、动物安乐死的方法、项目进行所涉及的其他动物福利和伦理问题的详细描述；6）遵守实验动物福利伦理原则的声明以及伦理委员会要求提交的其他文件材料。

第二十一条　实验动物管理与使用委员会伦理审查程序：实验动物管理与使用委员会在接到申请书后，由主任委员授权秘书安排委员负责伦理评审的具体事宜，进行初审，给出审查意见，编写伦理审查报告，提交兽医签发。

常规项目评审后，如有重复或类同项目，可以不再经过初审和评审会，而由主任委员或授权的兽医直接签发。

重大项目或有争议的项目，主任委员应聘请有关专家参加初审，5个工作日内提出书面意见，交伦理委员会审议。

参加审议的委员不得少于3位。实验动物管理与使用委员会应尽量采用协商一致的方法做出决议，如无法协商一致，应根据少数服从多数的原则，在10个工作日内做出福利伦理审查决议，由主任委员或授权兽医签发后，3个工作日内送达。

申请者可以申请现场答疑并提请对项目保密或评审公正性不利的委员回避。

第六章 附 则

第二十二条 在本校内开展的合作项目、委托项目参照本章程执行。

第二十三条 20**年**月**日起执行。

1.1.6 ** 机构年度工作计划和总结制度

（1）目的：规范实验动物中心年度工作计划和总结制度，使本中心的工作有计划、有步骤地进行。

（2）范围：实验动物中心全体人员。

（3）规程：

1）副主任协助中心主任根据上级下达的任务和工作情况编制年度工作计划。

2）年度工作计划应首先安排上级主管部门下达的指令性任务，并围绕本单位工作任务开展技术服务、业务咨询与科学研究等工作。

3）结合学校的总结制度，按半年度总结工作，编制进度计划和实施办法，每半年进行1次工作总结并落实下半年的工作。

4）每半年向学校汇报1次工作情况，报告内容包括工作计划执行情况、设施建设情况、设施运行过程中发现的问题及处理意见、经费使用情况及下半年度的工作计划等。

5）对上级下达的工作任务，任务完成后应立即进行总结和汇报。

6）每年年底对全年的工作任务完成情况、工作质量、内部管理和工作人员业务培训等进行一次全面检查和总结，并将总结上报学校办公室。

1.1.7 动物研究计划审查规程

（1）目的：确定动物研究计划的审查流程及注意事项。

（2）范围：适用于拟在 ** 机构动物设施中开展的所有动物实验。

（3）规程：

■ 研究计划审批流程：

1）方案制定：项目负责人在兽医和OHSC的指导下，制定动物研究计划，完成研究计划申请书后交由兽医和OHSC初审，项目负责人按照初审意见，对动物研究计划申请表进行修改，经兽医和OHSC负责人签字确认后通过初审。

2）方案提交：初审通过后，项目负责人向 IACUC 协调人提交动物研究计划申请表。

3）会前准备：IACUC 协调人收到动物研究计划申请表后，将申请表以电子邮件或书面形式分发给所有 IACUC 成员，同时向各个成员确认 5～10 个工作日是否能参会，并确定最终的会议时间。各成员在这期间根据申请材料查找相关的资料，并整理出相关意见，供会议审议使用。

4）会议审议：由 IACUC 主席组织项目负责人和成员参加会议，其中 IACUC 主席、兽医、科研人员、非科研人员和公众人员必须参会，与研究计划有直接关系的 IACUC 成员需要回避。会议中，项目负责人有义务对 IACUC 成员提出的问题进行答疑。

5）决议过程：决议过程只允许具有投票资格的 IACUC 成员参加。IACUC 应尽量采取协商一致的方式对研究计划做出决议，如果不能达成完全一致，则按照少数服从多数的原则投票表决。

6）决议结果：研究计划的最终决议分 3 种形式，包括通过、修改或否决，其中对需要修改的研究计划，IACUC 成员需在会议中对修改内容达成一致，并形成修改意见。会后，由 IACUC 协调人整理后交由项目负责人。

7）研究计划修改：项目负责人在 10 个工作日内针对意见做出修改。对于审查过程中提出的修改意见，若对动物福利影响较小，如浅静脉取血位置的改变，人员的替换等，项目负责人修改后提交 IACUC 主席审查后签发通过。若对动物福利影响较大，如引起严重疼痛和应激，动物使用数量更改，安乐死方案不合理，麻醉和镇痛药物使用不合理等，IACUC 主席对修改内容审查后，可进一步征求相关人员意见后做出决定，或再次召开 IACUC 会议进行商讨。

8）研究计划最终通过后，IACUC 协调人将经 IACUC 主席签发的申请表和通知交由项目负责人，并进行存档，以备审查。

■ 不能通过审查的情况：

1）申报审查的材料不全或不真实的。

2）缺少动物实验项目实施或缺少动物伤害的客观理由和必要性的。

3）从事直接接触实验动物研究和使用的人员未经过专业培训或明显违反实验动物福利伦理原则要求的。

4）动物实验项目的设计或实施不科学。没有利用已有的数据对实验设计方案和实验指标进行优化，没有科学选用实验动物种类、品系、造模方式或动物模型以提高实验的成功率，没有采用可以充分利用动物的组织器官或用较少的动物获得更多的实验数据的方法，没有体现减少和替代实验动物使用的原则。

5）动物实验项目的设计或实施中没有体现善待动物、关注动物生命，没有通过改进和完善实验程序，减轻或减少动物的疼痛和痛苦，减少动物不必要的处死和处死的数量，在处死动物方法上，没有选择更有效的减少动物痛苦的方法或缩短动物痛苦的时间。

6）活体解剖动物或手术时不采取麻醉方法的，是对实验动物的生和死处理采取违反道德伦理的，使用一些极端的手段或会引起社会广泛伦理争议的动物实验，随意抛弃动物尸体的。

7）动物实验的方法和目的不符合我国传统的道德伦理标准或国际惯例或属于国家明令禁止的各类动物实验，动物实验目的、结果与当代社会的期望和科学的道德伦理相违背的。

8）对有关实验动物新技术的使用缺少道德伦理控制的，违背人类传统生殖伦理，把动物细胞导入人类胚胎或把人类细胞导入动物胚胎中培育杂交动物的各类实验，以及对人类尊严的亵渎、可能引发社会巨大的伦理冲突的其他动物实验。

■ 注意事项：

1）对无基金支持的研究计划和预实验的审核，都需要严格按照上述审查通过流程进行。此外，审查过程中要重点关注研究计划的必要性和设计的合理性。

2）整个过程中，IACUC 应充分考虑兽医的意见，遵循"3R"原则，寻求优化机会，考虑使用非动物替代方案，以减轻动物痛苦，减少动物使用。

3）对于研究计划可能对动物福利造成的不利影响，如疼痛或应激反应等，IACUC 应该基于公众接受的伦理观念，并同时兼顾动物和人类的共同利益，在全面、客观地评估动物所受的伤害和应用者由此可能获取利益的基础上，做出评判。

（4）支持性文件：动物研究计划申请表。

1.1.8　动物研究计划修改审查

（1）目的：确定动物实验方案修改的审查流程及注意事项。

（2）范围：适用于拟在 ** 机构动物实验室开展的所有修改的动物实验。

（3）规程：

■ 项目负责人对 IACUC 已批准的实验方案进行修改时，需要向兽医进行咨询，如果修改涉及职业健康和安全问题，需进一步获得 OHSC 的指导。兽医依据其专业知识，判断修改内容为微小或重大。项目负责人根据意见制定修改计划，并完成动物研究计划修改申请表，兽医签字确认修改方案分级后，提交至 IACUC 协调人。

■ 研究计划修改分类处理程序：

1）微小的修改，实验方案的修改不违背 IACUC 已审核通过的内容，不会对动物福利和人员安全造成重大影响。IACUC 协调人将动物研究计划修改申请表交 IACUC 主席审核和批准。常见的微小修改可能包括：

ⓐ方案中需要增加或减少接受过培训的实验人员。

ⓑ改变药物，此药物成分与前一种药物为同一类药物。

ⓒ操作程序的改变，但不引起动物增加疼痛。

ⓓ增加动物数目不超过原计划的 10%。

2）重大的修改：实验方案的修改与 IACUC 已审核通过的内容相违背，修改可能严重影响动物福利和人员安全。IACUC 协调人将动物研究计划修改申请表提交 IACUC 主席后，主席向 IACUC 成员和兽医征询，必要时进一步咨询相关领域专家后做出决定，对争议较大的问题 IACUC 可进一步召开会议进行决议，决议流程参见动物研究计划审查规程。常见的重大修改可能包括：

ⓐ研究方案目的的改变。

ⓑ由非存活性手术变更为存活性手术。

ⓒ操作程序对动物侵害程度或不舒适程度有所改变。

ⓓ动物种类或预定使用数目变更（超过原计划动物数目的 10%）。

ⓔ方案负责人改变。

ⓕ改变麻醉剂种类、取消或使用止痛剂等。

ⓖ变更安乐死方式。

ⓗ在动物身上操作程序执行时间、频度或次数改变。

（4）支持性文件：动物研究计划修改申请表。

1.1.9　动物管理和使用计划及设施监督检查

（1）目的：确定 ** 机构对实验动物管理、使用与设施检查程序与要求。

（2）范围：** 机构的动物管理和使用计划，动物设施和相关配套设施。

（3）规程：

■ 监督检查项目：

1）动物管理和使用计划（动物管理和使用计划基本情况，灾难应对计划和紧急操作程序，IACUC 基本运行情况，IACUC 审批动物研究计划，IACUC 成员和日常功能，IACUC 成员的培训，IACUC 记录和报告，兽医护理，人员资质和培训，人员的职业健康和安全，人员安全措施，动物福利举报机制，兽医的临床护理和管理，动物采购运输和预防医学，手术，麻醉镇痛，安乐死，药品的存放和管理）。

2）动物设施和相关配套设施（位置，建筑结构，动物房和笼具，环境丰富度，群养管理，饲料，饮水，垫料，消毒灭菌，废弃物处理，虫害防治，紧急情况和节假日的管理，动物标识，记录，物品存储，功能间，手术间，手术辅助区，动物准备区，术后恢复区，更衣室，清洗区，小动物手术区）。

■ 日常监督管理：

IACUC 各成员在日常工作中，不定期地对动物管理和使用计划及动物设施和相关配套设施进行监督管理，及时发现问题。对动物福利影响较小的问题，在和相关负责人沟通后进行处理。对动物福利影响较大的问题，上报 IACUC 主席和机构负责人，协商后进行解决。

■ 半年检查：

IACUC 提前 1 个月召开会议，由 IACUC 主席依据半年检查内容和要求，对半年检查的范围和参加人员进行分工。会后，IACUC 协调人依据会议决定，与动物设施及其他相关负责人沟通确定检查日期，此日期需保证距上次检查不超过半年，并提前 15 天通知参加检查的 IACUC 成员。

参与检查人员至少包括 2 名 IACUC 成员，所有 IACUC 成员均有参加半年检查的权利，机构或相关人员不得以任何理由加以拒绝。

半年检查完成后，10 个工作日内邀请机构负责人和 IACUC 成员召开会议，根据检查结果制定相应整改计划和整改期限，并由 IACUC 协调人通知相关负责人进行执行。原则上，缺陷整改期限为 1 个月，对于特别重大的问题，经机构负责人和 IACUC 成员商讨后，可根据实际情况进行安排。

在达到整改期限后，IACUC 成员按照先前的分工，分别对项目的整改情况进行检查，并将结果汇总给 IACUC 协调人，整理后交由 IACUC 主席。IACUC 主席审查材料后，形成最终半年检查报告，经 IACUC 成员签字后，提交机构负责人，并存档记录。

■ 违反规定处理：

对于未按要求整改或逾期未整改，且经 IACUC 多次提醒未果的情况，IACUC 报请机构负责人同意后，有权对直接责任人进行处分，形式将依照违反严重性，或对动物福利影响大小而定，通常有重新参加相关培训、警告、暂时停止工作、解聘等处分。

（4）支持性文件：

1）动物管理和使用计划及动物设施半年检查报告。

2）IACUC 日常检查报告。

1.1.10 动物研究计划实施中的监督管理

（1）目的：确保 ** 机构所有的动物研究计划严格按照 IACUC 批准内容执行，保证实验动物福利。

（2）范围：** 机构。

（3）规程：

■ 检查内容：

涉及动物研究计划的所有方面，包括动物订购数量、动物的运输、饲养管理过程、常规操作、手术、环境丰富度、麻醉和镇痛、安乐死、兽医护理等。

■ 检查方式：

1）IACUC 主动检查：IACUC 在日常的监督管理和半年检查过程中，按照检查内容，对已通过的研究计划进行检查，确保动物实验严格按照 IACUC 批准的内容执行。

2）匿名举报制度：当实验人员、兽医、饲养管理人员、机构内或机构外的其他人员发现任何与 IACUC 批准的研究内容相违背的操作发生时，有权立即向 IACUC 进行匿名或实名举报，举报人应该受到保密处理及保护。

3）项目负责人的汇报：每年 12 月，所有项目负责人需要把当年的动物研究计划（包括未完成）的研究情况进行总结，并形成报告提交 IACUC 审查，内容包括：研究进展、研究中存在的问题、同 IACUC 批准内容不符合的情况等。

■ 违规处理办法：对动物福利影响较小的缺陷，IACUC 同项目负责人或其他相关人员协商后，及时对其进行处理。

对动物福利影响较大的问题，如动物出现严重的痛苦和应激反应等情况，IACUC 召集半数以上成员和项目负责人召开会议，商讨处理方案，决定是否要对实验进行临时或永久的终止，并将最终决定报告机构负责人。在紧急情况下，因召开会议耽误时间使动物遭受严重的痛苦，在和 IACUC 主席或机构负责人协商后，兽医有权对研究计划采取相应的临时措施，保障动物福利，然后再按照正常的流程进行处理。

对于严重违规的个人，且经 IACUC 多次提醒未果的情况下，IACUC 报请机构负责人同意后，有权对直接责任人进行处分，形式将依照违反严重性，或与操作程序差异程度而定，通常有强制要求参加动物使用监督的训练课程，暂时性取消使用动物的权利，解聘等处分。

1.1.11 动物管理和使用计划的问题举报机制

（1）目的：对 ** 机构动物管理和使用计划中存在的问题进行举报，IACUC 监督管理。

（2）范围：** 机构。

（3）规程：

在动物饲养管理和使用过程中必须尽可能地以人道方式对待动物，包括适当的饲养和处理方式，提供足够的兽医护理，以及在绝对必要的情况下用于科学研究。

在不涉及国家和商业机密的前提下，** 机构自愿接受社会各界对其动物管理和使用计划的监督，机构内或机构外任何个人都有权关注动物管理和使用情况，可以以匿名或非匿名的方式向 IACUC 或兽医人员举报发现的问题。IACUC 将会调查相关状况，过程中可能询问 ** 机构的任何雇员，并同机构负责人和相关责任人沟通后，由 IACUC 主席决定处理方式。在 ** 机构设施内外均有相应的公告，告知任何人都有权利表达他们对实验动物的关注，以及如何进行举报，公告内容必须包括联系人的联系方式和名字。

1.1.12 人员培训及上岗制度

（1）目的：确定工作人员的上岗制度及培训方案和方法。

（2）范围：** 机构全体员工。

（3）规程：

1）** 机构工作人员（包括管理人员、动物实验研究人员、动物护理人员、清洁辅助人员等）必须定期参加培训，接受考核。

2）** 机构工作人员，实行先培训后上岗制度，必须获得 ** 省市实验动物学会统一颁发的《实验动物技术培训班结业证书》和 IACUC 培训证书才能上岗。

3）** 机构对职工实行定期培训、定期考核的制度，提高职工的业务素质。

4）培训内容包括实验动物学的基础知识、国际实验动物饲养管理与认证协会（Association for Assessment and Accreditation of Laboratory Animal Care，AAALAC）相关知识以及 ** 机构的标准操作规程、实验动物法律法规。

5）培训的形式主要为外请专家授课、** 机构内部交流以及外部交流 3 种方式。

6）每年年初，IACUC 根据机构的动物饲养管理和使用计划的需要，制定人员培训计划，报直属办公室（Immediate Office，IO）审批通过后，交由综合办公室组织实施。

7）每月至少开展 1 次内部培训。

8）培训结束后，IACUC 对培训进行考核，相关记录保存于综合办公室。IACUC 对培训过程和结果进行监督和审查，提出改进计划。

（4）支持性文件：员工培训档案。

1.1.13　标准操作规程的制定、编辑规范

（1）目的：规范 ** 机构动物实验室标准操作规程的制定、编辑和实施工作。

（2）范围：** 机构动物实验室。

（3）规程：

■ 标准操作规程（Standard Operation Procedure，SOP）的制定：

1）成立编写小组。参与编写的主要成员有：动物实验设施负责人，兽医，动物护理人员及技术骨干。

2）由编写小组拟定出需要制定的 SOP 题目。

3）指定熟悉业务的工作人员执笔撰写。

4）修改审定：执笔者撰写出 SOP 后，由动物实验室负责人交有关人员审定修改。

5）传阅或者讨论：SOP 制定出来后，根据 SOP 的特点，交有关人员传阅学习或者组织有关人员讨论。

6）确认：审修的 SOP，经总兽医确认。

7）最后由 IACUC 主席审批并决定该份 SOP 的生效日期。

■ SOP 的分类和编号：

SOP 的编号系统由两个区段组成，第一区段用相应的 3~5 个英文字母表示，代表 SOP 的类别 / 类型，第二区段为 3 位的数字编号，代表所属 SOP 的序号，在第二区段后加"-number"代表修改的次数。例：ADM-001-NO 为管理型的标准操作规程编号。"ADM"为管理的英文缩写，"001"为管理型第一份 SOP。

■ SOP 的编制格式：

1）SOP 的首页：标准操作规程类别（宋体、初号），文件编号、版号、生效日期，编

写者、审核者、批准者签名，用黑体四号。

2）SOP 修订页：修订记录（序号，修订位置，原内容，修订后内容，修订人，修订日期，批准人，批准日期，生效日期）。

3）SOP 目录页：包括序号、文件名称、文件编号。

4）SOP 的正文，提供下列信息：

页眉：第一行为"** 机构动物实验室标准操作规程"；第二行为"标题""类型""第 × 版""第 × 次修改"；第三行为"编号"及"生效日期"。字体字号为黑体小四号。

正文：包括目的、范围、规程、支持性文件，字体字号为宋体小四号。

■ SOP 的审批：

撰写出的 SOP，由熟悉该份 SOP 业务的人审查定稿后，经总兽医确认，最后由 IACUC 主席审批并决定该份 SOP 的生效日期。

■ SOP 的分类和编号（表 2–3）。

表 2–3　SOP 的分类和编号

中文	英文	编号
设施管理	FAC	FAC–×××
饲养管理	ADM	ADM–×××
兽医护理	VET	VET–×××
实验技术	EXP	EXP–×××
仪器	INS	INS–×××
动物管理与使用委员会	IACUC	IACUC–×××
职业健康和安全委员会	OHSC	OHSC–×××

1.1.14　标准操作规程和记录管理规范

（1）目的：规范 ** 机构动物实验室标准操作规程及相关记录的管理。

（2）范围：** 机构动物实验室全体工作人员及在动物实验室开展动物实验的人员。

（3）程序：

1）凡本单位人员和在本机构动物实验室开展动物实验的所有人员在工作时都必须严格遵守相应的标准操作规程。

2）标准操作规程的保存：档案室保存一套 SOP 的原件；IACUC 保存一套 SOP 的复印件；各有关工作场所和仪器设备的放置地点，存放一份相应的 SOP，由其负责人领取保存。

3）标准操作规程的分发：一份 SOP 经审核和确定有效日期后，由指定人员在有效期之前发给有关人员和部门。凡接收 SOP 的人员均需在 SOP 分发登记表上签字，SOP 分发登记表存档备查。

4）标准操作规程的复印：任何人员不得私自复印任何一份 SOP。因工作需要必须复印 SOP 的，由需要者提出复印申请报告，写明需复印的 SOP 名称、编号、份数及理由，经批准后由指定人员复印并登记（SOP 复印登记表）和分发。SOP 复印登记表由 IACUC 保存。申请报告存档备查。

5）标准操作规程的修改：运行管理中，如发现某份 SOP 有不当的地方，或者在科学合理性或者可操作性方面存在一些问题需要修改时，可由原撰写人或者由负责人指定熟悉业务的人员，在原基础上撰写出修改的词句和内容，并将修改的内容登记在修改页上。如果整体内容结构修改太多，不便在原指导书上进行修改时，则进行换版修订，原操作规程可废弃处理。

6）标准操作规程的废止：如需要将某份 SOP 作废止处理时，废止的 SOP 由 IACUC 统一收回，留一份在首页中间盖上"废弃"印章，交档案室保存，为防止混乱，其余的 SOP 由 IACUC 组织销毁。废弃回收和销毁的 SOP 均需逐一登记备查。

7）记录的管理：实验过程中产生的所有记录，实验结束后移交至项目负责人归档于档案室。标准操作规程相关的所有记录管理执行 ** 机构程序文件"记录（档案）的控制程序"。

（4）支持性文件：

1）SOP 发放、变更和处理记录。

2）记录（档案）的控制程序。

** 机构
动物实验室

标准操作规程
（实验动物管理与使用委员会）

文件编号：IACUC-001～011　　编写：
版　　号：第 1 版　　　　　　审核：
生效日期：20** 年 ** 月 ** 日　　批准：

标准操作规程修订页								第 1 版

修订记录

序号	修订处（编号、节、条）	原内容	修订后内容	修订人	修订日期	批准人	批准日期	生效日期
1								
2								
3								
4								
5								
6								
7								
8								

标准操作规程目录	第 1 版　第 0 次修改

序号	文件编号	文件名称
1	IACUC–001	《IACUC 的职责》
2	IACUC–002	《IACUC 的组织制度》
3	IACUC–003	《IACUC 的成员职责》
4	IACUC–004	《动物研究计划审查规程》
5	IACUC–005	《动物研究计划修改审查》
6	IACUC–006	《动物管理和使用计划及设施监督检查》
7	IACUC–007	《动物研究计划实施中的监督管理》
8	IACUC–008	《动物管理和使用计划的问题举报机制》
9	IACUC–009	《人员培训及上岗制度》
10	IACUC–010	《标准操作规程的制定和编辑规范》
11	IACUC–011	《标准操作规程和记录管理规范》

1.2　设施运行类管理制度

1.2.1　动物实验管理制度

（1）实验人员必须经过实验动物专业技术培训并取得上岗资格证，方可开展动物实验。

（2）实验前需与实验动物中心管理人员联系，填写"动物实验申请表"，经课题负责人和相关部门领导审批后送交实验动物中心，由实验动物中心统一安排动物的购置和实验的具体时间。

（3）实验人员必须接受中心的管理，遵守中心的各项规定，仔细阅读和执行实验动物中心的各项规章制度和SOP，按规定填写出入登记表格，制定详尽的实验方案，以确保动物实验的正常有序进行。

（4）实验人员进入实验室，应穿工作服，实验工作服必须专人专用，工作时必须穿戴整齐，工作后折叠好交管理人员清洗消毒。

（5）保持实验室的整洁，禁止在笼具、工作台、凳、墙壁、地面等处涂画；禁止在实验区内吸烟、喧闹、进餐；禁止将非消毒物品及与实验无关的物品带入实验区。

（6）各种仪器的使用，必须严格遵守标准操作规程，正确使用、精心保养，防止损坏，做好使用登记记录。实验时如遇仪器故障或损坏，应及时向管理人员报告，若有人为损坏，应照价赔偿。

（7）不得使用遗传背景不清、来源不明的无证动物，实验结束后应向实验动物中心索取"实验动物质量合格证明"和"动物实验证明"，并妥善保管。

（8）实验后的污物、垃圾及动物尸体应放在指定区域，严禁随地丢弃。

（9）公休日或节假日若要使用实验室，应至少提前1天与实验动物中心相关人员联系，经许可后方可进行相关实验。

（10）实验结束时，关闭水、电、门窗。

1.2.2　动物实验室生物安全管理制度

（1）实验动物中心无生物安全实验室，所有单位及个人不得利用中心设施从事病原微生物以及与放（辐）射相关的动物实验。任何利用中心设施从事动物实验的单位（个人）必须填写动物实验申请单，经中心技术主管审核后，才能办理相关动物实验手续。

（2）动物饲养员与实验人员进入饲养区和实验室必须穿专用工作服，戴口罩、手套和工作帽。有过敏反应史的实验人员应做好相应的应急准备。禁止不按规定着装进入实验设施。

（3）饲养（实验）完毕后，按照相关规程除去防护服装，及时洗手消毒。

（4）人员进出设施应随手关闭，防止动物逃逸。饲养与实验过程中发生动物逃逸事件时，实验人员应通知中心相关工作人员及时抓捕，妥善处置。

（5）工作过程中禁止非工作人员进入实验室。禁止在工作区饮食、吸烟、处理隐形眼镜、化妆及存储食物。

（6）实验操作时应严格按照相关规程进行，防止动物处于应急状态。

（7）吸取液体时要使用机械移液器，禁止口吸。用过的针头禁止折弯、剪断、重新盖帽，禁止用手直接从注射器上取下针头，用过的针头必须直接放入中心准备的专用利器盒中。非一次性利器必须放入专用厚壁容器中并交中心工作人员清洗消毒。

（8）按照实验室安全规程操作，降低溅出和气溶胶的产生。

（9）饲养与实验过程中的紧急处理措施：

1）皮肤针刺伤或切割伤：立即用肥皂和大量流水冲洗，尽可能挤出损伤处的血液，用75%乙醇或其他消毒剂消毒伤口。

2）皮肤污染：用水和肥皂冲洗污染部位，并用适当的消毒剂浸泡，如75%乙醇或其他皮肤消毒剂。

3）黏膜污染：用大量流水或生理盐水彻底冲洗污染部位。

4）被普通级动物咬伤、抓伤：立即报告中心防疫人员，用0.1%新洁尔灭反复冲洗至少0.5h，并挤出污血，冲洗后用75%乙醇擦洗及浓碘酒反复涂拭，必要时使用抗生素和精制破伤风抗毒素，按照WTO推荐标准免疫接种。

（10）实验人员不得擅自处理实验废弃物，任何实验废弃物由中心专人管理。废弃物处理方式按相关规定执行。

（11）发生动物疫情，要立即封锁现场，停止人员、动物和物品进出，按国家规定隔离、消毒。

1.2.3 动物饲养区管理规定

（1）动物饲养室内外环境要保持清洁，室内气压、温度、湿度、光照度要控制在国家标准范围内，保持防蝇、防蚊、防鼠等设施处于正常状态。

（2）笼具、饲养用具、饲料、垫料要定位使用，定期清洗、干燥、消毒和更换。

（3）饲养人员进入饲养区前必须穿好工作服，戴工作帽、口罩和手套，进入屏障环境前必须按规定淋浴、更衣、风淋，并严格按规定方向行进，严禁逆行。

（4）饲养过程中要做到五定：定时、定量、定料、定饲具、定人员；五净：草净、料净、水净、饲具净、笼具净。

（5）新进动物必须经隔离检疫后方可进入饲养区，饲养区内禁止饲养实验后待处理的动物。

（6）发现动物异常或死亡，要及时报告并与实验单位联系，在医生指导下进行处理，不得擅自处理或随意丢弃死亡动物。

（7）做到三巡五查：即每日早、中、晚3次巡视，查动物数量、查饲料耗量、查动物的精神状态、查动物的粪便情况、查饲养室环境状态。

（8）禁止非同品种、同品系动物混合饲养。

（9）按标准操作规程要求定时、定期地进行清洗消毒工作，在更换动物批次的间隔期，应对饲养区地面、墙壁、笼具进行全面彻底消毒。

（10）饲养管理人员要每年进行 1 次体检，凡患有人畜共患传染病者严禁从事动物饲养管理工作。

（11）外来人员，未经上级批准及实验动物中心负责人同意禁止进入动物实验区。

1.2.4　屏障环境动物实验室管理制度

（1）在屏障环境实验室工作的人员应身体健康、无传染病史，不携带人畜共患病菌，体表无真菌感染引起的各类疾病，家中不饲养宠物。

（2）实验人员进入动物实验室应严格按"人员流程图"的规定和要求，严禁人员逆向出入动物实验室。

（3）屏障环境实验室不接待参观人员，学习人员需先隔离 1 周以上，方可进入动物实验室。

（4）外购相应等级的动物先入接收室，经外包装消毒处理后传入检疫间，检疫合格后方可传入屏障环境实验室。

（5）传出动物应根据实验人员与相关等级包装要求进行包装，包装盒上注明动物有关的资料：品种（系）、性别、年龄、体重、数量、等级等，经传递窗传出动物实验室。

（6）所有小型物品传入动物实验室时，必须经高压蒸汽灭菌器、传递窗或渡槽进行消毒灭菌处理；大型物品（笼架等）先用消毒液彻底擦拭干净，移入污物走廊，紫外线灯照射 24h 后方可传入动物实验室。进入动物实验室后进行熏蒸消毒 24h，再通风换气 48h 后方可用于饲养实验动物。

（7）每次喷雾消毒完毕后，需用洁净水彻底清洗喷枪内残留的消毒液。

1.2.5　屏障环境动物实验室安全管理制度

（1）严格遵守各项规章制度，坚持以预防为主，分工明确，责任落实，加强安全检查。

（2）工作中认真负责、规范操作，严格遵守各种仪器、设备的标准操作规程，使用前仔细检查仪器是否完好，并做好使用登记。

（3）按规定要求穿戴无菌服，定期洗涤，以防污染和不必要的损伤。

（4）在进行一切有可能损伤眼睛的操作时必须戴上护目镜。

（5）严禁在无人看管情况下使用高压蒸汽灭菌器、电炉等高功率设备。

（6）严禁用水及湿布冲洗擦拭电器设备。

（7）配制有毒或易腐蚀消毒液时应采取防护措施，戴好橡胶手套、面罩，穿胶靴，防止溅出伤人。

（8）在实验区域内严禁吸烟，禁止明火照明。

（9）严禁带压操作高压蒸汽灭菌器等仪器，排压后方可开门。

（10）清理疏通消防和防火通道，保证消防器材完好，定期检查和维修保养，发现问题及时通知有关部门解决。

（11）防治虫鼠害，不给虫鼠害提供繁殖的条件。

（12）做好安全防护和报警装置的检查和管理，发挥其应有作用。

（13）工作结束后进行安全检查，离开时关闭水源、气源、电源，关好门。

1.2.6 屏障环境动物实验室卫生管理制度

（1）未经领导批准，非工作人员一律禁止进入屏障环境；屏障环境动物实验室人员应每年进行 1 次体检，发现患有人畜共患传染病及变态反应预兆的人要及时治疗和更换工作。

（2）工作人员经常保持口腔、手、脚、衣服清洁卫生。

（3）工作人员不化妆、不戴饰物、勤剪指甲、勤洗头理发。

（4）工作人员生病时不得进入洁净区（如传染病、皮肤病、痢疾、体表有伤口等）。

（5）工作人员家庭内不养任何动物。

（6）之前在外单位动物实验室和其他动物实验室工作过，应先隔离 1 周，若无异常，方可进入本中心动物实验室。

（7）原则上外单位和本单位动物质检工作人员不准进入屏障环境动物实验室，如需进入请按照该制度第 1 条执行。

（8）所有人员不得在动物实验室内吸烟，吃食物，不得放置与工作无关的物品。

（9）进入屏障环境动物实验室所有人员应按有关 SOP 进行更衣淋浴。

（10）屏障环境实验动物中心洗消区由洗消人员按有关 SOP 进行清洁消毒。

（11）屏障环境动物实验室洁净区由动物饲养人员按有关 SOP 进行清洁消毒。

（12）物料和动物进入洁净区必须按有关 SOP 传递进入，禁止由人流通道进入。

（13）接触患传染病动物的工作人员在处死完动物后，应立即对动物尸体进行密封包装和对环境进行清洁消毒，及时更衣消毒，退出本动物实验室，不得到其他室间。人员按该制度（1）（2）（7）条执行。

1.2.7 屏障环境动物实验室工作人员卫生管理制度

（1）屏障环境动物实验室工作人员要养成无菌观念和清洁习惯，要求勤洗头、勤修剪指甲及胡须等。

（2）皮肤有损伤、炎症、瘙痒症者，对化学纤维、化学试剂、药品及动物等有过敏反应者，各种细菌病毒携带者，禁止进入屏障环境动物实验室。

（3）患感冒、咳嗽、喷嚏、腹泻工作人员，等待其恢复正常健康后方可进入动物实验室。

（4）一切个人物品如钥匙、手表、饰品等禁止带入实验室。

（5）所有人员禁止化妆进入屏障环境动物实验室。

（6）未按规定处理的任何物品不能带入屏障环境动物实验室。

（7）禁止在屏障环境动物实验室内吸烟、进食和饮水。

（8）禁止在屏障环境动物实验室解开工作服暴露身体。

（9）屏障环境动物实验室所用笔、纸应经过消毒处理，禁止使用粉笔、铅笔和非记录用纸。

（10）禁止随意丢弃动物尸体，动物尸体应统一进行无害化处理。

1.2.8　屏障环境动物实验室空调机室管理制度

（1）空调机室实行值班巡查制度，值班人员必须坚守岗位，要做到勤巡视、勤检查，发现问题及时向负责人汇报，以便进行维修。

（2）当班人员严格执行标准操作规程，正确使用水泵、空调机、排风机，根据屏障设施内温度及时调整空调机组。

（3）交、接班时，要求双方人员共同对机室设备进行检查并做好交接班记录。

（4）空调机室严禁烟火，不得堆放杂物和易燃、易爆物品，非值班和维修人员不得进入机室。

（5）机室内的所有设备应进行定期检查和维修保养，并建立登记制度。

（6）值班人员负责机室内的清洁工作，确保设备和地面无尘土。

1.2.9　动物实验室安全管理制度

（1）指定专人负责实验室的安全工作，全面负责实验室安全工作的布置和检查。对实验室工作人员每年至少进行1次例行体检。对实验室人员进行各种危险物品的性质、使用要求及各种仪器设备的安全使用培训，以及对实验过程中突发事件的处理进行培训，做好个人防护。

（2）实验人员严格遵守各项规章制度，坚持以预防为主，分工明确，责任落实，加强安全检查。

（3）实验室应保持清洁，定期做熏蒸消毒处理。每次使用前用紫外线灯照射30min，使用后用过氧乙酸或75%乙醇消毒台面，对实验废弃的物品进行消毒、高压蒸汽灭菌处理。

（4）工作中认真负责、规范操作，严格遵守各种仪器、设备的标准操作规程，使用前仔细检查仪器是否良好。

（5）进入屏障环境动物实验室应按规定要求穿戴无菌工作服，定期洗涤，以防污染和不必要的损伤。

（6）在进行一切有可能损伤眼睛的操作时必须戴上护目镜。配制有毒或易腐蚀消毒液时应采取防护措施，戴好橡胶手套、面罩，穿胶靴，防止溅出伤人。

（7）严禁在无人看管情况下使用高压蒸汽灭菌器、电炉等高功率设备。严禁用水及湿布冲洗擦拭电器。

（8）易燃、易爆、毒麻药品应存放在特殊试剂柜中上锁，加贴危害标记和安全提示语，并由专人专管，做好领用登记。

（9）严禁带压操作高压蒸汽灭菌器等压力容器，排压后方可开门。

（10）清理疏通消防和防火通道，保证消防器材完好，定期检查和维修保养，发现问题及时通知有关部门解决。

（11）实验完成留下的动物尸体和废弃物应按有关标准操作规程进行处理；常规实验用过的培养基、试剂、试管、平皿、吸管等实验用品需经有效消毒处理后方可丢弃或清洗。

（12）防治虫鼠害，不给虫鼠害提供繁殖的条件。

（13）工作结束后进行安全检查，离开时关闭水源、气源、电源，关好门。

（14）每个季度，由单位领导组织有关人员对实验室进行全面安全检查，发现问题及时整改。

1.2.10 动物实验室使用管理制度

（1）实验准备阶段。

1）动物实验室实行对外开放，实验人员应提前半个月填写实验预约单，内容包括实验性质、实验场所、课题名称、实验动物级别和品种、动物数量、实验起止时间、课题负责人和实验人员等。动物实验室管理人员应严格对实验预约单进行审核，结合课题和实验室的条件确定是否接收该实验，并电话通知对方。

2）实验人员应在实验前1周与实验室管理人员就实验相关细节进行沟通，包括实验动物、实验器械和辅助人员的准备等。管理人员有义务让实验人员了解动物实验室的有关制度，并要求对方严格遵守。

3）实验室管理人员对进入实验室的各项实验项目严格执行登记制度，以待备查。

4）所用实验动物原则上应从有实验动物生产许可证的单位购买，并按相应级别进行包装和出示动物质量合格证明。如需购入无动物质量合格证明的实验动物，应由学校实验动物中心负责调剂，从正规动物生产单位购买，同时应严格执行动物隔离观察程序。

（2）实验阶段。

1）实验室工作人员应将每次实验所需的动物、器械等相关物品提前30min准备完毕。

2）实验人员进入动物实验室必须按规定更换由实验室所备的衣服、鞋帽、口罩等。实验完毕，衣服、鞋帽、口罩和实验垃圾需放到指定位置。

3）实验结束后，实验人员应将实验垃圾和处死动物交由实验室工作人员统一处理，未经允许，任何与实验有关的物品禁止带出动物实验室。

4）动物进入观察饲养阶段，实验人员应对动物笼盒进行挂牌编号，饲养人员必须按笼盒标牌的编号次序一一放置整齐。

5）饲养人员每天上、下午2次观察实验动物情况，并对饲养室的温、湿度和动物情况进行登记，如出现动物异常情况应及时与实验人员进行联系，在实验人员在场的情况下对动物做出处理。

6）建立异常情况及时报告制度，实验过程中出现的动物和设备异常情况及时汇报主管人员，以确保各项实验顺利进行。

1.2.11　动物饲养区卫生清扫管理制度

1）应随时保持动物饲养区的地面、墙壁、顶棚、笼架和室内一切设施洁净无尘，无饲料、垫料碎屑。

2）每天用消毒水擦拭地面和笼架1次，每两天擦拭墙壁1次，每周擦拭顶棚1次和喷雾消毒1次。

3）每天工作完毕后打开紫外线灯30min进行空气消毒。

4）饲养区内各类饲养用具、物品要摆放整齐，并保持清洁，与饲养动物无关的物品不得带入或存放在饲养区内。

5）每天工作结束，应将动物饲养区的垃圾袋扎好袋口，经污染走廊送出。

6）饲养区经常使用的消毒液：1%过氧乙酸（喷雾）、0.1%新洁尔灭（擦拭）、1%次氯酸钠（喷雾）、0.1%百毒杀（擦拭）。所用的消毒液应定期交替使用（一般为1个月）。

7）每周五下午彻底打扫卫生。

8）储物间的清洁：物品或饲料进出仓后都必须把储物间清扫干净；储物间的桌面、椅、柜、货架等每周用清水擦抹1次。

9）根据实验情况每季度进行1次灭野鼠杀虫工作，进行灭鼠杀虫时必须远离垫料、饲料，以免误伤实验动物。

10）及时做好清洁记录。

1.2.12　动物实验原始记录的填写与保管制度

（1）动物实验原始记录是动物实验结果的真实记载，必须做到客观、准确、完整。

（2）动物实验各个环节工作完成后需填写原始记录，记录内容包括实验内容、实验时间、所用动物、所用药物等，必须做到内容详细、项目齐全、实事求是，并有实验人员签字确认。

（3）实验室管理人员有权对实验结果进行校对，实验人员要对实验结果真实性负责。

（4）计算机、自动记录仪器打印的图表和数据资料，临床研究中的检验报告书等应按顺序粘贴在记录本的相应位置上，并在相应处注明实验日期和时间，以便查对。实验记录本或记录纸应保持完整，不得缺页或挖补；如有缺、漏页，应详细说明原因。如必须修改，不可完全涂黑，保证修改前记录能够辨认，并应由修改人签字，注明修改时间及原因。

（5）原始记录、检测结果、科研资料等只能作为档案资料保存，不准外传。

（6）原始记录、检测结果等不允许无关人员和无关单位随意查阅，如确需查阅，由主管领导批准后方可查阅。

（7）实验记录应统一归档保存，做到妥善管理，避免水浸、墨污、卷边，保持整洁、完好、无破损、不丢失，保存期不少于2年。

1.2.13 外来实验人员进入动物实验室管理制度

（1）进入屏障设施动物实验室的实验人员必须接受有关的教育和训练，其内容主要包括屏障环境内实验动物的饲养管理和动物实验的基础知识与基本技能，以及动物实验的无菌观念和屏障设施中实验动物的生物学特性等。

（2）进入屏障设施动物实验室实验人员需经主管人员批准，并遵守实验室的有关规定。

（3）实验人员进入屏障设施实验室必须严格执行人员、物品流程图，人员必须进入一更室更衣，淋浴室淋浴，二更室穿隔离服，戴上工作帽和口罩，套上鞋套，戴上手套，换专用拖鞋。

（4）进入实验室人员禁止化妆，尤其是禁止修饰眼眉、涂脂抹粉、涂指甲油、染发等。

（5）动物实验室内禁止大声喧哗，一切与实验无关的东西禁止带入。

（6）实验前应将实验所需物品准备充分，动物实验室操作时应尽量避免走动，行走方向要求顺气流方向。

（7）屏障设施动物实验室禁止非饲养和实验人员入内，谢绝参观。

1.2.14 普通级动物实验室的管理制度

（1）记录事项：日期、温度、相对湿度、外单位人员进出情况、传入物品、当天工作情况、动物来源、合格证号、进场时间、实验者（课题负责人）姓名及单位、课题号、课题名称、起始日期、品种（系）、性别及数量等。

（2）实验人员应提前向中心业务室及普通级动物实验室负责人提交实验计划及动物饲养申请表（一式二份），包括起始日期、品种（系）、数量及饲养要求等。

（3）普通级动物实验室负责人经过仔细审批，认为实验过程不会对普通级环境造成破坏，方可通知实验人员准备。

（4）因特殊品种品系动物或特殊实验所要求的特殊饲料或器具原则上由实验人员准备，实验人员自己携带饲料及饲育器具需经管理员同意。

（5）实验人员进入普通环境之前，应先熟悉普通级动物实验室操作及管理规范，在实验过程中，要绝对服从普通级动物实验室人员的指挥，遵守各项规章制度，否则普通级工作人员有权随时终止其实验。

（6）实验人员携带进入的物品要做好标记。严格遵守药品、仪器的SOP操作。

1.2.15 饲料进出动物实验室的管理制度

（1）实验工作人员务必严格遵守饲料进出动物实验室的规程，监控饲料质量，防止因饲料问题引起的实验动物疾病或质量下降。

（2）饲料的购买：饲料必须向有实验动物饲料生产资质的单位购买，实验动物饲料需达到相应的国家标准。

（3）饲料的检查：对购回的饲料进行检查，看是否存在霉烂变质、污染、杂质（如饲料长霉点、变黄、发臭、长虫或看上去不纯，掺杂了一些其他的东西，被一些化学物质污染，有化学性气味）等质量问题，如有问题应及时更换处理。

（4）饲料的移动走向：饲料→饲料仓库→高压蒸汽灭菌器或传递窗→清洁走廊→清洁储备室→饲养室→动物饲喂槽。

（5）饲料的保管：

1）饲料仓库在上班时间打开排风机，下班后关闭，避免饲料仓库内空气潮湿闷热导致饲料发霉。

2）在潮湿梅雨天气时，饲料仓库注意保持干燥，有必要时饲料可以在干燥的地方推开晾干，避免湿气重引起的饲料发霉，也可采用抽湿设备。

3）春天等多雨潮湿的季节避免一次性购入太多的饲料，防止发霉，造成较大的损失。

（6）每次饲养动物前，要检查饲料的质量情况，一旦发现问题，应立即停止喂食，并将问题饲料包装好，淘汰，注意防蝇、防渗漏，并及时处理掉。

1.2.16　实验动物中心仪器设备管理制度

（1）实验动物中心仪器设备按学校规定设置统一的固定资产卡。

（2）仪器设备设专人管理、维护和使用。仪器管理人员要熟练仪器操作。

（3）对大型贵重仪器制定标准操作规程，配置使用登记簿，做好使用记录。

（4）对仪器进行定期维护和校正。

（5）人员使用需提出网上/书面申请，由仪器管理人员批准后方可使用，做好使用登记。

（6）仪器出现故障，由仪器管理人员提出申请，中心主任批准后报学校后勤校产处资产管理科维修。

（7）仪器报废，由仪器管理人员提出申请，中心主任批准后报学校后勤校产处资产管理科办理仪器报废手续。

1.2.17　实验动物中心仓库管理制度

（1）仓库要安装防火防盗设备。

（2）仓库内存放实验动物中心各类办公用品、易耗品和消毒物品。

（3）仓库设置专人管理，钥匙由仓库管理人员和仪器管理人员保管。

（4）仓库物品进出需登记造册。

（5）领用物品必须通过仓库管理人员，并严格执行登记制度。

（6）库存按月清点申领，及时补充，以满足工作的正常需要。

（7）仓库管理人员负责保持仓库及周围环境的卫生。

1.3　应急预案类管理制度

1.3.1　动物设施出现紧急情况应急预案

（1）屏障环境安装两套通风设备，如遇设备检修或机器发生故障，可启用备用通风设备。

（2）屏障环境由楼顶中央空调集中供暖供冷，机组分为7个模块，可互相备用。

（3）中央空调系水循环供冷，安装有两台水泵，如其中一台发生故障，可启用备用水泵。

（4）高压消毒锅每层楼各一台，如遇其中一台发生故障，可启用另一台。

（5）实验动物中心有两路供电系统，如遇停电，可开通另一路供电系统。

（6）楼顶有大水箱，如遇停水可维持12h。

（7）如发生火灾，屏障设施内有安全出口，作为紧急逃生通道，屏障设施外备有消防设施。

注意事项：

（1）屏障环境动物设施必须24h有人值班，发生故障及时处理。

（2）所有的设备必须定期检修和保养，以减少故障发生次数。

1.3.2　实验动物传染病应急预案

（1）实验动物发生异常死亡时，应立即包装尸体，交送实验室由技术人员进行检疫。对饲养室进行封锁，对出现与死亡动物相同临床症状的动物进行隔离。并通知实验项目负责人、实验操作人员和实验动物管理人员，共同探讨死亡原因。

（2）动物检疫方法和程序严格按照GB 14922—2022相关规定执行。

（3）当确定为实验动物烈性传染病时，机构负责人立即报告学校主管副校长、**市**区畜牧兽医局（电话：******）和**市**区动物防疫监督所（电话：******），送样本至**机构检测验证。同时将患病动物所在区域内所有动物全部扑杀，将患病、死亡和扑杀动物尸体经121℃、30min以上蒸汽灭菌后装入专用箱（桶）运到无害化处理单位进行焚烧销毁。对饲养室内外环境要采取严格的消毒、杀虫、灭鼠措施。同时封锁、隔离整个饲养区；解除隔离时应当经终末消毒处理，经检测无疫情发生和超过潜伏期后，方可对外开放。

（4）诊断为人畜共患病时，机构负责人立即报告学校主管副校长、**市**区畜牧兽医局（电话：******）、**市**区动物防疫监督所（电话：******）和**市**区疾病预防控制中心（电话：******）。还必须对相应动物群全群扑杀，将动物尸体经121℃、30min以上蒸汽灭菌后装入专用箱（桶）运到无害化处理单位进行焚烧销毁。对整个饲养区域进行封锁，消毒处理，防止疫情蔓延。对有关人员进行严格检疫、监护和预防治疗。

发生疫情区域消毒 1 个月后，经批准，方可解除封锁。

（5）隔离期间，每日对患病动物所在饲养室、隔离场所进行两次以上消毒，运出隔离区域的器具、垫料、饲料、粪便要严格按照相关程序消毒。工作人员应按照规定着装进出隔离区，并严格遵守消毒制度。

（6）如发生重大动物疫情，机构负责人立即报告学校主管副校长，并按照国家规定立即启动突发重大动物疫情应急预案。死亡动物以及病理解剖材料应及时密闭包装，送交专业人员进行无害化处理。

（7）发现紧急情况，立即报告机构负责人，电话：******。

（8）** 机构对外联系电话：******。

1.3.3　人员受伤后处理规程应急预案

（1）当人员被动物咬伤、抓伤或被仪器刺伤、刮伤等时，需按住伤口近心端，挤压伤口四周，让其流出淤血后用大量的肥皂水冲洗，然后用清水洗净伤口。

（2）用 2.5% 碘酊消毒伤口后进行包扎，防止伤口感染。

（3）情况严重者立即送往医院治疗，必要时注射狂犬疫苗、破伤风疫苗等。

（4）情况严重者立即报告机构负责人，电话：******。

1.3.4　有毒试剂灾害应急预案

（1）酸性腐蚀试剂：

■ 误食的急救：

1）不可洗胃或催吐，迅速用水或牛奶稀释至 100 倍。

2）用衣物或毛毯保持体温，避免外热。

3）必要时送医院急诊科抢救。

■ 吸入的急救：

1）立即移至新鲜空气中。

2）如呼吸抑制，需做人工呼吸或吸氧。

3）必要时送医院急诊科抢救。

■ 皮肤接触的急救：

先用干布擦拭除去毒物，立即除掉衣物，用水冲洗沾染的受伤部位。

■ 眼睛接触的急救：

1）洗眼器喷头冲洗受伤部位 15min 以上，冲洗时将眼睑翻开，禁用化学解毒剂。

2）眼灼伤立即送眼科治疗。

（2）碱性腐蚀试剂：

■ 误食的急救：

1）不可洗胃或催吐，迅速用水或牛奶稀释至 100 倍，也可用食醋中和。

2）若食入磷酸盐会发生血钙过低，应立即送医院急诊科。

■ 皮肤接触的急救：

1) 先用干布擦拭除去毒物，用水冲洗沾染的受伤部位。

2) 若衣服受腐蚀，则立即除掉衣物，用水冲洗沾染的受伤部位。

■ 眼睛接触的急救：

洗眼器喷头冲洗受伤部位 15min 以上，然后用生理盐水冲洗 30min，冲洗时将眼睑翻开，禁用化学解毒剂。

若伤势严重，用消毒绷带包紧，给予止痛剂缓解疼痛，并送眼科治疗。

(3) 有机试剂的急救：

1) 用肥皂及水彻底洗刷皮肤，以防皮肤中毒。

2) 若吞下毒物，应用洗胃或催吐法。

3) 若呼吸浅或呈现缺氧，则立即转入新鲜空气中，进行人工呼吸或给氧。

(4) 以上中毒者视严重程度，马上送医院急救，不得延误。

(5) 医院急诊电话：120。

1.3.5　屏障设施内发生火灾、停电应急预案

(1) 发生火灾时处理措施：

1) 屏障设施内发生火灾时，人员应立即沿最近的路线从设施内退出。

2) 退出的同时关闭门。

3) 退出后立即向监控值班室和领导报告。

4) 关闭楼层总电闸，立即用设施外灭火器等灭火。

5) 情况紧急的，立即拨打 119。

(2) 停电时处理措施：

1) 停电时，立即向监控值班室和领导报告。

2) 设施内人员暂时在原地不动，等待通知。

3) 监控人员应查找原因并及时排除故障。

4) 若故障短期内无法排除，应及时通知监控值班人员，适时开启备用电路。

5) 若备用电路无法开启，屏障设施负责人应组织人员沿退出路线有次序地退出。若停电 10min 后没有任何通知，设施内人员可沿退出路线自行退出。

6) 各层配有应急灯。

1.3.6　自然灾害危机处理

自然灾害，如地震、洪水等，常造成停水、断电、蒸汽泄漏、空调和通风停止，各种动物房舍都应有一套对付突发事故的处理措施。遇强烈地震时，应迅速关闭电源开关，立即暂停工作，避免搭乘电梯，就近找掩避体或至安全空旷处所。平时做好防震准备，如固定好液氮瓶、二氧化碳瓶，固定饲育室笼架确保其不易移动，确保笼架上饲养盒在地震摇动时不易滑脱等。

1.3.7　实验动物从业人员安全保障制度：

（1）从业人员个人卫生制度：

1）人员应养成清洁的习惯，勤剪指甲、勤理发、剃须、洗头等。

2）人员家庭内禁养宠物。

3）每年进行 1 次健康检查。

4）对患有传染性及不宜接触实验动物疾病的人员，应及时调换工作岗位。皮肤损伤，患有皮炎、瘙痒症者，对化学纤维、试剂、动物等有过敏反应者，手汗严重者，不宜进入屏障区；感冒发热、咳嗽、腹泻、创伤等人员不得进入屏障区。

5）应建立良好的无菌观念：禁止在实验动物设施内解开工作服暴露身体；操作中不得用手摸口、鼻、眼睛、头发等暴露部位；个人物品如手机、钥匙、手表、饰品等禁止带入实验动物设施。

（2）从业人员健康与安全制度：

1）实验动物设施中若有任何危险物品，皆需清楚标示。禁止开展生物毒性及放射性动物实验，禁止开展属于生物安全等级的动物实验。

2）使用危险物质前，需事先做危险性评估，并采取适当的防范措施。若有必要，应安排人员接受健康检查或采取预防措施（如接种疫苗）。

3）对于工作中可能接触到危险性物质的人员，皆应于实验前，明确告知可能发生的危险状况，并使其能熟练地操作使用必要的安全防护装备。

4）根据不同危险等级的需要，实验动物设施需提供适合且足够的防护衣物（例如隔离衣、隔离裤、口罩、手套、头套、护目镜、鞋子、鞋套等）和清洁卫生设备。

5）进入实验动物设施工作或实验，应穿着适当的防护或隔离衣物，离开时脱去并放在指定地点。

6）实验动物设施内禁止进食、抽烟、饮水、使用化妆品。

7）对于实验动物设施中容易发生的伤害，如动物抓伤、咬伤，尖锐器物割伤，或对动物过敏等情形，需事先建立人员防护以及意外处理措施，譬如使用适当的保护衣物、器物或设备，使用正确的保定方法，减少不必要的直接接触，并准备适当的医疗药品等。

8）在高噪声的区域工作时，应该使用或佩戴听觉保护装备。

9）管制药品的购买、保管、使用、记录及申报，皆需设专人担任管制药品管理人，遵照执行管制药品的相关法律法规。

（3）从业人员健康检查制度：

1）从业人员入职前应进行健康检查，以供评估是否适合其职务。

2）从业人员应进行定期健康检查。

3）实验动物从业人员职务上接触动物者，应定期接受相关人畜共患病的预防接种。

1.3.8 实验动物设施安全管理制度

（1）定期对全体人员进行安全培训，加强安全教育。

（2）实验动物设施各岗位设专人管理。管理人员应严格执行各项规章制度和标准操作规程，保证设施安全。

（3）消防安全管理：

1）实验动物设施必须具备消防设施，装备灭火器材，并定期检查维护。

2）全体人员必须遵守学校和实验动物设施消防安全管理制度。

3）实验动物中心主任为消防安全责任人，设兼职安全员1名。

4）发现火情，先切断电源，及时报警，在保证人员安全的情况下扑灭火情。

（4）化学试剂安全管理：

1）化学试剂设专人管理，试剂的配制、使用和存放按照标准操作规程执行。

2）化学试剂的保管按其性质分类存放，对剧毒、麻醉、易燃及放射性化学危险品，专人、专柜分类双锁保管。

3）剧毒、麻醉物品的使用不得超过当天实验所需的最大量，不得过夜存放。实验室内严禁超量储存化学危险品。

4）储存易燃易爆化学物品和垫料的库房，严禁烟火。

5）有气体的实验操作，必须在通风橱内进行；使用腐蚀性试剂要戴防护手套，其废渣（液）应倒在专门的容器内，由专业公司处理。严禁直接倒入下水道。

（5）仪器设备安全管理：

1）仪器设备设专人管理。仪器设备的使用、维护和保养应严格执行标准操作规程，发现异常及时关机报修。

2）压力容器使用必须遵守安全管理规定和压力容器管理制度，严格执行高压蒸汽灭菌器安全管理及其操作规程，使用人员经培训合格后上岗操作、维护。

（6）生物安全管理：

1）实验动物设施为常规正压实验动物设施，禁止将对人体或动物有害的病毒（菌）种生物制品带入设施内。

2）人员在接触到活物质、脱掉手套后，以及在离开实验动物设施前，都需要洗手消毒。

3）工作台面至少每天清理消毒1次，操作过程中如果喷溅出含有活的微生物的物质，则必须立即清洁消毒处理。

4）所有的培养基、微生物积液及其他试管的废弃物在丢弃前都需经过认可的消毒方法处理（例如高温高压灭菌）。如果无法在实验进行的实验室处理，就必须用防破、防漏、耐用的容器装好、盖好，送到学校实验废弃物处理地点，集中处理。

5）实验后动物尸体放置于专门的实验废弃物暂存室，由学校委托有相应处理资质的单位统一无害化处理。

6）严禁使用后的实验动物流入消费市场。

7）发生动物传染病和人畜共患病时，应按照"1.3.2 实验动物传染病应急预案"快速处理。

8）定期消灭野鼠与昆虫。

1.3.9　实验动物福利保障制度

（1）成立"** 大学 IACUC"，IACUC 依据实验动物福利与伦理审查的基本原则，兼顾动物福利和动物实验者的利益，审查和监督本校开展的实验动物研究、保种、饲养，以及各类动物实验的设计、实施。

（2）在实验过程中，鼓励共享实验动物的实验数据和资源，倡导减少、替代和优化的"3R"原则。

（3）从环境设施方面保障实验动物福利：

1）实验动物设施要具备符合国家标准的，满足实验动物生存、健康和舒适等要求的外部环境。

2）实验动物设施所使用的笼器具、垫料、饲料、饮水等要符合国家标准和满足动物需求。

（4）从相关人员方面保障实验动物福利：

1）实验动物管理人员和实验人员必须接受实验动物福利伦理的相关培训。

2）饲养及实验过程中要满足动物的五大自由，爱护动物，不得虐待动物，有异常应及时报告、及时解决问题。

3）实验动物运输过程中，要尽量减少对动物的刺激。

4）实验结束，要对动物实施与动物品种相适应的安乐死。

5）实验后动物尸体和实验废弃物分类收集存放，交由有相关资质的单位进行无害化处理。

6）对违反本制度的行为，予以教育培训或采取暂停工作等处理措施。

1.3.10　生物安全管理制度

（1）在进行实验前，应对动物实验的操作程序进行伦理审查，严禁在常规正压实验动物设施内开展生物安全实验。

（2）进入实验动物设施的所有人员应进行岗前培训，内容包括动物的抓取保定、个人防护、动物尸体及实验废弃物的处理程序等。

（3）所有微生物标本接种在生物安全柜内操作，尽量减少气溶胶和微小液滴形成。工作台上放置一块浸有含氯消毒液的纱布，使用后按感染性医疗废弃物处理。

（4）进入实验室的工作人员应责任心强，严格遵守实验室生物安全操作规程。当有可能受到喷溅物污染、碰撞或人工紫外线辐射伤害时，戴合适的护目镜。

（5）每天工作结束之后，消毒工作台面和生物安全柜台面，活性物质溅出后要随时消毒。

（6）所有受到污染的材料、标本和培养物放置于医疗废物容器内，不得与生活垃圾混放。

（7）需要带出实验室的手写文件保证在实验室内没有受到污染。

（8）实验室的所有设备应定期维护保养，定期测试实验室内外的各项指标，确保实验室的安全使用。

（9）实验结束后，动物尸体应放置在实验动物中心专门的动物尸体暂存室冰柜中冷冻保存，由实验动物中心统一收集后委托有资质的单位集中进行无害化处理。

（10）如发现实验动物传染性疾病，特别是人畜共患病，按照"1.3.2 实验动物传染病应急预案"，立即隔离相关人员和封锁实验室，逐级上报并实施相应处理措施，防止生物危害的发生，确保人员的安全。

2 SOP

2.1 动物实验室人员及设施运行管理类 SOP

2.1.1 屏障环境动物实验室人员更衣标准操作规程（表 2-4）

表 2-4 屏障环境动物实验室人员更衣标准操作规程

** 机构标准操作规程		文件编号	×××××××-A001		第 1 页 共 2 页	
主题	屏障环境动物实验室人员更衣标准操作规程			颁布时间	20** 年 ** 月 ** 日	
起草人	***	审核人	***	批准人	***	
修改校订记录	第一次修改	第二次修改	第三次修改	第四次修改		第五次修改
	20** 年 ** 月 ** 日	20** 年 ** 月 ** 日	20** 年 ** 月 ** 日	20** 年 ** 月 ** 日		20** 年 ** 月 ** 日

（1）目的：严格规范屏障环境动物实验室工作人员更衣标准操作规程，防止污染发生。

（2）范围：适用于进出屏障环境动物实验室的全体工作人员及实验人员。

（3）职责：进出屏障环境动物实验室的全体人员，应严格遵守更衣标准操作规程，切实维护动物实验室的卫生环境。

（4）标准操作规程：

1）进入一更室，用手把门关紧，室内脱去外、内衣，饰物，放入指定衣柜内，锁好衣柜门，自己保管衣柜钥匙。

2）在淋浴室门前脱去拖鞋，进入淋浴室，用手把门关紧，取漱口水漱口约 1min。

3）打开热水器让水冲洗全身，再用浴液清洁淋浴 5～10min，淋浴顺序：手→脸→上身→下身→脚→手。

4）进入二更室，打开消毒好的毛巾擦拭身体，打开衣物消毒包依次穿上一次性内裤→无菌衣→无菌裤→口罩→脚套→手套；将用完的毛巾和消毒袋放回淋浴间。

5）穿无菌服过程中无菌服不得接触地面或墙壁，否则应取新的无菌服重新更换。

6）进入风淋室，风淋 1min。

7）进入洁净走廊，把门关紧，双手浸泡在消毒液里消毒，使用 2% 新洁尔灭和 75% 乙醇，单双月轮流使用。

8）打开洁净区门，工作人员进入工作区域，开始工作。

9）工作人员携带工作垃圾退至污物走廊，进入普通走廊。

10）将污物放在指定位置。

11）工作人员进入一更室脱去工作手套、口罩、无菌服、内裤，统一放入衣篮里，专人转至洗涤间清洗消毒。

12）进入淋浴室穿上拖鞋淋浴后，回至一更室穿上日常衣物，在鞋架上取出生活用鞋，把拖鞋放入指定位置后，换鞋离开，离开屏障环境动物实验室时需锁门。

13）进入屏障环境实验室时，先开一道门，当人进入后，随手关闭，再开第二道门，严防一、二道门同时打开。

14）无菌衣和手套必须穿戴整齐，不得露出头发和裸手操作。

15）所用的消毒液必须轮换使用，消毒液的配制按消毒液配制 SOP 进行。

2.1.2 渡槽的使用、清洁和消毒标准操作规程（表2-5）

表2-5 渡槽的使用、清洁和消毒标准操作规程

** 机构标准操作规程		文件编号	×××××××× -A002		第1页 共2页	
主题	渡槽的使用、清洁和消毒标准操作规程			颁布时间	20** 年 ** 月 ** 日	
起草人	***	审核人	***	批准人	***	
修改校订记录	第一次修改	第二次修改	第三次修改	第四次修改	第五次修改	
	20** 年 ** 月 ** 日	20** 年 ** 月 ** 日	20** 年 ** 月 ** 日	20** 年 ** 月 ** 日	20** 年 ** 月 ** 日	

（1）目的：规范渡槽的使用、清洁和消毒标准操作规程，防止经渡槽造成洁净区域污染，确保动物质量和实验环境符合国家标准。

（2）范围：适用于屏障环境渡槽使用操作。

（3）职责：从事屏障环境动物实验室工作的人员，应严格遵守该标准操作规程，防止污染和不规范操作。

（4）操作程序：

1）打开渡槽盖子把需经渡槽传递的物品（必须先用纯净水洗净晾干）放入渡槽内，并全部浸泡，盖上盖子，通知屏障环境内人员浸入时间。

2）0.5h 后，在洁净区侧即洁净储物间，打开盖子，取出所传物品，用无菌水冲洗后备用。

3）渡槽应根据使用情况定期进行清洗，使用时 3 天清洁消毒 1 次（1 周 2 次），没有使用时 2 周清洁消毒 1 次。

4）渡槽清洗前准备：

ⓐ清洁工具：抹布、胶桶、胶管、扫把，使用前应用纯净水冲洗干净备用。

ⓑ消毒剂：2% 过氧乙酸（单月）或 2% 新洁尔灭溶液（双月），消毒剂按有关 SOP 配制。

ⓒ清洁消毒程序：

• 取下渡槽两侧设备可以使用状态标志，挂上设备正在清洁消毒的状态标志，关严洁净侧渡槽盖子。

• 用纯净水浸湿抹布擦拭非洁净区侧渡槽外壁至干净，洁净区侧渡槽外壁和洁净室同时进行清洁消毒。

• 打开渡槽排水管开关，排尽渡槽内的水；用扫把刷干净渡槽内壁及底面粘有的污物；用胶管接纯净水冲洗液封槽及渡槽内壁，边冲边扫，直至干净为止。

• 用胶桶装配制好的消毒液冲洗渡槽内壁。

• 关闭排水管，将配制好的消毒液注入液封槽及渡槽，至满过挡板为止；挂上设备可以使用状态标志。

（5）注意事项：

1）消毒液需定期更换（按消毒剂的消毒效果和使用次数）。

2）渡槽的清洁消毒需做好记录。

3）严禁同时打开渡槽洁净侧和非洁净侧的盖子。

4）渡槽双侧盖子边缘应注满消毒水。

2.1.3 传递窗的使用、清洁和消毒标准操作规程（表2-6）

表2-6 传递窗的使用、清洁和消毒标准操作规程

** 机构标准操作规程		文件编号	×××××××-A003		第1页 共1页	
主题	传递窗的使用、清洁和消毒操作程序			颁布时间	20** 年 ** 月 ** 日	
起草人	***	审核人	***	批准人	***	
修改校订记录	第一次修改	第二次修改	第三次修改	第四次修改		第五次修改
	20** 年 ** 月 ** 日	20** 年 ** 月 ** 日	20** 年 ** 月 ** 日	20** 年 ** 月 ** 日		20** 年 ** 月 ** 日

（1）目的：规范传递窗的使用、清洁和消毒标准操作规程，防止经传递窗造成洁净区污染，确保动物质量。

（2）范围：适用于屏障环境动物实验室传递窗的使用。

（3）职责：从事屏障环境动物实验室工作的人员，应严格遵守该标准操作规程，防止污染和不规范操作。

（4）操作程序：

1）凡是不耐高温高压、不能药液浸泡的任何物品和实验动物进入屏障设施均由传递窗传入。

2）用0.2%的新洁尔灭或2%的过氧乙酸或75%乙醇等消毒液彻底擦拭待传物品的外表面。其中消毒液应隔月更换使用。

3）打开传递窗外侧门，将待传物品放入传递窗内，同时传递窗内及待传物品表面喷洒消毒液，立即关闭传递窗外侧门。

4）开启传递窗内紫外线灯照射半小时以上。

5）关闭紫外线灯，打开传递窗内侧门，取出所传物品，同时关闭内侧门。

（5）注意事项：

1）消毒液需隔月进行更换。

2）在传递物品关闭外侧门时应对门框进行彻底喷雾消毒。

3）同时应经常检查传递窗的连锁装置，严禁同时打开洁净侧和非洁净侧的门。

4）经过传递窗传递的物品需做好记录。

2.1.4 空调通风系统维护标准操作规程（表2-7）

表 2-7　空调通风系统维护标准操作规程

** 机构标准操作规程		文件编号	×××××××–A004		第 1 页　共 1 页
主题	空调通风系统维护标准操作规程			颁布时间	20** 年 ** 月 ** 日
起草人	***	审核人	***	批准人	***
修改校订记录	第一次修改	第二次修改	第三次修改	第四次修改	第五次修改
	20** 年 ** 月 ** 日	20** 年 ** 月 ** 日	20** 年 ** 月 ** 日	20** 年 ** 月 ** 日	20** 年 ** 月 ** 日

（1）目的：严格规定动物实验室的空调、通风设备的维护管理程序，防止污染发生，保证屏障环境符合国家标准。

（2）范围：适用于从事动物实验室空调、通风设备操作及维修人员。

（3）职责：操作及维修人员务必严格遵守空调、通风系统标准操作规程，防止发生错误操作和损坏设备，保证动物实验环境符合国家标准。

（4）标准操作规程：

1）每两天更换 1 次进风口滤网，每周对中央空调机组擦拭 1 次，并更换初效过滤器，降低空气阻力。

2）每个季度对空调水塔进行清洗，以确保水塔运行状态良好。

3）每年春、秋季节分别对空调机组进行两次全面维护，其中包括设备常规保养、检漏，补充制冷剂。

4）每年春、秋季节分别对风机进行两次全面维护，其中包括常规保养、坚固螺丝、轴承加油或更换轴承。

5）每周进行 1 次初效清洗，每季度 1 次中效清洗，每年更换 1 次高效过滤材料，以减少通风阻力。

2.1.5 独立通风系统（Individual Ventitaled Cage，IVC）标准操作规程（表 2-8）

表 2-8　独立通风系统（Individual Ventitaled Cage，IVC）标准操作规程

** 机构标准操作规程		文件编号	×××××××–A005		第 1 页　共 2 页
主题	独立通风系统（IVC）标准操作规程			颁布时间	20** 年 ** 月 ** 日

续表

起草人	***		审核人	***		批准人	***	
修改校订记录	第一次修改		第二次修改	第三次修改		第四次修改	第五次修改	
	20**年**月**日		20**年**月**日	20**年**月**日		20**年**月**日	20**年**月**日	

（1）目的：严格执行实验动物 IVC 标准操作规程，科学使用和维护仪器，提高仪器的使用效率，确保使用人员和设备的安全。

（2）范围：适用于实验动物 IVC 的使用操作。

（3）职责：操作人员应严格执行该标准操作规程，维修人员应对仪器进行定期检修保养，确保设备安全正常运转。

（4）标准操作规程：

1）打开门锁，合上"蓄电池开关"（"电源开关"处于断开状态），检查操作面板上黄色"停电指示"灯是否亮，"蜂鸣器"是否蜂鸣，若"停电指示"灯亮且"蜂鸣器"报警，说明停电报警装置工作正常。按下"消音按钮"，检查消音是否解除，再旋转开关手柄（按箭头所示方向），检查是否又恢复报警，若报警可以解除、恢复，说明"消音按钮"工作正常。

2）合上"电源开关"，检查操作面板上黄色"停电指示"灯是否熄灭，"蜂鸣器"是否停止蜂鸣，若"停电指示"灯熄灭且"蜂鸣器"停止报警，说明"停电报警，来电解除报警"工作正常。可以进行下一个操作。

3）关闭门锁，按下"启/停按钮"，风机运转，且绿色指示灯亮，说明风机工作正常。

4）微电脑控制器操作说明：

ⓐ压差设定：按"INFO"键，直到显示屏出现"B1：0.00"，然后按"SEL"键，数值开始闪显；按"△▽"输入要设定的压差数值，再按"SEL"键，或直接按"INFO"键退出设置，看 Bl 的数值是否为所要设定的数值。

ⓑ压差自动调节功能：测试笼盒显示的压差值与所设定的压差值比较，若实际压差大于设定值，微电脑控制器输出信号给变频器，降低工作频率，减少风机风量，从而降低压差。反之，若实际压差小于设定值，微电脑控制器输出信号给变频器，提高工作频率，增加风机风量，从而增大压差。

ⓒ压差自动调整比例设定：同时按住"△▽"键不松开，直到显示屏出现数字"2"（先出现数字"1"时，请不要松开按键），然后按"INFO"键，翻转液晶屏显示，"Y1.XX%"；再按"SEL"键，上面一个百分数闪显，按"△▽"键调整设定，例如：设定

为 49%；再按"SEL"键，下面一个百分数闪显，按"△▽"键调整设定，例如：设定为 48%；这样的调整比例为 49%–48%=1%，即：若实际压差超过设定值，变频器降低工作频率 1%。

ⓓ温度上限设定：按"INFO"键，直到显示屏出现"B2：XX"，然后按"SEL"键，数值开始闪显；按"△▽"输入要设定的温度数值，再按"SEL"键，或直接按"INFO"键退出设置，看 B2 的数值是否为所要设定的数值。

ⓔ温度下限设定：按"INFO"键，直到显示屏出现"B3：XX"，然后按"SEL"键，数值开始闪显；按"△▽"输入要设定的温度数值，再按"SEL"键，或直接按"INFO"键退出设置，看 B3 的数值是否为所要设定的数值。

（5）注意事项：

1）IVC 使用操作人员需仔细阅读本说明书。非专业人员不得调节微电脑控制器，操作人员需按使用说明谨慎调节，随意调节会导致程序错乱，影响使用。

2）更换高效过滤器后需进行检测和消毒灭菌，检查安装是否密封。

3）电气箱内有变频高压电，要常关闭门锁，妥善保管钥匙，非操作人员不得接触电气控制柜钥匙。

（6）维护保养：

1）每天检查动物情况和水、饲料情况，每周更换垫料两次。

2）每周清洗风机进气口过滤网 1 次。

3）每批动物试验结束后，彻底清洗饲育盒，并高压灭菌，待用；同时使用消毒药清洗、消毒 IVC 的送、排风口。

2.1.6 无菌衣的洗涤及打包标准操作规程（表 2-9）

表 2-9 无菌衣的洗涤及打包标准操作规程

** 机构标准操作规程		文件编号	×××××××–A006		第 1 页 共 1 页	
主题	无菌衣的洗涤及打包标准操作规程			颁布时间	20** 年 ** 月 ** 日	
起草人	***	审核人	***	批准人	***	
修改校订记录	第一次修改	第二次修改	第三次修改	第四次修改	第五次修改	
	20** 年 ** 月 ** 日	20** 年 ** 月 ** 日	20** 年 ** 月 ** 日	20** 年 ** 月 ** 日	20** 年 ** 月 ** 日	

（1）目的：规范无菌衣洗涤及打包标准操作规程。

（2）范围：适用于屏障环境工作服和手术衣的洗涤。打包操作。

（3）职责：工作人员应严格执行本标准操作规程，确保屏障区域符合国家标准要求。

（4）标准操作规程：

■ 洗涤：

1）无菌工作服数量的确定，应按进入屏障设施人员的多少而定。一般为 3 ~ 5 套 /（人·d）。最低为 3 套（1 套操作用，1 套换洗用，1 套应急用）。

2）无菌工作服在洗涤前应认真检查，发现破损应及时修补。

3）用洗衣机洗涤工作服应按下列顺序操作：

4）待洗服→洗涤→脱水→干燥→检查→补修→除线头（叠烫）→打包→灭菌→备用。

5）灭菌后的工作服，存放时间不应超过 7 天，灭菌后工作服应在灭菌区移动。无菌工作服应由专人发放和管理，取用工作服应登记。

■ 打包：

将衣服、裤子叠好，依头套→鞋套→无菌衣、裤的次序放在包布上面打包，注明衣服型号、消毒日期。

2.1.7 物品进出屏障设施标准操作规程（表 2-10）

表 2-10 物品进出屏障设施标准操作规程

** 机构标准操作规程		文件编号	×××××××-A007		第 1 页 共 2 页	
主题	物品进出屏障设施标准操作规程			颁布时间	20** 年 ** 月 ** 日	
起草人	***	审核人	***	批准人	***	
修改校订记录	第一次修改	第二次修改	第三次修改	第四次修改	第五次修改	
	20** 年 ** 月 ** 日	20** 年 ** 月 ** 日	20** 年 ** 月 ** 日	20** 年 ** 月 ** 日	20** 年 ** 月 ** 日	

（1）目的：规范物品进出屏障设施标准操作规程，防止污染发生，确保动物质量。

（2）范围：适用于进出屏障环境动物实验室的全部物品。

（3）职责：从事屏障环境动物实验室工作的全体人员，应严格遵守该标准操作规程，防止污染和错误操作。

（4）标准操作规程：

■ 物品的传入：

1）不耐热类物品的传入：

ⓐ用中性消毒剂 75% 乙醇或 2% 过氧乙酸进行内包装外表面擦拭消毒。

ⓑ打开洗消间传递窗外门，把物品放入传递窗，喷过氧乙酸。喷雾顺序：物品顶部—四周壁—物品底部—门柜，关闭外门，开启紫外线灯，30min 饲养人员即可取出

物品。

ⓒ有些物料不能直接喷雾消毒时，应进行外包装处理，并按"辐射灭菌标准操作规程"灭菌，即用 Co^{60} 辐射。随后参照ⓑ进行处理。

ⓓ在洁净储物间打开传递窗内门，拿出物品，再用中性消毒剂75%乙醇或2%过氧乙酸进行内包装外表面擦拭消毒，放置在储物架上，备用。

2）耐热类物品的传入：

ⓐ笼具。

• 采用大型双扉预真空高压蒸汽灭菌器，一扇高压蒸汽灭菌器门打开时，另一扇门必须关闭。将笼具置入高压蒸汽灭菌器中经121℃、30min灭菌，干燥15min。

• 少量笼具可采用消毒渡槽，消毒用水通常使用1∶200次氯酸钠溶液，将洗净的笼具浸泡在渡槽消毒液中，浸泡时间一般要求10~12h。

ⓑ垫料、无菌衣。

采用大型双扉预真空高压蒸汽灭菌器，将消毒物品置入高压蒸汽灭菌器中经121℃、30min灭菌，干燥15min；其中需要注意的是垫料应要求小包装，并且在物品堆放中保持一定的缝隙，以确保对以上物品消毒全面到位。

ⓒ饮水：

• 将生活饮用水，直接分装至200mL或500mL的饮水瓶中。

• 将饮水瓶摆放在消毒车上，置入高压蒸汽灭菌器中，按液体程序经121℃、40min灭菌，注意不能干燥抽真空。

3）灭菌程序结束后，洗消人员通知洁净区人员将物料取出，在洁净储物区摆放整齐。

4）所有通过高温高压灭菌的物品必须有灭菌指示纸跟踪，这样洁净区人员可以根据灭菌指示纸变色情况决定是否接收该消毒物品。

■ 物品的传出：

由工作人员结束工作后从污物走廊带出屏障环境实验室，或经洗消间传递窗传出：开启内门—放入物品—关闭内门—开启外门—取出物品—喷消毒液—关闭外门。

（5）注意事项：

1）无特殊情况屏障环境动物实验室用的全部耐热物品都必须经过双扉预真空高压蒸汽灭菌器灭菌后方可进入洁净储物间。

2）高压蒸汽灭菌柜的操作必须严格按SOP进行，并做好记录。

3）操作人员在放入或取出柜内物品后随手关严柜门。

4）饮水等液体不要与需要干燥的物品同锅灭菌。

5）严禁同时打开高压蒸汽灭菌器内门和外门。

2.1.8 屏障环境动物实验室标准操作规程（表 2-11）

表 2-11 屏障环境动物实验室标准操作规程

** 机构标准操作规程		文件编号	×××××××–A008		第 1 页 共 2 页
主题	屏障环境动物实验室标准操作规程			颁布时间	20** 年 ** 月 ** 日
起草人	***	审核人	***	批准人	***
修改校订记录	第一次修改	第二次修改	第三次修改	第四次修改	第五次修改
	20** 年 ** 月 ** 日	20** 年 ** 月 ** 日	20** 年 ** 月 ** 日	20** 年 ** 月 ** 日	20** 年 ** 月 ** 日

（1）目的：规范屏障环境动物实验室工作人员操作程序，防止污染发生，确保动物质量。

（2）范围：适用于屏障环境动物实验室的全体工作人员。

（3）职责：屏障环境动物实验室的全体工作人员，应严格遵守该标准操作规程，防止污染和错误操作。

（4）标准操作规程：

1）进入大楼内部都必须更换拖鞋，进入屏障设施内部的所有物品必须消毒灭菌处理。

2）工作及实验人员进入动物实验区域必须严格按照"人员入室流程图"的要求和顺序进行。

3）饲养人员进入屏障区后先将双手在药液盒内浸泡 2～3min，然后再进入洁净物品储藏间拿取所需物品，物品尽量一次移入工作区域内。

4）工作前应先配制一盒消毒液和准备一条已高压消毒过的毛巾。

5）换笼时应按照先上后下、从左到右的顺序进行，同时应将笼架用沾有消毒液的毛巾擦拭干净。

6）接触动物时应用镊子夹取动物，而不能直接用手抓取，镊子应经常置于 0.1% 新洁尔灭溶液或 75% 乙醇溶液中。

7）饲养员应及时按计划组织动物的交配、繁殖和仔鼠的离乳以及留种等工作，并应做好繁殖生产记录。

8）每日工作结束后，应按洁净走廊、动物室、污物走廊的方向将地面用消毒液擦拭干净，饲养笼及其他物品应摆放整齐有序，然后记录室内温、湿度。

9）离室前应仔细检查室内所有饲养笼有无漏水、缺料等情况，将换下的笼子、饮水瓶等物品随人一并带出生产室。

10）发放动物时，应将传出动物的品种、性别、年龄、数量等信息标签贴于运输盒上，随人带出或经传递窗传出。

2.1.9 超净工作台标准操作规程（表 2-12）

表 2-12 超净工作台标准操作规程

** 机构标准操作规程		文件编号	×××××××-A009		第1页 共2页
主题	超净工作台标准操作规程			颁布时间	20** 年 ** 月 ** 日
起草人	***	审核人	***	批准人	***
修改校订记录	第一次修改	第二次修改	第三次修改	第四次修改	第五次修改
	20** 年 ** 月 ** 日	20** 年 ** 月 ** 日	20** 年 ** 月 ** 日	20** 年 ** 月 ** 日	20** 年 ** 月 ** 日

（1）目的：规范超净工作台标准操作规程，维持屏障环境的生物洁净度，尽量减少可影响科研成果的各种可变因素，确保实验人员和设备的安全。

（2）范围：适用于超净工作台的使用操作。

（3）职责：实验人员应严格执行该标准操作规程，保管人员应对仪器进行定期检修保养，确保仪器正常运转。

（4）标准操作规程：

1）每次使用超净工作台时，实验人员应先开启超净工作台上的紫外线灯，照射 30min 后使用。

2）开启超净工作台工作电源，关闭紫外线灯，并用 75% 乙醇溶液或 0.5% 过氧乙酸溶液喷洒擦拭消毒工作台面。

3）整个使用过程中，使用人员应按照无菌标准操作规程操作。实验结束后，用消毒液擦拭工作台面，关闭工作电源，重新开启紫外线灯照射 30min。

4）如遇机组发生故障，应立即通知实验动物室，由专业人员检修合格后继续使用。

5）实验人员应注意保持室内整洁。

6）超净工作台的滤材每 2 年更换 1 次，并做好更换记录。

（5）仪器保养：

1）实验人员严格遵守以上标准操作规程。外单位人员请与保管员联系，由保管员负责操作。

2）超净工作台只能用于无菌操作时使用，不适用于普通的实验操作，以免造成污染。

3）实验人员发现故障应及时汇报，并立即停止实验或采取其他措施弥补实验环境的要求。

4）使用完毕必须仔细清理台面卫生。

5）使用完毕实验人员应认真填写仪器使用登记表。

2.1.10　废弃物缓冲间使用标准操作规程（表2-13）

表2-13　废弃物缓冲间使用标准操作规程

** 机构标准操作规程		文件编号	×××××××-A010		第1页　共1页
主题	废弃物缓冲间使用标准操作规程			颁布时间	20**年**月**日
起草人	***	审核人	***	批准人	***
修改校订记录	第一次修改	第二次修改	第三次修改	第四次修改	第五次修改
	20**年**月**日	20**年**月**日	20**年**月**日	20**年**月**日	20**年**月**日

（1）目的：规范人员进出废弃物缓冲间的程序，以确保屏障环境内的环境不受污染。

（2）范围：适用所有进出废弃物缓冲间的工作人员。

（3）职责：进出废弃物缓冲间的全体工作人员应严格执行本标准操作规程，确保屏障环境内的环境不受污染。

（4）标准操作规程：

1）非本室工作人员未经许可严禁进入；本室工作人员应尽量减少进入次数。

2）每次实验结束后，应及时处理废弃物。

3）及时用2%过氧乙酸对污物走廊进行喷雾消毒，然后开启紫外线灯照射20～30min，方可进行下次操作。

4）污物走廊堆放的废弃物必须在下班前清理干净，并按上述要求进行消毒。

5）污物走廊门严禁同时开启，每次操作后应及时锁闭。

2.1.11　缓冲间物品传递标准操作规程（表2-14）

表2-14　缓冲间物品传递标准操作规程

** 机构标准操作规程		文件编号	×××××××-A011		第1页　共1页
主题	缓冲间物品传递标准操作规程			颁布时间	20**年**月**日
起草人	***	审核人	***	批准人	***
修改校订记录	第一次修改	第二次修改	第三次修改	第四次修改	第五次修改
	20**年**月**日	20**年**月**日	20**年**月**日	20**年**月**日	20**年**月**日

（1）目的：规范缓冲间的使用操作及注意事项。

（2）范围：较大实验设备或仪器以及较多实验用具急需传入不适宜用其他灭菌传递方法时可通过缓冲间熏蒸来处理。

（3）职责：全体工作人员应严格执行本标准操作规程，确保实验顺利进行。

（4）标准操作规程：

1）关闭缓冲间通风系统。

2）用 0.1% 新洁尔灭对缓冲间内进行擦拭消毒。

3）用 0.5% 过氧乙酸对缓冲间进行喷雾消毒，密闭 10min。

4）放入清洁并初步擦拭消毒过的待熏蒸物品。

5）放入清洁并盛有高锰酸钾（15g/m³）的瓦钵，将稀释 2 倍的甲醛（30mL/m³）注入瓦钵内，密闭 24h。

6）24h 后，打开缓冲间通风系统换气，工作人员按程序进入屏障设施内，从缓冲间内侧门取出物品，关闭内侧门。

（5）注意：此法可能对实验室内动物产生影响，只在必要时使用。

2.1.12　屏障环境动物实验室消毒液配制标准操作规程（表 2-15）

表 2-15　屏障环境动物实验室消毒液配制标准操作规程

** 机构标准操作规程		文件编号	×××××××–A012		第 1 页　共 2 页
主题	屏障环境动物实验室消毒液配制标准操作规程			颁布时间	20** 年 ** 月 ** 日
起草人	***	审核人	***	批准人	***
修改校订记录	第一次修改	第二次修改	第三次修改	第四次修改	第五次修改
	20** 年 ** 月 ** 日	20** 年 ** 月 ** 日	20** 年 ** 月 ** 日	20** 年 ** 月 ** 日	20** 年 ** 月 ** 日

（1）目的：规范屏障环境动物实验室消毒液配制的标准操作规程，确保消毒效果。

（2）范围：适用于屏障环境所使用的消毒液的配制。

（3）职责：从事屏障环境动物实验的全体人员，应严格遵守该标准操作规程，确保消毒液的消毒效果。

（4）标准操作规程：

■ 75% 乙醇：

1）本品由 95% 乙醇与适量灭菌水按下列比例配制而成，95% 乙醇：灭菌水 =30：8。在带盖塑胶桶内，按比例分别量取上述溶液充分混匀。

2）分装：按需要分装于玻璃瓶中或现配现用均可，但容器需经清洗、干燥并灭菌。

3）储存：盖紧瓶塞存放在洁净储物间，避开热源。

4）用途：供洁净区天花板、墙、地面、生产用具及设备的消毒用。

■ 2% 碘伏液：

1）本品由碘伏（碘消毒剂）与灭菌水按下列比例配制而成，碘伏：灭菌水 =1：49。在带盖的塑胶桶或玻璃容器内，按比例分别量取上述溶液充分混匀即成。

2）分装：按需要分装于玻璃瓶中或现配现用均可，但容器需经清洗干净并灭菌。

3）贮存：稀释液有效期为 1 天，本品宜即配即用，避光放在洁净储物间保存。

4）用途：供洁净区天花板、墙、地面等消毒用，本品对不锈钢生产用具有腐蚀作用。

■ 2% 新洁尔灭：

1）本品由 5% 新洁尔灭与冷灭菌水按下列比例配制而成，5% 新洁尔灭：冷灭菌水 =2：3。在带盖塑胶桶或玻璃容器内，按比例分别量取上述溶液充分混匀即成。

2）分装：按需要分装于玻璃瓶中或现配现用均可，但容器需经清洗、干燥并灭菌。

3）贮存：稀释液有效期为 7 天，避光放在洁净储物间保存。

4）用途：本品具有洁净和杀菌作用，可用于洁净室及用具设备的清洗和消毒。本品接触肥皂或其他合成洗涤剂时灭菌效果被消除或减弱，不能用于污水及饮用水的消毒。

■ 2% 过氧乙酸：

1）配制：将过氧乙酸甲、乙液按 1：1 混合于洁净玻璃容器或塑料容器内，配制成 10% 过氧乙酸，贮存 24h 后备用。本品由 10% 过氧乙酸与适量冷灭菌水按下列比例配制而成。10% 过氧乙酸：冷灭菌水 =1：4。在带盖塑胶桶或玻璃容器内，按比例分别量取上述溶液充分混匀即成（配制时先加纯化水，后倒过氧乙酸混合液）。

2）分装：根据需要，分装于清洗消毒后的 500mL 塑料瓶或玻璃瓶中。

3）贮存：稀释液有效期 2 ~ 3 天，放在洁净储物间保存。

4）用途：供洁净区天花板、墙、地面、生产用具及设备的消毒用。

2.1.13 更衣间清洁消毒标准操作规程（表 2-16）

表 2-16 更衣间清洁消毒标准操作规程

** 机构标准操作规程		文件编号	××××××××–A013		第 1 页 共 1 页	
主题	更衣间清洁消毒标准操作规程			颁布时间	20** 年 ** 月 ** 日	
起草人	***	审核人	***	批准人	***	
修改校订记录	第一次修改	第二次修改	第三次修改	第四次修改		第五次修改
	20** 年 ** 月 ** 日	20** 年 ** 月 ** 日	20** 年 ** 月 ** 日	20** 年 ** 月 ** 日		20** 年 ** 月 ** 日

（1）目的：规范更衣间清洁消毒的基本操作方法。

（2）范围：适用于屏障环境更衣间消毒操作。

（3）职责：工作人员应严格执行本标准操作规程，确保屏障区域符合国家标准要求。

（4）标准操作规程：

1）每天在进入屏障环境的人员工作结束后，先用自来水按衣柜→门→淋浴器→墙壁→地面的次序擦拭1遍，然后开紫外线灯照射30min。

2）每周五用当月使用的消毒液喷雾消毒1次。

3）每月用当月使用的消毒液0.1%新洁尔灭（或75%乙醇等）依天花板→衣柜→淋浴器→墙壁→锁孔→门窗→地面的次序由里到外彻底擦拭消毒1次。

4）及时做好清洁消毒记录及相关消毒液配制记录。

2.1.14 动物饲养室启用及终末清洁消毒标准操作规程（表2-17）

表2-17 动物饲养室启用及终末清洁消毒标准操作规程

** 机构标准操作规程		文件编号	×××××××-A014		第1页 共2页
主题	动物饲养室启用及终末清洁消毒标准操作规程			颁布时间	20**年**月**日
起草人	***	审核人	***	批准人	***
修改校订记录	第一次修改	第二次修改	第三次修改	第四次修改	第五次修改
	20**年**月**日	20**年**月**日	20**年**月**日	20**年**月**日	20**年**月**日

（1）目的：规范屏障环境动物实验室启用及实验结束后清洁消毒的程序，确保动物饲养环境符合屏障环境动物实验室的要求。

（2）范围：适用于屏障环境动物实验室、饲养室启用及终末消毒。

（3）职责：全体工作人员应严格执行本标准操作规程，确保屏障区域符合国家标准要求。

（4）标准操作规程：

■ 启用前的清洁消毒：

1）除尘：用吸尘器对地面、墙壁、天花板进行除尘，然后用自来水加洗涤剂依天花板→紫外线灯→墙壁→锁孔→门→地面次序擦拭2遍，自然风干；再用净化水擦拭2遍，自然风干。

2）将不锈钢托盘、不锈钢消毒罐用自来水清洗干净，自然风干，待屏障设施内的地面干燥以后，将不锈钢托盘摆放在各个功能室及走廊，将消毒罐置于托盘之上。

3）将装有高锰酸钾和甲醛的试剂瓶，用自来水擦拭表面后，经传递窗传入屏障环境内。

4）以室间（走廊）为单位，按每平方米的面积配制消毒液，即按高锰酸钾∶甲醛（40%）=15g∶30mL 的比例称量二者的量，高锰酸钾用牛皮纸包好，并注明室间号；甲醛用消毒罐盛装，同样注明室间号。

5）将两种消毒剂按注明的室间号依次摆好。

6）将高压灭菌的无菌服摆放在二更室的衣柜内，衣柜的门不要完全关紧，留一个小缝隙。

7）待一切准备工作就绪后，将高锰酸钾缓慢倒入盛有 40% 甲醛液的消毒罐中，此时有气体冒出，人应该立即退出，并关好门窗。

8）熏蒸 24h 后开启排风机，开始排气。

9）排气 24h 后再开送风机，工作人员按照 SOP 要求进入饲养区及实验区，将各室间和走廊的托盘及消毒罐从污物走廊传递出来，并用已高压灭菌过的抹布和净化水擦拭地面，顺序为从最里面的室间开始，由里向外，最后从缓冲走廊退出。为避免人员进出的污染，清洁过的室间或走廊用 2% 过氧乙酸喷雾消毒。

10）正常送风调压后即可开启使用。

■ 实验结束后的清洁消毒：

1）实验结束后，关送风机、排风机及空调系统；将动物连同笼盒、笼具一同由缓冲间传出。

2）用无菌水擦拭墙壁、地面，然后用 2% 的过氧乙酸在室间及走廊的各个角落喷雾，让其进行表面消毒。

3）消毒 24h 后再次清洁，依顶棚→灯管→四周壁→锁孔→门→地面次序进行。

4）传出的笼盒、笼具用自来水冲洗干净，使其自然风干，放入储物间以备下次消毒使用。

2.1.15　解剖室的清洁与消毒标准操作规程（表 2-18）

表 2-18　解剖室的清洁与消毒标准操作规程

** 机构标准操作规程		文件编号		×××××××-A015		第 1 页　共 1 页	
主题	解剖室的清洁与消毒标准操作规程				颁布时间	20** 年 ** 月 ** 日	
起草人	***		审核人	***		批准人	***
修改校订记录	第一次修改	第二次修改		第三次修改	第四次修改		第五次修改
	20** 年 ** 月 ** 日	20** 年 ** 月 ** 日		20** 年 ** 月 ** 日	20** 年 ** 月 ** 日		20** 年 ** 月 ** 日

（1）目的：规范解剖室清洁消毒的操作程序。

（2）范围：适用于动物解剖室的消毒工作。

（3）职责：全体工作人员应严格执行本标准操作规程，确保动物解剖室符合国家标准要求。

（4）标准操作规程：

1）解剖工作结束后，将动物尸体用塑料袋装好从污物走廊传出。

2）将手术器械用 0.1% 新洁尔灭（加 0.5% 亚硝酸钠防锈）浸泡 24h 后，再用清水洗净擦干，打包，经高压灭菌后放入器械柜，贮存备用。

3）用自来水将解剖台、地面、墙壁的血渍及其他脏物冲洗干净，再用 0.1% 新洁尔灭（或 75% 乙醇）擦拭手术台、器械柜、地面、墙壁等。

4）做完清洁后，关闭窗户，用 2% 过氧乙酸从里向外喷雾消毒。

5）最后开紫外线灯照射 30min。

2.1.16 屏障环境动物实验室每周消毒标准操作规程（表 2-19）

表 2-19 屏障环境动物实验室每周消毒标准操作规程

** 机构标准操作规程		文件编号	×××××××–A016		第 1 页 共 1 页
主题	屏障环境动物实验室每周消毒标准操作规程			颁布时间	20** 年 ** 月 ** 日
起草人	***	审核人	***	批准人	***
修改校订记录	第一次修改	第二次修改	第三次修改	第四次修改	第五次修改
	20** 年 ** 月 ** 日	20** 年 ** 月 ** 日	20** 年 ** 月 ** 日	20** 年 ** 月 ** 日	20** 年 ** 月 ** 日

（1）目的：规范屏障环境动物实验室每周消毒工作安排，防止污染发生，确保实验和动物质量。

（2）范围：适用于屏障环境动物实验室消毒操作。

（3）职责：从事屏障环境动物实验室的工作人员，应严格遵守本标准操作规程，防止污染和错误操作。

（4）标准操作规程：

1）工作人员应严格按照人员进出流程图进出实验室。

2）每天工作完毕用消毒液擦拭工作区的笼具及工作台面，并用消毒液将进出过的室间、清洁走廊、污物走廊拖擦 1 遍。按规定位置摆放好物品，保持工作区内各类物品整齐有序。

3）每周对工作区进行 1 次彻底清扫，清扫顺序：天花板→墙壁→笼架→工作台面

→地面（先用消毒液擦拭2遍，再用纯净水擦干净）。可根据工作安排情况，适当分区消毒。

4）每周五下班前对整个屏障设施进行1次吸尘、喷雾消毒（包括二更室、缓冲间、清洁走廊、饲养间、洁净储藏室、污物走廊、检疫间），按照由里到外、从上到下的顺序，对目标先吸尘后喷雾（常用2%过氧乙酸，用量10mL/m³）。

5）工作区内的抹布、扫把、水桶、拖鞋等各室清洁工具专用，不得互相串用。同时，拖鞋、簸箕、镊子每天用后应放在消毒液中浸泡以备第二天使用。

6）动物室内用于浸泡双手及物品的消毒液应该每天更换，不得过夜使用，每月更换不同的消毒液。

2.1.17　屏障设施外环境的清洁消毒标准操作规程（表2-20）

表2-20　屏障设施外环境的清洁消毒标准操作规程

** 机构标准操作规程		文件编号	×××××××－A017		第1页　共2页	
主题	屏障设施外环境的清洁消毒标准操作规程			颁布时间	20** 年 ** 月 ** 日	
起草人	***	审核人	***	批准人	***	
修改校订记录	第一次修改	第二次修改	第三次修改	第四次修改		第五次修改
	20** 年 ** 月 ** 日	20** 年 ** 月 ** 日	20** 年 ** 月 ** 日	20** 年 ** 月 ** 日		20** 年 ** 月 ** 日

（1）目的：规范屏障设施外环境的清洁消毒标准操作规程，防止洁净区发生污染，确保动物实验室各项参数指标合格。

（2）范围：适用于屏障环境的清洁操作。

（3）职责：屏障环境动物实验室的全体人员，应严格遵守本标准操作规程，防止污染和不规范操作。

（4）操作程序：

1）每天安排人员对动物实验楼外环境进行打扫（上、下午各1次）；每周两次对周围绿化带进行喷雾灭虫；每月进行1次外环境灭鼠工作。

2）洗消间：

ⓐ每天完成物品洗消后，用清水及刷子擦洗洗消池，用抹布把所有推车擦拭干净。

ⓑ每天将抹布、拖布、扫把、水桶等用清水清洗干净，再用当月使用的消毒液浸泡15min后，晾干并摆放整齐。

ⓒ每周五下午对洗消间进行大扫除1次，并用当月使用的消毒液喷雾消毒1次。

ⓓ每天完成卫生清扫工作后开紫外线灯照射30min。

3）淋浴间：

ⓐ每天淋浴间使用完毕，应将地面、墙壁冲洗干净，并用浸泡消毒水的拖布擦拭地面，最后用干净的拖布擦拭地面。

ⓑ每天应对淋浴间的地漏进行消毒，并用浸泡消毒水的海绵盖住地漏。

4）储物间：

ⓐ每次物品或饲料进出仓库必须把储物间清扫干净。

ⓑ储物间必须根据空间配置相当功率的通风设备，确保储物间通风、干燥。

ⓒ储物间的物品必须排放整齐，便于领取。

ⓓ储物间应定期进行清理工作，避免出现饲料腐败。

2.1.18 屏障设施内环境熏蒸净化标准操作规程（表2-21）

表2-21 屏障设施内环境熏蒸净化标准操作规程

** 机构标准操作规程		文件编号	×××××××-A018		第1页 共2页	
主题	屏障设施内环境熏蒸净化标准操作规程			颁布时间	20**年**月**日	
起草人	***	审核人	***	批准人	***	
修改校订记录	第一次修改	第二次修改	第三次修改	第四次修改	第五次修改	
	20**年**月**日	20**年**月**日	20**年**月**日	20**年**月**日	20**年**月**日	

（1）目的：规范屏障设施内环境熏蒸净化的操作程序，确保屏障设施内各项参数指标合格。

（2）范围：适用于屏障设施内环境熏蒸净化操作。

（3）职责：屏障环境动物实验室的全体工作人员，应严格遵守该标准操作规程，防止污染和不规范操作。

（4）操作程序：

1）首先全面检查灭菌器、送风系统、排风系统、照明系统、过滤系统和各种控制、检测仪器是否完好并运转正常；检查门和室间的密封性能，更换超过使用期的物品。

2）进行熏蒸净化前，应将动物室所需的常规设备、笼架具等移入洁净区。对易受腐蚀的仪器、设备要进行防护，不能直接暴露在空气中。

3）开动送排风机组，调整好标准风量、风速，各区域压差，使设备处于良好状态并稳定运行48h。

4）对设施内进行卫生清扫，其清扫的顺序为：天花板→墙壁→笼架具→地面。清扫后用纯净水将地面、墙壁、笼架具洗刷2遍，彻底清除尘垢；洗刷后用中性洗涤剂除垢1

次；再用纯净水刷洗干净去除表面的洗涤剂。

5）关闭机室内送风、排风机。封闭屏障设施与外界相通的所有通道。主要包括：进风口、排风口、电源插座孔，窗和门（门的封闭在熏蒸净化人员退出后进行）。

6）按 4～6m² 放置一个瓦钵，每平方米高锰酸钾：甲醛 =15g：30mL 的比例依次向瓦钵中倒入高锰酸钾粉末和甲醛溶液，随后人员退出屏障设施，同时用封口胶带将所有与非屏障设施相通的门和窗封闭。

7）48h 后，先开启排风机 24h 后，在人员可进入的情况下移出消毒器皿，开始送风换气 2～3 天，排出屏障设施内药物气味。

8）熏蒸净化后对屏障设施各区域的生物洁净度和微生物进行检测，合格后方可使用，不合格需重新熏蒸净化。

（5）注意事项：

1）操作人员穿戴好防护服，戴好口罩→进入洁净区熏蒸消毒→产生蒸气后操作人员迅速退出，不宜久留。

2）对屏障设施进行熏蒸净化前，应对送风管道进行熏蒸消毒，装上高效过滤器。

2.1.19　实验器械的清洗方法标准操作规程（表 2-22）

表 2-22　实验器械的清洗方法标准操作规程

** 机构标准操作规程		文件编号	×××××××-A019		第 1 页　共 2 页	
主题	实验器械的清洗方法标准操作规程			颁布时间	20** 年 ** 月 ** 日	
起草人	***	审核人	***		批准人	***
修改校订记录	第一次修改	第二次修改	第三次修改	第四次修改		第五次修改
	20** 年 ** 月 ** 日	20** 年 ** 月 ** 日	20** 年 ** 月 ** 日	20** 年 ** 月 ** 日		20** 年 ** 月 ** 日

（1）目的：规范实验室常用玻璃仪器、器皿、金属器械、塑料或橡胶制品的清洗方法。

（2）范围：适用于动物实验室常用手术器械、实验器具的清洗操作。

（3）职责：工作人员应严格执行本标准操作规程，确保器械、器皿洁净，保证实验顺利进行。

（4）标准操作规程：

1）初用玻璃仪器的清洗：

⓵新购买的玻璃仪器表面常附着有游离的碱性物质，先用 0.5% 去污剂洗刷，再用自来水洗净。

ⓑ浸泡在 1% ~ 2% 盐酸溶液中过夜（不可少于 4h），再用自来水冲洗。

ⓒ用无离子水冲洗多次，在 100 ~ 120℃烘箱内烘干备用。

2）使用过的玻璃仪器的清洗：

ⓐ用自来水洗刷至无污物。

ⓑ用合适的毛刷蘸去污剂（粉）洗刷，或浸泡在 0.5% 清洗剂中超声清洗（比色皿不可超声清洗）。

ⓒ用自来水彻底洗净去污剂，用无离子水洗多次，烘干备用（计量仪器不可烘干）。

注意：清洗后器皿内外不可挂有水珠，否则重洗，若重洗后仍挂有水珠，则需用洗液浸泡数小时后（或用去污粉擦洗），重新清洗。

3）石英和玻璃比色皿的清洗：

ⓐ用洗液或 1% ~ 2% 去污剂浸泡，然后用自来水冲洗。

ⓑ清洗干净的比色皿也应内外壁不挂水珠。

4）金属器械：

ⓐ用清水冲去器械表面污物。

ⓑ用合适的毛刷蘸中性洗涤剂洗刷。

ⓒ用自来水彻底洗净去污剂，用纯净水多次洗，晾干备用。

注意：剪刀等闭合器械在清洗时，应将轴节打开，避免生锈。

5）塑料或橡胶制品：

ⓐ第一次使用，先用 8mol/L 尿素（用浓盐酸调 pH=1）清洗。

ⓑ依次用无离子水、1mol/L 氢氧化钾和无离子水清洗。

ⓒ用 10 ~ 3mol/L EDTA 除去金属离子的污染。

ⓓ用无离子水彻底清洗。

ⓔ以后每次使用时，可只用 0.5% 去污剂清洗，然后用自来水和无离子水洗净即可。

6）玻璃和塑料器皿的干燥：

ⓐ实验中用到的玻璃和塑料器皿一般都需要干燥，通常用烘箱或烘干机在 110 ~ 120℃进行干燥。

ⓑ不可用丙酮荡洗后吹干的方法干燥，因为会有残留的有机物覆盖在器皿的内表面，从而干扰生物化学反应。

ⓒ硝酸纤维素塑料离心管加热时会发生爆炸，不能放在烘箱中干燥，宜用冷风吹干。

2.1.20　小鼠的接收、检疫标准操作规程（表2-23）

表2-23　小鼠的接收、检疫标准操作规程

** 机构标准操作规程		文件编号	××××××××-A020		第1页　共2页
主题	小鼠接收、检疫标准操作规程			颁布时间	20** 年 ** 月 ** 日
起草人	***	审核人	***	批准人	***
修改校订记录	第一次修改	第二次修改	第三次修改	第四次修改	第五次修改
	20** 年 ** 月 ** 日	20** 年 ** 月 ** 日	20** 年 ** 月 ** 日	20** 年 ** 月 ** 日	20** 年 ** 月 ** 日

（1）目的：规范小鼠进入屏障环境动物实验室操作程序，防止污染发生，确保动物质量。

（2）范围：适用于屏障环境动物实验室小鼠传入屏障环境操作。

（3）职责：实验人员应严格遵守本标准操作规程，防止污染和错误操作，保证动物质量。

（4）标准操作规程：

1）小鼠的接收：

ⓐSPF级小鼠到货后，首先应认真查看该批动物所属的"实验动物质量合格证明"，查看的项目包括实验动物的品种品系和等级、动物规格（体重/日龄、性别）、数量、检测日期、检测单位、许可证号等，检查无误后方可进行下一步的操作。其次不得在开放环境开箱验收，应检查运输笼无破损后，置接收间（洗消间旁走廊），等待消毒外包装。

ⓑSPF级小鼠进入屏障，必须有2人以上配合操作。在接收间的工作人员，将每笼的外包装6个面用次氯酸钠消毒水均匀擦拭，然后放入传递窗内；关窗前均匀喷75%乙醇，关窗后开紫外线灯消毒5min（传递窗使用前紫外线灯预消毒45min）。在屏障系统内的工作人员，按无菌操作程序，从传递窗取出笼、开包装、转入检疫室事先准备好的清洁的饲养笼具，验收。

2）检疫观察：

ⓐ新接收的小鼠进入检疫室后，立即观察动物外观、体质、排泄物情况，如发现情况异常，应做记录。直接从检疫室门退出，淘汰处理或退回原饲养单位。

ⓑ淘汰实验动物如果处死，按实验动物尸体、废物处置标准操作规程处理。

ⓒ新接收的实验动物，检疫期间如出现疫情，应立即上报，并按实验动物传染病生物安全标准操作规程处理。

ⓓ在检疫和环境适应期间，逐日进行健康监测，检疫观察至正式实验前3天，记录观

察情况。如符合要求，SPF 级动物，经洁净走廊送入各饲育室。

ⓒ动物观察内容：

- 皮毛：有无光泽、竖毛、出血、污物、脱毛等。
- 眼：有无眼屎、流泪、白内障、角膜损伤等。
- 口腔：有无流涎、出血等。
- 耳：有无外伤、耳壳曲折、中耳炎等。
- 四肢：有无外伤、弯曲、脱臼、肿胀、关节炎等。
- 肛门：有无腹泻、血便、脱肛等。
- 精神和食欲：沉默、倦怠、动作不活跃、食欲不振、拒食等。
- 营养状况：消瘦、过度肥胖、成长异常。
- 姿势和步态：姿势异常、行走和站立困难、运动失调、跛行等。

2.1.21 大鼠的接收、检疫标准操作规程（表 2-24）

表 2-24 大鼠的接收、检疫标准操作规程

** 机构标准操作规程		文件编号	×××××××-A021		第 1 页 共 2 页	
主题	大鼠接收、检疫标准操作规程			颁布时间	20** 年 ** 月 ** 日	
起草人	***	审核人	***	批准人	***	
修改校订记录	第一次修改	第二次修改	第三次修改	第四次修改		第五次修改
	20** 年 ** 月 ** 日	20** 年 ** 月 ** 日	20** 年 ** 月 ** 日	20** 年 ** 月 ** 日		20** 年 ** 月 ** 日

（1）目的：规范大鼠进入屏障环境动物实验室操作程序，防止污染发生，确保动物质量。

（2）范围：适用于屏障环境动物实验室大鼠传入屏障环境操作。

（3）职责：实验人员应严格遵守本标准操作规程，防止污染和错误操作，保证动物质量。

（4）标准操作规程：

1）大鼠的接收：

ⓐ SPF 级大鼠到货后，首先应认真查看该批动物所属的"实验动物质量合格证明"，查看的项目包括实验动物的品种品系和等级、动物规格（体重 / 日龄、性别）、数量、检测日期、检测单位、许可证号等，检查无误后方可进行下一步的操作。其次不得在开放环境开箱验收，应检查运输笼无破损后，置接收间（洗消间旁走廊），等待消毒外包装。

ⓑ SPF 级大鼠进入屏障，必须有 2 人以上配合操作。在接收间的工作人员，将每笼

的外包装 6 个面用次氯酸钠消毒水均匀擦拭，然后放入传递窗内；关窗前均匀喷 75% 乙醇，关窗后开紫外线灯消毒 5min（传递窗使用前紫外线灯预消毒 45min）。在屏障系统内的工作人员，按无菌操作程序，从传递窗取出笼、开包装、转入检疫室事先准备好的清洁的饲养笼具，验收。

2) 检疫观察：

ⓐ新接收的大鼠进入检疫室后，立即观察动物外观、体质、排泄物情况，如发现情况异常，应做记录。直接从检疫室门退出，淘汰处理或退回原饲养单位。

ⓑ淘汰实验动物如果处死，按实验动物尸体、废物处置标准操作规程处理。

ⓒ新接收的实验动物，检疫期间如出现疫情，应立即上报，并按实验动物传染病生物安全标准操作规程处理。

ⓓ在检疫和环境适应期间，逐日进行健康监测，检疫观察至正式实验前 3 天，记录观察情况。如符合要求，SPF 级动物，经洁净走廊送入各饲育室。

ⓔ动物观察内容：

- 皮毛：有无光泽、竖毛、出血、污物、脱毛等。
- 眼：有无眼屎、流泪、白内障、角膜损伤等。
- 口腔：有无流涎、出血等。
- 耳：有无外伤、耳壳曲折、中耳炎等。
- 四肢：有无外伤、弯曲、脱臼、肿胀、关节炎等。
- 肛门：有无腹泻、血便、脱肛等。
- 精神和食欲：沉默、倦怠、动作不活跃、食欲不振、拒食等。
- 营养状况：消瘦、过度肥胖、成长异常。
- 姿势和步态：姿势异常、行走和站立困难、运动失调、跛行等。

2.1.22 实验犬的接收与检疫标准操作规程（表 2-25）

表 2-25 实验犬的接收与检疫标准操作规程

** 机构标准操作规程		文件编号	×××××××-A022		第 1 页 共 2 页	
主题	实验犬的接收与检疫标准操作规程			颁布时间	20** 年 ** 月 ** 日	
起草人	***	审核人	***	批准人	***	
修改校订记录	第一次修改	第二次修改	第三次修改	第四次修改	第五次修改	
	20** 年 ** 月 ** 日	20** 年 ** 月 ** 日	20** 年 ** 月 ** 日	20** 年 ** 月 ** 日	20** 年 ** 月 ** 日	

（1）目的：规范实验犬进入普通环境动物饲养室操作程序，防止动物疫病发生，确保

动物质量。

（2）范围：适用于实验犬转入普通环境饲养室操作。

（3）职责：实验人员应严格遵守该标准操作规程，防止动物疫病的发生，保证动物质量。

（4）标准操作规程：

1）犬的接收：

ⓐ首先应认真查看该批动物所属的"实验动物质量合格证明"，查看的项目包括实验动物的品种品系和等级、动物规格（体重／日龄、性别）、数量、检测日期、检测单位、许可证号等，检查无误后方可进行下一步的操作。

ⓑ接收前使用2%过氧乙酸对饲养室进行彻底的喷雾消毒，包括地面、墙壁、料槽、饮水器等。

ⓒ工作人员将运送动物的笼子用次氯酸钠消毒水均匀擦拭。

ⓓ工作人员将动物放进隔离室进行检疫观察。

2）检疫观察主要程序：

ⓐ确保被检犬来自未发生相关动物疫情的饲养场。

ⓑ查看免疫记录是否齐全，动物免疫在有效期内，动物饲养场档案相关记录符合规定。

ⓒ临床健康检查（群体检查和个体检查），群体检查按静态→动态→饮食状态的顺序进行。静态检查在犬处于安静状态下进行。主要观察犬的站立姿势，精神及营养状况，被毛、呼吸状态，有无咳嗽、喘息、呻吟、嗜睡、兴奋等异常现象。动态检查重点观察其行走姿势、精神状态、排泄情况，看其是否行动困难、肢体麻痹、弓背弯腰、气喘咳嗽，排泄姿势、排泄物是否正常等。

ⓓ检疫合格后动物方可离开隔离室进入普通饲养室进行饲养。

ⓔ检疫不合格的动物，应按规定处理，比如隔离观察或者退回发货单位。

2.1.23　实验猪的接收与检疫标准操作规程（表2-26）

表2-26　实验猪的接收与检疫标准操作规程

** 机构标准操作规程		文件编号	×××××××-A023		第1页　共2页	
主题	实验猪的接收与检疫标准操作规程			颁布时间	20**年 **月 **日	
起草人	***	审核人	***	批准人	***	
修改校订记录	第一次修改	第二次修改	第三次修改	第四次修改	第五次修改	
	20**年 **月 **日	20**年 **月 **日	20**年 **月 **日	20**年 **月 **日	20**年 **月 **日	

（1）目的：规范实验猪进入普通环境动物饲养室操作程序，防止动物疫病发生，确保动物质量。

（2）范围：适用于实验猪转入普通环境饲养室操作。

（3）职责：实验人员应严格遵守该标准操作规程，防止动物疫病的发生，保证动物质量。

（4）标准操作规程：

1）猪的接收：

ⓐ首先应认真查看该批动物所属的"实验动物质量合格证明"，查看的项目包括实验动物的品种品系和等级、动物规格（体重/日龄、性别）、数量、检测日期、检测单位、许可证号等，检查无误后方可进行下一步的操作。

ⓑ接收前使用2%过氧乙酸对饲养室进行彻底的喷雾消毒，包括地面、墙壁、料槽、饮水器等。

ⓒ工作人员将运送动物的笼子用次氯酸钠消毒水均匀擦拭。

ⓓ工作人员将动物放进隔离室进行检疫观察。

2）检疫观察主要程序：

ⓐ确保被检猪来自未发生相关动物疫情的饲养场。

ⓑ查看免疫记录是否齐全，动物免疫在有效期内，动物饲养场档案相关记录符合规定。

ⓒ临床健康检查（群体检查和个体检查），群体检查按静态→动态→饮食状态的顺序进行。静态检查在猪处于安静状态下进行。主要观察猪的站立姿势，精神及营养状况，被毛、呼吸状态，有无咳嗽、喘息、呻吟、嗜睡、兴奋等异常现象。动态检查重点观察其行走姿势、精神状态、排泄情况，看其是否行动困难、肢体麻痹、弓背弯腰、气喘咳嗽，排泄姿势、排泄物是否正常等。

ⓓ检疫合格后动物方可离开隔离室进入普通饲养室进行饲养。

ⓔ检疫不合格的动物，应按规定处理，比如隔离观察或者退回发货单位。

2.1.24 实验豚鼠的接收、检疫标准操作规程（表2-27）

表2-27 实验豚鼠的接收、检疫标准操作规程

** 机构标准操作规程		文件编号	×××××××-A024		第1页 共2页	
主题	实验豚鼠的接收、检疫标准操作规程			颁布时间	20**年**月**日	
起草人	***		审核人	***	批准人	***
修改校订记录	第一次修改	第二次修改	第三次修改	第四次修改		第五次修改
	20**年**月**日	20**年**月**日	20**年**月**日	20**年**月**日		20**年**月**日

（1）目的：规范实验豚鼠进入屏障环境动物实验室操作程序，防止污染发生，确保动物质量。

（2）范围：适用于屏障环境动物实验室豚鼠传入屏障环境操作。

（3）职责：实验人员应严格遵守该标准操作规程，防止污染和错误操作，保证动物质量。

（4）标准操作规程：

1）豚鼠的接收：

ⓐ SPF级豚鼠到货后，首先应认真查看该批动物所属的"实验动物质量合格证明"，查看的项目包括实验动物的品种品系和等级、动物规格（体重／日龄、性别）、数量、检测日期、检测单位、许可证号等，检查无误后方可进行下一步的操作。其次不得在开放环境开箱验收。检查运输笼无破损后，置接收间（洗消间旁走廊），等待消毒外包装。

ⓑ SPF级豚鼠进入屏障，必须有2人以上配合操作。在接收间的工作人员，将每笼的外包装6个面用次氯酸钠消毒水均匀擦拭，然后放入传递窗内；关窗前均匀喷75%乙醇，关窗后开紫外线灯消毒5min（传递窗使用前用紫外线灯预消毒45min）。

ⓒ在屏障系统内的工作人员，按无菌操作程序，从传递窗取出笼、开包装、转入检疫室事先准备好的无菌隔离器中进行饲养验收与饲养。

2）检疫观察：

ⓐ新接收的豚鼠进入检疫室后，立即观察动物外观、体质、排泄物情况，如发现情况异常，应做记录。直接从检疫室门退出，淘汰处理或退回原饲养单位。

ⓑ淘汰实验动物如果处死，按实验动物尸体、废物处置标准操作规程处理。

ⓒ新接收的实验动物，检疫期间如出现疫情，应立即上报，并按实验动物传染病生物安全标准操作规程处理。

ⓓ在检疫和环境适应期间，逐日进行健康监测，检疫观察至正式实验前5天，记录观察情况。如符合要求，SPF级动物，经洁净走廊送入各饲育室进行饲养。

ⓔ豚鼠检疫观察可从以下几个方面着手：

• 一般情况：豚鼠运动协调性正常，发育良好，反应灵活，运动自如，食欲良好，无眼膜炎症。

• 皮毛颜色：豚鼠皮毛清洁有光泽，无脱毛，无创伤、丘疹、水疱、溃疡、脱水皱缩蓬乱和真菌感染现象。

• 腹部呼吸：健康的豚鼠呼吸时腹部起伏均匀，无膨大隆起的现象。

• 外生殖器：健康的豚鼠外生殖器无损伤，无脓痂，无异常黏性分泌物。

• 营养状态：健康豚鼠的皮肤有弹性，无缺毛、瘢痕和体外寄生虫等。

2.1.25 裸鼠的接收、检疫标准操作规程（表2-28）

表2-28 裸鼠的接收、检疫标准操作规程

** 机构标准操作规程		文件编号		×××××××–A025		第1页 共2页	
主题	裸鼠接收、检疫标准操作规程				颁布时间	20**年**月**日	
起草人	***		审核人	***		批准人	***
修改校订记录	第一次修改	第二次修改		第三次修改	第四次修改		第五次修改
	20**年**月**日	20**年**月**日		20**年**月**日	20**年**月**日		20**年**月**日

（1）目的：规范实验裸鼠进入屏障环境动物实验室操作程序，防止污染发生，确保动物质量。

（2）范围：适用于屏障环境动物实验室裸鼠传入屏障环境操作。

（3）职责：实验人员应严格遵守本标准操作规程，防止污染和错误操作，保证动物质量。

（4）标准操作规程：

1）裸鼠的接收：

ⓐ SPF级裸鼠到货后，首先应认真查看该批动物所属的"实验动物质量合格证明"，查看的项目包括实验动物的品种品系和等级、动物规格（体重/日龄、性别）、数量、检测日期、检测单位、许可证号等，检查无误后方可进行下一步的操作。其次不得在开放环境开箱验收。检查运输笼无破损后，置接收间（洗消间旁走廊），等待消毒外包装。

ⓑ SPF级裸鼠进入屏障，必须有2人以上配合操作。在接收间的工作人员，将每笼的外包装6个面用次氯酸钠消毒水均匀擦拭，然后放入传递窗内；关窗前均匀喷75%乙醇，关窗后开紫外线灯消毒5min（传递窗使用前用紫外线灯预消毒45min）。

ⓒ在屏障系统内的工作人员，按无菌操作程序，从传递窗取出笼、开包装、转入检疫室事先准备好的无菌隔离器中进行饲养验收与饲养。

2）检疫观察：

ⓐ新接收的裸鼠进入检疫室后，立即观察动物外观、体质、排泄物情况，如发现情况异常，应做记录。直接从检疫室门退出，淘汰处理或退回原饲养单位。

ⓑ淘汰实验动物如果处死，按实验动物尸体、废物处置标准操作规程处理。

ⓒ新接收的实验动物，检疫期间如出现疫情，应立即上报，并按实验动物传染病生物安全标准操作规程处理。

ⓓ在检疫和环境适应期间，逐日进行健康监测，检疫观察至正式实验前3天，记录观

察情况。如符合要求，SPF 级动物经洁净走廊送入各饲育室的无菌隔离器中进行饲养。

ⓔ裸鼠观察内容：

- 皮肤：有无出血、污物等。
- 眼：有无眼屎、流泪、白内障、角膜损伤等。
- 口腔：有无流涎、出血等。
- 耳：有无外伤、耳壳曲折、中耳炎等。
- 四肢：有无外伤、弯曲、脱臼、肿胀、关节炎等。
- 肛门：有无腹泻、血便、脱肛等。
- 精神和食欲：沉默、倦怠、动作不活跃、食欲不振、拒食等。
- 营养状况：消瘦、过度肥胖、成长异常。
- 姿势和步态：姿势异常、行走和站立困难、运动失调、跛行等。

2.1.26 实验兔的接收、检疫标准操作规程（表2-29）

表2-29 实验兔的接收、检疫标准操作规程

** 机构标准操作规程		文件编号	×××××××–A026		第1页 共2页
主题	实验兔的接收、检疫标准操作规程			颁布时间	20** 年 ** 月 ** 日
起草人	***	审核人	***	批准人	***
修改校订记录	第一次修改	第二次修改	第三次修改	第四次修改	第五次修改
	20** 年 ** 月 ** 日	20** 年 ** 月 ** 日	20** 年 ** 月 ** 日	20** 年 ** 月 ** 日	20** 年 ** 月 ** 日

（1）目的：规范实验兔进入屏障环境动物实验室操作程序，防止污染发生，确保动物质量。

（2）范围：适用于屏障环境动物实验室兔传入屏障环境操作。

（3）职责：实验人员应严格遵守本标准操作规程，防止污染和错误操作，保证动物质量。

（4）标准操作规程：

1）兔的接收：

ⓐ SPF 级兔到货后，首先应认真查看该批动物所属的"实验动物质量合格证明"，查看的项目包括实验动物的品种品系和等级、动物规格（体重/日龄、性别）、数量、检测日期、检测单位、许可证号等，检查无误后方可进行下一步的操作。其次不得在开放环境开箱验收。检查运输笼无破损后，置接收间（洗消间旁走廊），等待消毒外包装。

ⓑ SPF 级兔进入屏障，必须有 2 人以上配合操作。在接收间的工作人员，将每笼的

外包装 6 个面用次氯酸钠消毒水均匀擦拭，然后放入传递窗内；关窗前均匀喷 75% 乙醇，关窗后开紫外线灯消毒 5min（传递窗使用前用紫外线灯预消毒 45min）。

ⓒ在屏障系统内的工作人员，按无菌操作程序，从传递窗取出笼、开包装、转入检疫室事先准备好的无菌隔离器中进行饲养验收与饲养。

2）检疫观察：

ⓐ新接收的兔进入检疫室后，立即观察动物外观、体质、排泄物情况，如发现情况异常，应做记录。直接从检疫室门退出，淘汰处理或退回原饲养单位。

ⓑ淘汰实验动物如果处死，按实验动物尸体、废物处置标准操作规程处理。

ⓒ新接收的实验动物，检疫期间如出现疫情，应立即上报，并按实验动物传染病生物安全标准操作规程处理。

ⓓ在检疫和环境适应期间，逐日进行健康监测，检疫观察至正式实验前 5 天，记录观察情况。如符合要求，SPF 级动物，经洁净走廊送入各饲育室进行饲养。

ⓔ兔检疫观察可从以下几个方面着手：

- 一般情况：兔子活泼好动，运动协调性正常。发育良好，眼睛有神，反应灵活，运动自如，食欲良好，瞳孔等圆、清晰，鼻黏膜处无分泌物，无打喷嚏，张口困难。无腹泻或肛门处无毛发黏结等情况。
- 皮毛颜色：健康兔子的皮毛清洁、柔软，有光泽，无脱毛，无创伤、丘疹、水疱、溃疡、脱水皱缩蓬乱和真菌感染现象。
- 腹部呼吸：健康兔子呼吸时腹部起伏均匀，无膨大隆起的现象。
- 外生殖器：健康兔子外生殖器无损伤，无脓痂，无异性黏性分泌物。
- 爪趾特性：健康兔子的爪趾无咬伤，无溃疡，无结痂等。
- 营养状态：健康兔子的皮肤有弹性，无缺毛、瘢痕和体外寄生虫等。

2.2 动物饲养管理及实验类 SOP

2.2.1 动物给料、给水与更换垫料标准操作规程（表 2-30）

表 2-30 动物给料、给水与更换垫料标准操作规程

** 机构标准操作规程		文件编号	×××××××-B001		第 1 页 共 2 页	
主题	动物给料、给水与更换垫料标准操作规程			颁布时间	20** 年 ** 月 ** 日	
起草人	***		审核人	***	批准人	***
修改校订记录	第一次修改	第二次修改	第三次修改	第四次修改		第五次修改
	20** 年 ** 月 ** 日	20** 年 ** 月 ** 日	20** 年 ** 月 ** 日	20** 年 ** 月 ** 日		20** 年 ** 月 ** 日

（1）目的：严格规范实验动物给料、给水与更换垫料程序，防止污染发生。

（2）范围：适用于屏障环境动物实验室的饲养管理工作。

（3）职责：屏障环境动物实验室的饲养管理人员，应严格遵守本标准操作规程，防止污染和错误操作。

（4）标准操作规程：

1）实验动物自由采食、饮水，不能断料、断水，啮齿类动物的采食主要在夜晚，白天鼠盖上的饲料略有剩余即可。

2）每天上班后和工作结束前两次全面检查各鼠盒，注意观察饮水瓶是否漏水、鼠盒内垫料的潮湿度，应及时更换漏水的水瓶和潮湿的鼠盒。

3）大、小鼠的垫料更换：

ⓐ每天上午上班时和下午下班前各给鼠盒加料1次，加料时打开饲料袋，戴上一次性手套或用加料勺向盒盖内加料。

ⓑ加料的量取决于动物的大小和数量，以到第二天上午上班检查时每盒剩下1~2根鼠料为宜。

ⓒ应注意观察记录动物采食的量。

4）大、小鼠的喂水：

ⓐ每日更换饮水瓶，将换下的饮水瓶刷洗干净，装4/5瓶水放在瓶箱中。将换下的饮水管内壁刷洗干净，统一装入盒中，待灭菌。

ⓑ将灭菌过的饮水瓶盖上饮水管，搬入动物室，从鼠盒的盒盖上取下用过的水瓶，将空饮水瓶存放箱中，同时取一个新装满水的水瓶插在盒盖上。

ⓒ每插上一个水瓶，仔细观察片刻，确信饮水瓶没有漏水后，再换下一个鼠盒的饮水瓶。发现漏水饮水瓶不得再使用。

ⓓ大、小鼠饮水采用更换水瓶的方式，不采用向瓶中加水的方式，更换下的水瓶需传出动物室，送到洗涤间，经清洗高压灭菌后方可使用。

5）大、小鼠换盒：

ⓐ将装有垫料的鼠盒放在洁净贮物间，待垫料晾干后送入动物室使用。

ⓑ从鼠盒架上取下鼠盒放置于工作车上，颠倒饮水瓶，取下鼠盒盖放于鼠盒旁。

ⓒ用镊子或手轻轻抓住鼠尾近根部，将鼠提起放入盛有新鲜、灭菌垫料的鼠盒中，盖上原鼠盖，插上饮水瓶，放回鼠架上，挂上相应的动物情况登记卡。

ⓓ换下的鼠盒叠放在一起，经污物走廊、缓冲间送入洗涤间。

2.2.2　SPF 级大、小鼠饲养管理标准操作规程（表 2-31）

表 2-31　SPF 级大、小鼠饲养管理标准操作规程

** 机构标准操作规程		文件编号	×××××××–B002		第 1 页　共 2 页
主题	SPF 级大、小鼠饲养管理标准操作规程			颁布时间	20** 年 ** 月 ** 日
起草人	***	审核人	***	批准人	***
修改校订记录	第一次修改	第二次修改	第三次修改	第四次修改	第五次修改
	20** 年 ** 月 ** 日	20** 年 ** 月 ** 日	20** 年 ** 月 ** 日	20** 年 ** 月 ** 日	20** 年 ** 月 ** 日

（1）目的：规范 SPF 级大、小鼠饲养管理与标准操作规程，确保实验动物的质量，防止动物室的污染。

（2）范围：适用于 SPF 级大、小鼠饲养管理工作。

（3）职责：工作人员应严格执行 SPF 级大、小鼠饲养管理与标准操作规程，确保动物质量符合国标要求。

（4）标准操作规程：

1）SPF 级大、小鼠要求生活在屏障环境内，严格按屏障环境要求控制各项环境因素指标。

2）根据营养需要设计饲料配方，蛋白质、能量和维生素等各种营养成分应全面、充分。每天喂饲料应定时定量。

3）饲养 SPF 级大、小鼠所用的笼具、水瓶等都必须耐酸、耐碱、耐高温。

4）根据不同的动物品系的遗传要求，严格执行交配繁殖方法，任何人不得私自改变繁殖方法。

5）繁殖种鼠一般生产 5 胎后应予淘汰，同时可以根据产仔情况适当延长或减少 1 胎。

6）种鼠选择：选种应在大、小鼠离乳时进行初选。双亲应符合该品系的遗传学特征，无变异，体质健康无疾病，活力强，胎次间隔短，仔鼠成活率高，胎产仔数较多。初选时按健康标准一般选留 2 ~ 4 胎仔鼠，适当延长哺乳期到 23 天，雌雄分开，单窝或单一笼架只留一个性别饲养，做好记录。在育成过程中出现异常立即淘汰，同时适当进行营养控制，以防过度肥胖，影响配种。配种前按健康标准和生殖器情况进行定选。应选体质强壮、活泼、被毛紧披而有光泽、尾巴肥嫩粉红、血管明显、眼鼻无异物、无外伤肿胀溃烂、外生殖器发育良好、生长发育正常的大、小鼠作为种鼠。

7）饲养人员应认真填写动物的繁殖登记卡，发现遗漏丢失的应及时补上。

8）饲养人员每天进入动物室后，要认真观察温度、湿度、动物精神状态、采食情况

等并做好记录。

9）动物的发放应以办公室开出的领货单为准，严格按照领货单上的要求发放动物。

10）禁止非本单位人员、笼具、动物进入饲养间。

11）当发现笼盒内大、小鼠减少时，要立刻检查核对该笼大、小鼠只数，寻找逃跑的动物。找到逃跑动物后，应立即记录逃跑动物的编号、性别，但禁止再放回原笼，如是单只大、小鼠可单独放在一个消毒过的鼠盒内，如是多只则按性别分开放；并报告上级领导及实验人员，由实验人员处理或征得实验人员同意后处死并做好记录。

12）动物饲养要定时定量定笼具。如：每日上午 8:30 更换饮水瓶。上午 8:30、下午 16:30 两次喂料。饮水瓶中水量＞ 100mL。

13）饲料投放量：

50g 体重大鼠：饲料量 10～20g/d；饮水量 30～50mL/d。

180～220g 体重大鼠：饲料量 35～70g/d；饮水量 70～100mL/d。

18～22g 体重小鼠：饲料量 3～8g/d；饮水量 5～10mL/d。

2.2.3　SPF 级裸鼠饲养管理标准操作规程（表 2-32）

表 2-32　SPF 级裸鼠饲养管理标准操作规程

** 机构标准操作规程		文件编号	×××××××–B003		第 1 页　共 1 页	
主题	SPF 级裸鼠饲养管理标准操作规程			颁布时间	20** 年 ** 月 ** 日	
起草人	***	审核人	***	批准人	***	
修改校订记录	第一次修改	第二次修改	第三次修改	第四次修改	第五次修改	
	20** 年 ** 月 ** 日	20** 年 ** 月 ** 日	20** 年 ** 月 ** 日	20** 年 ** 月 ** 日	20** 年 ** 月 ** 日	

（1）目的：规范 SPF 级裸鼠饲养管理标准操作规程，确保实验动物的质量，防止动物实验室的污染。

（2）范围：适用于 SPF 级裸鼠饲养管理工作。

（3）职责：工作人员应严格执行 SPF 级裸鼠饲养管理标准操作规程，确保动物质量。

（4）标准操作规程：

1）SPF 级裸鼠应在屏障环境笼养或层流柜内饲养，严格按屏障环境要求控制各项环境因素指标。

2）饲养裸鼠的环境 24h 都不得停电，停电应及时采取应急措施，迅速恢复供电。

3）裸鼠对温度和湿度要求比较严格，温度为 25～26℃，湿度为 40%～60%。

4）裸鼠对能量的要求稍高于其他小鼠，所以在饲料配方上应考虑给予补充。

5）在生产繁殖上，一般采用雄性纯合子裸鼠和雌性杂合子裸鼠交配的方法。

6）仔鼠在出生后 3 天，根据裸鼠胡须少而卷曲的特点将纯合子裸鼠与杂合子裸鼠分开。

7）哺乳 25 天进行离乳，按雌雄分盒饲养。

8）饲养人员生病时（如感冒、发热、痢疾等）不得进入饲养区。

9）饲养人员应认真填写动物的繁殖登记卡，发现遗漏丢失的应及时补上。

10）饲养人员每天进入动物实验室后，要认真观察温度、湿度、动物精神状态、采食情况等，并做好记录。

11）动物的发放应以办公室开出的领货单为准，严格按照领货单上的要求发放动物。

12）禁止非本单位人员、笼具、动物进入饲养间。

13）饲料投放量：13 ~ 20g 裸鼠饲料量 5 ~ 10g/d；饮水量 8 ~ 15mL。

2.2.4　SPF 级豚鼠饲养管理标准操作规程（表 2-33）

表 2-33　SPF 级豚鼠饲养管理标准操作规程

** 机构标准操作规程		文件编号	×××××××-B004		第 1 页　共 2 页	
主题	SPF 级豚鼠饲养管理标准操作规程			颁布时间	20** 年 ** 月 ** 日	
起草人	***	审核人	***	批准人	***	
修改校订记录	第一次修改	第二次修改	第三次修改	第四次修改	第五次修改	
	20** 年 ** 月 ** 日	20** 年 ** 月 ** 日	20** 年 ** 月 ** 日	20** 年 ** 月 ** 日	20** 年 ** 月 ** 日	

（1）目的：规范 SPF 级豚鼠饲养管理标准操作规程，确保实验动物的质量，防止动物室的污染。

（2）范围：适用于 SPF 级豚鼠饲养管理工作。

（3）职责：工作人员应严格执行 SPF 级豚鼠饲养管理标准操作规程，确保动物质量。

（4）标准操作规程：

1）SPF 级豚鼠应在屏障环境内饲养，严格按屏障环境要求控制各项环境因素指标。

2）因豚鼠胆小易惊，进入豚鼠饲养间应轻拿轻放，尽量降低噪声。

3）豚鼠饲养间温度应保持在 18 ~ 24℃，湿度以 45% ~ 55% 为宜。

4）豚鼠在饲养过程中应注意补充维生素 C，并且定时定量。

5）进入动物室的笼具、饮水瓶、饲料等一切物品需经高温高压灭菌，每天清除笼底的积粪，并定期洗刷和消毒网架。

6）繁殖豚鼠以雌：雄 =6：1 长期同居法。仔鼠 14 ~ 20 天离乳，离乳后根据雌雄、大小、强弱分群饲养。

7）种鼠选择：应在豚鼠离乳时进行初选。双亲应符合该品系的遗传学特征，无变异，体质健康无疾病，活力强，胎次间隔短，仔鼠成活率高，胎产仔数 4 只以上。初选时按健康标准一般选留 2~4 胎仔鼠，适当延长哺乳期，单窝只留一个性别饲养，做好记录。在育成过程中出现异常立即淘汰，同时适当进行营养控制，以防过度肥胖，影响配种。配种前按健康标准和生殖器情况进行定选。应选体质强壮、活泼、被毛紧披而有光泽、眼鼻无异物、无外伤肿胀溃烂、外生殖器发育良好、生长发育正常的豚鼠作为种鼠，至 150 日龄即可配种。年龄超过 18 个月淘汰。

8）发现动物有异常情况应及时隔离饲养，并向技术人员汇报。

9）饲养人员应认真填写动物的繁殖登记卡，发现遗漏丢失的应及时补上。

10）禁止非本单位人员、笼具、动物进入饲养间。

11）饲料投放量：成年豚鼠饲料量 20~35g/d；饮水量 200mL/d。

2.2.5 SPF 级兔饲养管理标准操作规程（表 2-34）

表 2-34　SPF 级兔饲养管理标准操作规程

** 机构标准操作规程		文件编号	×××××××-B005		第 1 页　共 1 页
主题	SPF 级兔饲养管理标准操作规程			颁布时间	20** 年 ** 月 ** 日
起草人	***	审核人	***	批准人	***
修改校订记录	第一次修改	第二次修改	第三次修改	第四次修改	第五次修改
	20** 年 ** 月 ** 日	20** 年 ** 月 ** 日	20** 年 ** 月 ** 日	20** 年 ** 月 ** 日	20** 年 ** 月 ** 日

（1）目的：规范 SPF 级兔饲养管理标准操作规程，确保实验动物的质量。

（2）范围：适用于 SPF 级兔的饲养管理工作。

（3）职责：饲养人员应严格执行 SPF 级兔的饲养管理标准操作规程，确保动物质量符合国家标准要求。

（4）标准操作规程：

1）SPF 级兔应在屏障环境内饲养，严格按屏障环境要求控制各项环境因素指标。

2）饲养人员在饲养间操作应轻拿轻放，尽量降低噪声。

3）兔饲养间温度应保持 18~24℃，湿度以 45%~55% 为宜。

4）进入动物饲养间的笼具、饮水瓶、用具等一切物品均需经高压灭菌，每天清除笼底的积粪，并消毒笼架。

5）为保证母兔受孕率，母兔配种之后隔 10~12h 再交配一次。仔兔一般 45 天离乳，离乳后根据雌雄、大小、强弱分群饲养。

6）兔的妊娠期为 30 天左右，产前有拉毛现象，故在产仔前要准备好产箱。

7）饲养人员应定时定量补充种兔，留种率以 10% ~ 15% 为宜。要选留父母双亲的生产性能高的后代，子代应个体健壮，被毛光泽，肌肉丰满，皮肤富有弹性而不松弛，运动灵活，活泼有力，躯体发育匀称，食欲旺盛。留种一般在第 2 ~ 3 胎。

8）在操作过程中，应认真观察动物的活动情况、粪便性状、毛色状况、饮水饮食情况，发现异常应及时隔离饲养，并向技术人员汇报。

9）饲养人员应认真填写动物繁殖登记卡，发现遗漏丢失的应及时补上。

10）禁止非本单位人员、笼具、动物进入饲养间。

11）动物饲养时要定时定量定笼具。如每日上午 8:30 更换饮水瓶。上午 8:30，下午 16:30 两次给料。饮水中要添加维生素 C 和复合维生素 B，饮水瓶中水量应 > 150mL。

12）饲料投放量：成年兔按 30 ~ 90g/（kg·d），分上、下午两次投放。

2.2.6　普通级兔饲养管理标准操作规程（表 2-35）

表 2-35　普通级兔饲养管理标准操作规程

** 机构标准操作规程		文件编号	××××××××-B006		第 1 页　共 2 页
主题	普通级兔饲养管理标准操作规程			颁布时间	20** 年 ** 月 ** 日
起草人	***	审核人	***	批准人	***
修改校订记录	第一次修改	第二次修改	第三次修改	第四次修改	第五次修改
	20** 年 ** 月 ** 日	20** 年 ** 月 ** 日	20** 年 ** 月 ** 日	20** 年 ** 月 ** 日	20** 年 ** 月 ** 日

（1）目的：规范普通级兔饲养管理标准操作规程，确保实验动物的质量，防止动物污染。

（2）范围：适用于普通级兔的饲养管理工作。

（3）职责：工作人员应严格执行普通级兔饲养管理标准操作规程，确保动物质量符合国家标准要求。

（4）标准操作规程：

1）普通级兔应饲养在普通级环境设施内。

2）饲养人员进入饲养间操作应轻拿轻放，尽量降低噪声。禁止在饲养间内吸烟、进食和大声喧哗。

3）每天饲喂 2 次颗粒饲料，饲喂时应定时定量、适当补充维生素 C 或青绿饲料。

4）兔的妊娠期为 30 天左右，产仔前要准备好产箱。

5）为保证母兔受孕率，母兔配种之后隔 10 ~ 12h 再交配 1 次。仔兔一般 45 天离乳，离乳后根据雌雄、大小、强弱分群饲养。

6）饲养人员应定时定量补充种兔，留种率为 10%～15%。要选留父母双亲生产性能高的后代，子代应个体健壮，被毛光泽，肌肉丰满，皮肤富有弹性而不松弛，运动灵活，活泼有力，躯体发育匀称，食欲旺盛。种兔一般在第 2～3 胎中选留。

7）在操作过程中，应认真观察动物的活动情况、粪便性状、毛色状况、饮水饮食情况，发现异常情况应及时隔离饲养，并向技术人员汇报。

8）饲养人员应认真填写动物的繁殖登记卡，发现遗漏丢失的应及时补登。

9）禁止非本单位人员、笼具、动物进入饲养间。

10）饲料饮水用量同 SPF 级兔标准操作规程。

2.2.7　普通级豚鼠饲养管理标准操作规程（表 2-36）

表 2-36　普通级豚鼠饲养管理标准操作规程

** 机构标准操作规程		文件编号		×××××××× –B007		第 1 页　共 2 页	
主题	普通级豚鼠饲养管理标准操作规程				颁布时间	20** 年 ** 月 ** 日	
起草人	***	审核人		***	批准人	***	
修改校订记录	第一次修改	第二次修改		第三次修改	第四次修改		第五次修改
	20** 年 ** 月 ** 日	20** 年 ** 月 ** 日		20** 年 ** 月 ** 日	20** 年 ** 月 ** 日		20** 年 ** 月 ** 日

（1）目的：规范普通级豚鼠饲养管理标准操作规程，确保实验动物的质量，防止动物实验室的污染。

（2）范围：适用于普通级豚鼠饲养管理工作。

（3）职责：工作人员应严格执行普通级豚鼠饲养管理标准操作规程，确保动物质量。

（4）标准操作规程：

1）普通级豚鼠在普通级环境设施内饲养。

2）因豚鼠胆小易惊，进入豚鼠饲养间应噤声、物品轻拿轻放。

3）豚鼠饲养间温度应保持相对恒定，湿度为 70%。

4）豚鼠在饲养过程中应注意补充维生素 C。

5）在饲养过程中若发现动物有腹泻、咳嗽等疾病症状时，用磺胺类药物进行抗菌消炎。

6）每天清除笼底的积粪，保持笼具、食具和饮水的卫生，用消毒水拖地。

7）繁殖豚鼠以雌：雄 =6：1 长期同居法。豚鼠在分娩前应单独饲养，仔鼠 14～20 天离乳，离乳后根据雌雄、大小、强弱分群饲养。

8）种鼠选择：应在豚鼠离乳时进行初选。双亲应符合该品系的遗传学特征，无变异，体质健康无疾病，活力强，胎次间隔短，仔鼠成活率高，胎产仔数 4 只以上。初选时按健康标准一般选留 2～4 胎仔鼠，适当延长哺乳期，单窝只留一个性别饲养，做好记录。在育成过程中出现异常立即淘汰，同时适当进行营养控制，以防过度肥胖，影响配种。配种前按健康标准和生殖器情况进行定选。应选体质强壮、活泼、被毛紧披而有光泽、眼鼻无异物、无外伤肿胀溃烂、外生殖器发育良好、生长发育正常的豚鼠作为种鼠。至 150 日龄即可配种，必须避免近亲交配，采用 1 雄多雌长期同居法。年龄超过 18 个月淘汰。

9）发现动物有异常情况应及时隔离饲养，并向技术人员汇报。

10）饲养人员应认真填写动物的繁殖登记卡，发现遗漏丢失的应及时补登。

11）禁止非本单位人员、笼具、动物进入饲养间。

12）饲料饮水投放量参照 SPF 级豚鼠标准操作规程。

2.2.8 动物实验基本标准操作规程（表 2-37）

表 2-37 动物实验基本标准操作规程

** 机构标准操作规程		文件编号	×××××××-B008		第 1 页 共 2 页	
主题	动物实验基本标准操作规程			颁布时间	20** 年 ** 月 ** 日	
起草人	***		审核人	***	批准人	***
修改校订记录	第一次修改	第二次修改	第三次修改	第四次修改		第五次修改
	20** 年 ** 月 ** 日	20** 年 ** 月 ** 日	20** 年 ** 月 ** 日	20** 年 ** 月 ** 日		20** 年 ** 月 ** 日

（1）目的：规范普通环境、屏障环境动物实验室进行动物实验的一般程序。

（2）范围：适用于在普通环境、屏障环境进行动物实验的人员。

（3）职责：工作人员应严格执行普通环境及屏障环境动物实验标准操作规程，确保实验顺利完成。

（4）标准操作规程：

1）动物实验前的准备：

ⓐ动物的购入：

按实验计划购买与实验设施级别相符的合格实验动物。

ⓑ动物饲养室及饲养器具准备：

• 动物饲养室在启用前应对设施、笼具及用具等统一进行彻底消毒。

• 屏障环境内调整好送排风系统、空气净化系统，严格控制温度、湿度、风速、噪声等环境因素。

- 垫料、饲料按购入动物数量准备。

- 各笼箱的编号及卡片、饲喂动物用器材（如给饵器、粪便托盘、搬运车、台秤、饲料桶、电源插板等）。

ⓒ动物实验用品的准备：

按照实验要求准备好所需的实验器材、器具、药品、试剂等并清点数目，做好记录。

2）动物实验基本工作程序：

ⓐ每日上午8:00由实验室主管分配实验任务给各实验室工作人员。

ⓑ工作人员完成例行日常工作后开始准备试验，包括登记、按程序进入屏障设施、完成设施内日常记录、药品配制、准备试剂、试验器材等。

ⓒ观察记录实验动物状况、动物实验环境状况。动物及环境情况稳定的情况下准备开始实验。

ⓓ准备充分后开始实验，具体实验方法、步骤参考已制定好的各项实验标准操作规程，并做好实验记录。

ⓔ实验结束后清扫整理实验室，按日常管理规定完成日常工作。

ⓕ整理实验结果，并记录备案。

2.2.9 裸鼠的安乐死标准操作规程（表2-38）

表2-38 裸鼠的安乐死标准操作规程

** 机构标准操作规程		文件编号	×××××××-B009		第1页 共1页
主题	裸鼠的安乐死标准操作规程			颁布时间	20** 年 ** 月 ** 日
起草人	***	审核人	***	批准人	***
修改校订记录	第一次修改	第二次修改	第三次修改	第四次修改	第五次修改
	20** 年 ** 月 ** 日	20** 年 ** 月 ** 日	20** 年 ** 月 ** 日	20** 年 ** 月 ** 日	20** 年 ** 月 ** 日

（1）目的：规范裸鼠的安乐死方法。

（2）范围：适用于SPF级裸鼠实验。

（3）职责：全体动物实验人员应严格执行SPF级裸鼠实验标准操作规程，确保实验顺利完成。

（4）标准操作规程：

ⓐ1～6日龄：麻醉后断颈、低温麻醉后断颈（头）和清醒中断颈（头）。

ⓑ7～14日龄：腹腔或静脉注射100～150mg/kg戊巴比妥钠或吸入二氧化碳、氟烷、

甲氧氟烷、异氟醚、安氟醚、七氟醚、地氟醚等麻醉后断颈。

ⓒ ＞14 日龄：腹腔或静脉注射 100～150mg/kg 戊巴比妥钠或吸入二氧化碳、氟烷、甲氧氟烷、异氟醚、安氟醚、七氟醚、地氟醚等麻醉后放血致死、麻醉后断颈、麻醉后颈椎脱臼、麻醉后注射氯化钾（2mmol/kg，IV），清醒中颈椎脱臼。

2.2.10　豚鼠过敏反应标准操作规程（表 2-39）

表 2-39　豚鼠过敏反应标准操作规程

** 机构标准操作规程		文件编号	×××××××–B010		第 1 页　共 1 页
主题	豚鼠过敏反应标准操作规程			颁布时间	20** 年 ** 月 ** 日
起草人	***	审核人	***	批准人	***
修改校订记录	第一次修改	第二次修改	第三次修改	第四次修改	第五次修改
	20** 年 ** 月 ** 日	20** 年 ** 月 ** 日	20** 年 ** 月 ** 日	20** 年 ** 月 ** 日	20** 年 ** 月 ** 日

（1）目的：规范豚鼠过敏反应的操作程序。

（2）范围：适用于各微生物学等级豚鼠过敏反应实验。

（3）职责：实验人员应严格执行动物实验标准操作规程，确保实验顺利进行。

（4）标准操作规程：

1）实验动物：豚鼠，体重 250～350g，6 只，雌雄均可，雌性应无孕。

2）在实验前和实验过程中，按正常饲养条件饲养，实验后的豚鼠不得重复使用。

3）供试品溶液的配制：除特殊要求外，均按各品种试品规定的浓度配制成供试品溶液。

4）实验方法：取上述豚鼠 6 只，隔日每只每次腹腔注射供试品 0.5mL，共 3 次，进行致敏。然后将其均分为 2 组，每组 3 只，分别在首次注射后第 14 天和第 21 天，由静脉注射供试品 1mL 进行攻击。

5）结果判断：静脉注射供试品 30min 内，不出现过敏反应为阴性，否则为阳性。

2.2.11 兔抓取保定标准操作规程（表2-40）

表2-40 兔抓取保定标准操作规程

** 机构标准操作规程		文件编号	×××××××-B011		第1页 共1页	
主题	兔抓取保定标准操作规程			颁布时间	20** 年 ** 月 ** 日	
起草人	***	审核人	***	批准人	***	
修改校订记录	第一次修改	第二次修改	第三次修改	第四次修改		第五次修改
	20** 年 ** 月 ** 日	20** 年 ** 月 ** 日	20** 年 ** 月 ** 日	20** 年 ** 月 ** 日		20** 年 ** 月 ** 日

（1）目的：规范兔的抓取保定操作方法。

（2）范围：适用于各微生物学等级兔的实验操作。

（3）职责：实验人员应严格执行本动物实验标准操作规程，确保实验顺利进行。

（4）标准操作规程：

1）右手抓住兔颈后部皮肤，将兔提起，然后用左手托住兔的臀部。

2）对兔进行经口给药、注射、采血或热原实验时，常采用兔保定栏，打开保定栏的前盖，抓取兔放进栏内，右手抓住兔耳朵将头部拉过保定栏的开孔，迅速关上栏门。假如兔挣扎，可用手在它的背上轻轻抚摸，使它安静下来，因为兔挣扎易损伤脊柱。

3）需要进行手术时，可将兔固定在兔实验台上，四肢固定，门齿用细绳拴住，固定在实验台的铁柱上。

2.2.12 兔的热源实验标准操作规程（表2-41）

表2-41 兔的热源实验标准操作规程

** 机构标准操作规程		文件编号	×××××××-B012		第1页 共1页	
主题	兔的热源实验标准操作规程			颁布时间	20** 年 ** 月 ** 日	
起草人	***	审核人	***	批准人	***	
修改校订记录	第一次修改	第二次修改	第三次修改	第四次修改		第五次修改
	20** 年 ** 月 ** 日	20** 年 ** 月 ** 日	20** 年 ** 月 ** 日	20** 年 ** 月 ** 日		20** 年 ** 月 ** 日

（1）目的：规范兔的热源实验操作方法。

（2）范围：适用于各微生物学等级兔的实验操作。

（3）职责：实验人员应严格执行本动物实验标准操作规程，确保实验顺利进行。

（4）标准操作规程：

1）实验动物：健康合格的家兔，体重 1.7～3.0kg，雌兔应无孕。

2）实验中不得更换饲料，体重应保持正常，精神、食欲等没有异常现象。

3）实验方法：

ⓐ取适用家兔 3 只，保定于兔固定栏内测定其正常体温后 15min 内，自耳缘静脉缓缓注入规定剂量并温热至约 38℃ 的供试品溶液。

ⓑ每隔 30min 测量体温 1 次，共测 6 次，以 6 次体温中最高的一次减去正常体温，即为该兔体温的升高温度。如 3 只兔中有 1 只体温升高 0.6℃，但体温升高的总和达 1.4℃ 或以上，应另取 5 只家兔复试，检查方法同上。

4）结果判断：在初试的 3 只家兔中，体温升高均 < 0.6℃，并且 3 只家兔体温升高的总和 < 1.4℃；或在复试的 5 只兔中，体温升高 0.6℃ 或 0.6℃ 以上的家兔不超过 1 只，并且初试、复试合并 8 只家兔的体温升高总和为 3.5℃ 或 3.5℃ 以下，均判为供试品的热源检查符合规定。

2.2.13　兔的麻醉标准操作规程（表 2-42）

表 2-42　兔的麻醉标准操作规程

** 机构标准操作规程		文件编号	×××××××-B013		第 1 页　共 1 页
主题	兔的麻醉标准操作规程			颁布时间	20** 年 ** 月 ** 日
起草人	***	审核人	***	批准人	***
修改校订记录	第一次修改	第二次修改	第三次修改	第四次修改	第五次修改
	20** 年 ** 月 ** 日	20** 年 ** 月 ** 日	20** 年 ** 月 ** 日	20** 年 ** 月 ** 日	20** 年 ** 月 ** 日

（1）目的：规范兔的麻醉操作方法。

（2）范围：适用于各微生物学等级兔的实验操作。

（3）职责：实验人员应严格执行本动物实验标准操作规程，确保实验顺利进行。

（4）标准操作规程：

1）多用非挥发性的麻醉剂（如速眠新、戊巴比妥钠等）进行注射麻醉。

2）进行耳缘静脉注射麻醉时，根据不同动物的体重准确计算麻醉剂的注射量。

3）注射时应缓慢进行，首先推注麻醉药总量的 2/3，同时注意观察动物的呼吸及各种反射等指标，如果已达到所需麻醉程度，可以不再注射余下的麻醉药。

2.2.14 兔的给药标准操作规程（表2-43）

表2-43 兔的给药标准操作规程

** 机构标准操作规程		文件编号	×××××××–B014		第1页 共2页	
主题	兔的给药标准操作规程			颁布时间	20** 年 ** 月 ** 日	
起草人	***	审核人	***	批准人	***	
修改校订记录	第一次修改	第二次修改	第三次修改	第四次修改	第五次修改	
	20** 年 ** 月 ** 日	20** 年 ** 月 ** 日	20** 年 ** 月 ** 日	20** 年 ** 月 ** 日	20** 年 ** 月 ** 日	

（1）目的：规范兔的给药操作方法。

（2）范围：适用于各微生物学等级兔的实验操作。

（3）职责：实验人员应严格执行本动物实验标准操作规程，确保实验顺利进行。

（4）标准操作规程：

1）灌胃给药：

ⓐ根据动物的体重计算给药剂量。

ⓑ将家兔放进保定器内，助手轻轻压住兔的背部，防止兔的挣扎。

ⓒ实验者用左手拇指和中指挤压兔两颊，将下颌挤开使兔被动张口，用右手将开口器从一侧口角插入口腔并固定。

ⓓ将泡在水中的 14 号细导尿管，经开口器的孔插入，向前推进约 15cm 可达胃内，确认泡在水中的导管另一端没有冒气泡，说明没有误入气管，即可注入药液。灌胃量为每只每次 20 ~ 60mL。

2）注射给药：

ⓐ皮下注射：

• 酒精消毒注射部位的皮肤，用左手拇指和中指捏起兔背部皮肤形成皮肤皱褶。

• 用食指按压皱褶的一端，形成三角体以增大皮下空隙。

• 右手持注射器从皱褶下穿刺，左手松开皱褶，注入药物。

ⓑ皮内注射：

• 剪去皮内注射区域的毛，然后用脱毛剂除毛。

• 间隔 1 天后进行皮内注射，注射方法与大鼠相同。

ⓒ肌内注射：

• 剪去兔臀部被毛，酒精消毒。

• 左手拇指和其他 4 指分开，绷紧注射部位皮肤。

- 右手持注射器，与皮肤成 60°角，迅速刺入肌肉，回抽无回血，即可推注药液。

ⓓ腹腔注射：

- 将兔仰卧位保定，剪去下腹部注射部位的被毛，酒精消毒。
- 实验者右手拿注射器于左下腹（或右下腹）距离中线 1cm 处 45°角穿刺，当针头穿过腹肌有落空感时，表示针头已进入腹膜腔。
- 固定针头，回抽注射器无回血液、尿液、肠液，即可注射药液。

ⓔ耳缘静脉注射：

- 用兔保定器固定兔，拔去兔耳郭边缘被毛，可见沿着耳郭边缘走行的静脉。
- 酒精消毒使血管充盈，左手食指和中指夹住静脉近心端。
- 拇指和小指夹住耳郭边缘部分，无名指和小指放在耳郭下做垫。
- 右手拿注射器，针头的斜面朝上，以 20°角将针头插入静脉，放松对静脉近心端的压迫。
- 缓慢地把药液注射进血管，注射完毕拔出针头，用拇指轻轻按住注射部位止血。

3）涂布给药：

ⓐ选择脊柱两侧的背部皮肤作为经皮给药的常选部位。

ⓑ在需用药部位用脱毛剂去毛后洗净，待 24h 才可使用。

ⓒ涂药前仔细观察皮肤是否有刀伤或过度腐蚀的创伤以及有无炎症等。皮肤正常后，方可使用。

2.2.15　兔的采血标准操作规程（表 2-44）

表 2-44　兔的采血标准操作规程

** 机构标准操作规程		文件编号	×××××××–B015		第 1 页　共 2 页	
主题	兔的采血标准操作规程			颁布时间	20** 年 ** 月 ** 日	
起草人	***	审核人	***	批准人	***	
修改校订记录	第一次修改	第二次修改	第三次修改	第四次修改	第五次修改	
	20** 年 ** 月 ** 日	20** 年 ** 月 ** 日	20** 年 ** 月 ** 日	20** 年 ** 月 ** 日	20** 年 ** 月 ** 日	

（1）目的：规范兔的采血操作方法。

（2）范围：适用于各微生物学等级兔的实验操作。

（3）职责：实验人员应严格执行本动物实验标准操作规程，确保实验顺利进行。

（4）标准操作规程：

1）耳缘静脉采血：

ⓐ操作方法与兔耳缘静脉注射给药方法相同。

ⓑ采血后用消毒棉球压迫伤口止血。采血量每次 5～10mL。

2）耳中央动脉采血：

ⓐ兔耳郭中部有一条较粗、颜色鲜红的动脉。采血方法同上。

ⓑ取血完毕后注意压迫止血。

注意：穿刺过程中动脉常发生较长时间的痉挛性收缩，若遇到这种情况，可稍等一下，待动脉重新舒张后再抽血，同时注意操作要轻柔。如因为天气寒冷引起动脉收缩，可用提高室内温度的办法，待室温升高后，才开始采血。

3）心脏采血：

ⓐ将兔仰卧位固定在兔台下，剪去心前区毛。

ⓑ在左侧胸壁第 3～4 肋间，用左手食指摸到心脏搏动最明显处，常规消毒。

ⓒ右手持带 10～12 号针头的注射器，从心脏搏动最强处垂直穿刺，进针深度约 3cm。

ⓓ当有落空感时，可感觉到针尖随心脏搏动而动，说明已插入心脏，即有血液涌进注射器内。

ⓔ采血完毕后迅速拔针，穿刺部位用消毒纱布遮盖，让兔卧位休息几分钟再放回笼子。

注意：如果有落空感并能感受有心脏搏动，却无血液流入注射器，可边退针边抽吸，一旦抽到血液，立即固定针头，继续抽血。穿刺只能上下进退针，不可左右前后摆动针头，以免刺破心脏。

2.2.16 兔的安乐死标准操作规程（表2-45）

表2-45 兔的安乐死标准操作规程

** 机构标准操作规程		文件编号	×××××××–B016		第1页 共1页	
主题	兔的安乐死标准操作规程			颁布时间	20** 年 ** 月 ** 日	
起草人	***	审核人	***	批准人	***	
修改校订记录	第一次修改	第二次修改	第三次修改	第四次修改		第五次修改
	20** 年 ** 月 ** 日	20** 年 ** 月 ** 日	20** 年 ** 月 ** 日	20** 年 ** 月 ** 日		20** 年 ** 月 ** 日

（1）目的：规范兔的安乐死操作方法。

（2）范围：适用于各微生物学等级兔的实验操作。

（3）职责：实验人员应严格执行本动物实验标准操作规程，确保实验顺利进行。

（4）标准操作规程：腹腔或静脉注射 $100 \sim 150mg/kg$ 戊巴比妥钠或吸入二氧化碳，麻醉后放血致死或麻醉后注射氯化钾（$2mmol/kg$，Ⅳ）。

2.2.17 小鼠的抓取和保定标准操作规程（表2-46）

表2-46 小鼠的抓取和保定标准操作规程

** 机构标准操作规程		文件编号	×××××××-B017		第1页 共1页
主题	小鼠的抓取和保定标准操作规程			颁布时间	20**年**月**日
起草人	***	审核人	***	批准人	***
修改校订记录	第一次修改	第二次修改	第三次修改	第四次修改	第五次修改
	20**年**月**日	20**年**月**日	20**年**月**日	20**年**月**日	20**年**月**日

（1）目的：规范小鼠的抓取和保定方法。

（2）范围：适用于 SPF 级小鼠实验。

（3）职责：全体动物实验人员应严格执行 SPF 级小鼠实验标准操作规程，确保实验顺利完成。

（4）标准操作规程：

1）徒手保定：

ⓐ用右手或左手拇指和食指捏住小鼠尾巴中部，放在笼盖上。

ⓑ趁着小鼠试图挣脱的瞬间，迅速用另一只手拇指和食指捏住小鼠两耳和颈部皮肤。

ⓒ另外 3 个手指则压住小鼠的尾根部并握入手掌掌心中。

ⓓ放松抓尾巴那只手的拇指和食指，完成抓取保定。

2）固定器保定：

ⓐ提起小鼠尾部，把小鼠放进特制小鼠固定笼里。

ⓑ封好固定笼的封口，露出尾巴，即达到固定目的。

3）注意事项：

ⓐ抓小鼠尾巴时应抓住尾巴中部或根部，不能仅捏住小鼠尾巴的尾端，因为这时小鼠的重量全部集中到尾端，如果小鼠挣扎，有可能弄破尾端。

ⓑ抓取小鼠力度要适当，过分用力会使动物窒息死亡或脱臼，力度不够小鼠头会反转过来咬伤实验者的手。

ⓒ徒手保定方法适用于灌胃、腹腔和皮下注射。

ⓓ固定器保定方法适用于小鼠尾巴静脉注射或采血。

2.2.18 小鼠的编号标记、随机分组标准操作规程（表2-47）

表2-47 小鼠的编号标记、随机分组标准操作规程

** 机构标准操作规程		文件编号	×××××××–B018		第1页 共1页
主题	小鼠的编号标记、随机分组标准操作规程			颁布时间	20** 年 ** 月 ** 日
起草人	***	审核人	***	批准人	***
修改校订记录	第一次修改	第二次修改	第三次修改	第四次修改	第五次修改
	20** 年 ** 月 ** 日	20** 年 ** 月 ** 日	20** 年 ** 月 ** 日	20** 年 ** 月 ** 日	20** 年 ** 月 ** 日

（1）目的：规范小鼠的编号标记、随机分组方法。

（2）范围：适用于 SPF 级小鼠实验。

（3）职责：全体动物实验人员应严格执行 SPF 级小鼠实验标准操作规程，确保实验顺利完成。

（4）标准操作规程：

1）染色液：用 3% ~ 5% 苦味酸溶液。

2）编号：

ⓐ一般习惯涂染在左前腿上为 1 号，左后腿为 2 号，右前腿为 3 号，右后腿为 4 号，头部为 5 号，6 ~ 9 号为头部加上相应部位。

ⓑ尾部为 10 号，背中部为 20 号。11 ~ 19 号为尾部加上相应部位，如 11 号为尾部加上左前腿。

3）随机分组：

ⓐ每组动物雌雄各半，将动物随机分配至各组，使用 1/10 天平称重并记录，算出各组动物体重的平均值，再进行调整，使各组动物体重差异无统计学意义。

ⓑ体重记录。

2.2.19 小鼠的麻醉标准操作规程（表2-48）

表2-48 小鼠的麻醉标准操作规程

** 机构标准操作规程		文件编号	×××××××–B019		第1页 共1页
主题	小鼠的麻醉标准操作规程			颁布时间	20** 年 ** 月 ** 日
起草人	***	审核人	***	批准人	***

修改校订记录	第一次修改	第二次修改	第三次修改	第四次修改	第五次修改
	20**年**月**日	20**年**月**日	20**年**月**日	20**年**月**日	20**年**月**日

（1）目的：规范小鼠的麻醉方法。

（2）范围：适用于SPF级小鼠实验。

（3）职责：全体动物实验人员应严格执行SPF级小鼠实验标准操作规程，确保实验顺利完成。

（4）标准操作规程：

1）吸入麻醉：

ⓐ小鼠的吸入麻醉多用挥发性麻醉剂（如乙醚）。麻醉时，先将麻醉瓶底部放入少量脱脂棉，将乙醚倒在棉花上，在室温下乙醚逐渐变成气体挥发。

ⓑ将待麻醉动物放入瓶内，根据动物的大小可选择大小不同的容器。

注意：由于乙醚麻醉维持时间较短，为了维持长时间麻醉，可准备一个辅助麻醉瓶，内装有浸有乙醚的脱脂棉，在动物麻醉变浅而实验还在进行中时，可将此瓶套在动物的口鼻部，追加麻醉。

2）注射麻醉：

ⓐ戊巴比妥钠、巴比妥钠、乌拉坦等作为腹腔注射麻醉时，根据不同动物的体重准确计算麻醉剂的注射量。

ⓑ注射时应缓慢进行，同时注意观察动物的呼吸及各种反射等指标。

2.2.20　小鼠的给药标准操作规程（表2-49）

表2-49　小鼠的给药标准操作规程

**机构标准操作规程		文件编号	×××××××-B020		第1页　共2页
主题	小鼠的给药标准操作规程			颁布时间	20**年**月**日
起草人	***	审核人	***	批准人	***
修改校订记录	第一次修改	第二次修改	第三次修改	第四次修改	第五次修改
	20**年**月**日	20**年**月**日	20**年**月**日	20**年**月**日	20**年**月**日

（1）目的：规范小鼠的给药方法。

（2）范围：适用于SPF级小鼠实验。

（3）职责：全体动物实验人员应严格执行 SPF 级小鼠实验标准操作规程，确保实验顺利完成。

（4）标准操作规程：

1）灌胃：

ⓐ根据小鼠的体重计算给药剂量。

ⓑ左手保定动物，取垂直体位，右手持注射器，将灌胃针压在舌根部，沿咽后壁慢慢插入食管。小鼠每次灌胃量为 0.2mL/10g。

注意：动物取垂直体位，灌胃针插入时应无阻力，若感到阻力或动物挣扎时，应立即停止进针或将针拔出，以免损伤或穿破食管，或者误入气管。

2）注射给药：

ⓐ皮下注射：

• 将小鼠固定好，消毒注射部位的皮肤。

• 左手拇指和食指轻轻提起皮肤，右手持注射器刺入皮肤，摆动针尖，如容易摆动则表明已刺入皮下。

• 轻轻抽吸，如无回流即可缓慢注射药物。

• 注射完毕后，用手指按压注射部位，以防药液外漏。每次注射剂量为 0.1～0.3mL/10g。

ⓑ皮内注射：

• 消毒注射部位，左手将皮肤捏成皱褶。

• 右手持注射器以 30° 角刺入皮肤浅层，针头不能左右摆动，表明针头在皮内。

• 抽吸无回流后，缓慢将药液注入皮内，注射后皮肤出现一白色皮丘。

ⓒ肌内注射：

• 左手固定小鼠，消毒注射部位。

• 右手持注射器使针头与肌肉成 60° 角刺入肌肉中。

• 注射完毕后用手轻轻按摩注射部位，帮助药液吸收，每条腿不超过 0.1mL。

ⓓ腹腔注射：

• 左手固定小鼠，使小鼠腹部朝上，头部略低于尾部，用酒精消毒左下腹部。

• 右手持注射器，针头与下腹部几乎平行刺入皮肤，进入皮下后向前进针 3～5mm。

• 将针头沿 45° 角斜向穿过腹肌进入腹腔，回抽，如无回血或尿液即可注射。注射量为 0.1～0.2mL/10g。

ⓔ静脉注射：

• 将小鼠固定于可露出尾部的固定器内，用酒精棉球局部消毒。

• 捏住尾根部，使血管更加扩张，右手持注射器，在尾静脉下 1/3 处进针。进针时如感觉阻力小，可见注射的药液在血管内流动。

• 注射完毕压迫进针部位止血。

2.2.21 小鼠的采血标准操作规程（表2-50）

表2-50 小鼠的采血标准操作规程

** 机构标准操作规程		文件编号	×××××××-B021		第1页 共2页
主题	小鼠的采血标准操作规程			颁布时间	20**年 ** 月 ** 日
起草人	***	审核人	***	批准人	***
修改校订记录	第一次修改	第二次修改	第三次修改	第四次修改	第五次修改
	20**年 ** 月 ** 日	20**年 ** 月 ** 日	20**年 ** 月 ** 日	20**年 ** 月 ** 日	20**年 ** 月 ** 日

（1）目的：规范小鼠的采血方法。

（2）范围：适用于SPF级小鼠实验。

（3）职责：全体动物实验人员应严格执行SPF级小鼠实验标准操作规程，确保实验顺利完成。

（4）标准操作规程：

1）眼部采血：

ⓐ眼眶后静脉丛采血：

• 左手抓住小鼠头颈部皮肤，轻轻压迫颈部两侧，使静脉血回流障碍，眼球突出。

• 右手持毛细管插入内眼角，轻轻转动采血管，血即流出，成年小鼠采血量0.2~0.3mL/次。

ⓑ摘眼球采血：

• 麻醉小鼠。

• 固定方法同眼眶后静脉丛采血法。

• 小鼠眼球突出时，右手用眼科弯镊迅速夹去眼球。

• 将小鼠头部向下，眼眶很快流出血液。

2）心脏采血：

ⓐ麻醉小鼠。

ⓑ仰卧固定，胸前区去毛消毒。

ⓒ用带4~5号针头的注射器，在左侧第3~4肋间、心跳最明显处进针。

ⓓ采血时要迅速而直接插入心脏，缓慢而稳定地抽吸。

3）剪尾采血：

ⓐ小鼠麻醉或保定后，暴露鼠尾。将鼠尾用75%乙醇棉球反复擦拭，或置于50℃热水中浸泡数分钟，使尾部血管充盈。

ⓑ擦干尾部，用剪刀或刀片剪去尾尖1~2mm。

ⓒ从尾根部向尾尖部按摩，血即从断端流出。

ⓓ采血后用棉球压迫止血（必要时用6%液体火棉胶涂在伤口处止血）。每只鼠可采血10余次，每次采血量约0.1mL。

2.2.22 小鼠的粪便采集标准操作规程（表2-51）

表2-51 小鼠的粪便采集标准操作规程

** 机构标准操作规程		文件编号	×××××××－B022		第1页 共1页	
主题	小鼠的粪便采集标准操作规程			颁布时间	20** 年 ** 月 ** 日	
起草人	***		审核人	***	批准人	***
修改校订记录	第一次修改	第二次修改	第三次修改	第四次修改		第五次修改
	20** 年 ** 月 ** 日	20** 年 ** 月 ** 日	20** 年 ** 月 ** 日	20** 年 ** 月 ** 日		20** 年 ** 月 ** 日

（1）目的：规范小鼠的粪便采集方法。

（2）范围：适用于SPF级小鼠实验。

（3）职责：全体动物实验人员应严格执行SPF级小鼠实验标准操作规程，确保实验顺利完成。

（4）标准操作规程：

1）代谢笼采集：

将小鼠放在特制的代谢笼内饲养，通过笼子底部的大小便分离漏斗集中收集粪便。

2）提鼠法采集粪便：

ⓐ左手抓住小鼠尾巴中部，提起小鼠。小鼠即出现排粪反射。

ⓑ右手用镊子或直接用容器在鼠肛门处接住粪便。

2.2.23 小鼠的尿液采集标准操作规程（表2-52）

表2-52 小鼠的尿液采集标准操作规程

** 机构标准操作规程		文件编号	×××××××－B023		第1页 共1页	
主题	小鼠的尿液采集标准操作规程			颁布时间	20** 年 ** 月 ** 日	
起草人	***		审核人	***	批准人	***
修改校订记录	第一次修改	第二次修改	第三次修改	第四次修改		第五次修改
	20** 年 ** 月 ** 日	20** 年 ** 月 ** 日	20** 年 ** 月 ** 日	20** 年 ** 月 ** 日		20** 年 ** 月 ** 日

（1）目的：规范小鼠的尿液采集方法。

（2）范围：适用于SPF级小鼠实验。

（3）职责：全体动物实验人员应严格执行SPF级小鼠实验标准操作规程，确保实验顺利完成。

（4）标准操作规程：

1）代谢笼采集：

将小鼠放在特制的代谢笼内饲养。待小鼠排便时，通过笼子底部的大小便分离漏斗将尿液分离、收集。小鼠收集量为：1～3mL/24h。

2）提鼠法采集尿液：

ⓐ左手抓住小鼠尾巴中部，提起小鼠。小鼠即出现排尿反射。

ⓑ右手用吸管或毛细管在鼠尿道外口处接住尿液。

3）穿刺膀胱采集尿液：

ⓐ麻醉小鼠，仰卧位保定小鼠。剪去小鼠下腹部耻骨联合之上腹正中线两侧的被毛。用75%乙醇消毒剪毛部位。

ⓑ右手持注射器，取钝角于膀胱部位进针，针头穿过皮肤后稍稍改变角度，以避免穿刺后漏尿，然后刺向膀胱方向。

ⓒ边缓慢进针边回抽，直到抽到尿液为止。抽够所需尿液后，用干棉球压住进针部位，抽出针头，再用碘酒消毒进针部位。

2.2.24 小鼠的胸腔积液采集标准操作规程（表2-53）

表2-53 小鼠的胸腔积液采集标准操作规程

** 机构标准操作规程		文件编号	×××××××–B024		第1页 共1页	
主题	小鼠的胸腔积液采集标准操作规程			颁布时间	20**年**月**日	
起草人	***		审核人	***	批准人	***
修改校订记录	第一次修改	第二次修改	第三次修改	第四次修改		第五次修改
	20**年**月**日	20**年**月**日	20**年**月**日	20**年**月**日		20**年**月**日

（1）目的：规范小鼠的胸腔积液采集方法。

（2）范围：适用于SPF级小鼠实验。

（3）职责：全体动物实验人员应严格执行SPF级小鼠实验标准操作规程，确保实验顺利完成。

（4）标准操作规程：

1）麻醉小鼠，半卧位保定实验小鼠。将胸壁近胸骨右侧缘第 4～5 肋间隙局部皮肤去毛，用 75% 乙醇消毒。

2）穿刺针头与注射器之间接三通连接装置。用左手拇指、食指绷紧局部皮肤，右手持穿刺针紧靠肋骨下缘处垂直进针，穿刺肋间肌时产生一定阻力，当阻力消失有落空感时，说明已刺入胸腔。

3）用左手固定穿刺针头，打开三通连接装置，缓慢抽取胸腔积液。

4）采取完毕，用干棉球压紧穿刺部位，拔出针头。用碘酒消毒穿刺部位。

2.2.25 小鼠的精液采集标准操作规程（表 2-54）

表 2-54 小鼠的精液采集标准操作规程

** 机构标准操作规程		文件编号	×××××××–B025		第 1 页 共 1 页	
主题	小鼠的精液采集标准操作规程			颁布时间	20** 年 ** 月 ** 日	
起草人	***	审核人	***	批准人	***	
修改校订记录	第一次修改	第二次修改	第三次修改	第四次修改	第五次修改	
	20** 年 ** 月 ** 日	20** 年 ** 月 ** 日	20** 年 ** 月 ** 日	20** 年 ** 月 ** 日	20** 年 ** 月 ** 日	

（1）目的：规范小鼠的精液采集方法。

（2）范围：适用于 SPF 级小鼠实验。

（3）职责：全体动物实验人员应严格执行 SPF 级小鼠实验标准操作规程，确保实验顺利完成。

（4）标准操作规程：

1）取一成年母鼠与目标雄鼠合养于同一饲养盒内。观察并记录两鼠交配的时间。

2）于两鼠交配后 3h，取出雌鼠。用镊子从雌鼠阴道内取出阴道栓，并做涂片，进行镜检。

2.2.26 小鼠的骨髓采集标准操作规程（表 2-55）

表 2-55 小鼠的骨髓采集标准操作规程

** 机构标准操作规程		文件编号	×××××××–B026		第 1 页 共 1 页	
主题	小鼠的骨髓采集标准操作规程			颁布时间	20** 年 ** 月 ** 日	
起草人	***	审核人	***	批准人	***	

续表

修改校订记录	第一次修改	第二次修改	第三次修改	第四次修改	第五次修改
	20**年**月**日	20**年**月**日	20**年**月**日	20**年**月**日	20**年**月**日

（1）目的：规范小鼠的骨髓采集方法。

（2）范围：适用于SPF级小鼠实验。

（3）职责：全体动物实验人员应严格执行SPF级小鼠实验标准操作规程，确保实验顺利完成。

（4）标准操作规程：

1）将实验鼠实施安乐死，腹部向上保定小鼠。

2）解剖取出胸骨（或者股骨）。

3）于第3胸骨节处剪断，将其断面的骨髓挤在有稀释液的试管内或玻片上。继而涂片、染色、镜检。

2.2.27　小鼠的腹腔积液采集标准操作规程（表2-56）

表2-56　小鼠的腹腔积液采集标准操作规程

**机构标准操作规程		文件编号	×××××××-B027		第1页　共1页	
主题	小鼠的腹腔积液采集标准操作规程			颁布时间	20**年**月**日	
起草人	***		审核人	***	批准人	***
修改校订记录	第一次修改	第二次修改	第三次修改	第四次修改	第五次修改	
	20**年**月**日	20**年**月**日	20**年**月**日	20**年**月**日	20**年**月**日	

（1）目的：规范小鼠的腹腔积液采集方法。

（2）范围：适用于SPF级小鼠实验。

（3）职责：全体动物实验人员应严格执行SPF级小鼠实验标准操作规程，确保实验顺利完成。

（4）标准操作规程：

1）麻醉小鼠，站立位保定实验小鼠，下腹部局部皮肤去毛，用75%乙醇棉球消毒。

2）用无菌止血钳小心提起皮肤，右手持小针头或穿刺套管针沿下腹部靠腹壁正中线处轻轻垂直刺入，不可刺入太深，避免损伤内脏。

3）针头有落空感，证明穿刺针已进入腹腔，腹腔积液多时可见腹腔积液自然滴出，腹腔积液少时可稍微转动针头回抽，若有腹腔积液流出，立即固定好针头及注射器位置继续抽吸。

4）抽腹腔积液时速度不可太快，不宜一次抽出大量腹腔积液，避免因腹压突然下降导致实验小鼠出现循环功能障碍。

5）采取完毕，用干棉球压紧穿刺部位，拔出针头。

2.2.28 小鼠的安乐死标准操作规程（表2-57）

表2-57 小鼠的安乐死标准操作规程

** 机构标准操作规程		文件编号	×××××××-B028		第1页 共1页
主题	小鼠的安乐死标准操作规程			颁布时间	20** 年 ** 月 ** 日
起草人	***	审核人	***	批准人	***
修改校订记录	第一次修改	第二次修改	第三次修改	第四次修改	第五次修改
	20** 年 ** 月 ** 日	20** 年 ** 月 ** 日	20** 年 ** 月 ** 日	20** 年 ** 月 ** 日	20** 年 ** 月 ** 日

（1）目的：规范小鼠的安乐死方法。

（2）范围：适用于 SPF 级小鼠实验。

（3）职责：全体动物实验人员应严格执行 SPF 级小鼠实验标准操作规程，确保实验顺利完成。

（4）标准操作规程：

1）1～6 日龄小鼠：麻醉后断颈、低温麻醉后断颈（头）和清醒中断颈（头）。

2）7～14 日龄小鼠：腹腔或静脉注射 100～150mg/kg 戊巴比妥钠或吸入二氧化碳、氟烷、甲氧氟烷、异氟醚、安氟醚、七氟醚、地氟醚等麻醉后断颈。

3）＞14 日龄小鼠：腹腔或静脉注射 100～150mg/kg 戊巴比妥钠或吸入二氧化碳、氟烷、甲氧氟烷、异氟醚、安氟醚、七氟醚、地氟醚等麻醉后放血致死、麻醉后断颈、麻醉后颈椎脱臼、麻醉后注射氯化钾 （2meq/kg，Ⅳ），清醒中颈椎脱臼。

2.2.29 大鼠的抓取和保定标准操作规程（表2-58）

表2-58 大鼠的抓取和保定标准操作规程

** 机构标准操作规程		文件编号	×××××××-B029		第1页 共1页
主题	大鼠的抓取和保定标准操作规程			颁布时间	20** 年 ** 月 ** 日
起草人	***	审核人	***	批准人	***

修改校订记录	第一次修改	第二次修改	第三次修改	第四次修改	第五次修改
	20**年**月**日	20**年**月**日	20**年**月**日	20**年**月**日	20**年**月**日

（1）目的：规范大鼠的抓取和保定方法。

（2）范围：适用于SPF级大鼠实验。

（3）职责：全体动物实验人员应严格执行SPF级大鼠实验标准操作规程，确保实验顺利完成。

（4）标准操作规程：

1）徒手保定：

ⓐ保定前需戴好防护手套，以防遭到攻击，抓取原则：稳、准、快。

ⓑ右手或左手轻轻抓住大鼠尾巴的中部并提起，迅速放在笼盖上或其他粗糙面上。

ⓒ左手或右手顺势按、卡在大鼠躯干背部，稍加压力向头颈部滑行。

ⓓ以左手或右手拇指和食指捏住大鼠两耳后部的头颈皮肤，其余3个手指和手掌握住大鼠背部皮肤，完成抓取保定。

2）固定板固定：

ⓐ准备1个25~30cm的方木板，边缘钉5个钉子。

ⓑ将麻醉的大鼠置于固定板上，保持仰卧位，用长20~30cm的线绳浸湿后，分别绑在四肢上。

ⓒ把绑在四肢的线绳绑到固定台的钉子上，并用线绳牵引大鼠两门齿，固定头部。

3）固定器固定：

提起大鼠尾部，把大鼠放进特制大鼠固定笼里，封好固定笼的封口，露出尾巴，即达到固定目的。

4）徒手保定方法适用于大鼠灌胃，肌肉、腹腔和皮下注射。

5）固定器和固定板固定方法适用于大鼠尾静脉注射或采血。

2.2.30　大鼠的编号标记、随机分组标准操作规程（表2-59）

表2-59　大鼠的编号标记、随机分组标准操作规程

**机构标准操作规程		文件编号	×××××××-B030		第1页　共1页
主题	大鼠的编号标记、随机分组标准操作规程			颁布时间	20**年**月**日
起草人	***	审核人	***	批准人	***

续表

修改校订记录	第一次修改	第二次修改	第三次修改	第四次修改	第五次修改
	20**年**月**日	20**年**月**日	20**年**月**日	20**年**月**日	20**年**月**日

（1）目的：规范大鼠的编号标记、随机分组方法。

（2）范围：适用于SPF级大鼠实验。

（3）职责：全体动物实验人员应严格执行SPF级大鼠实验标准操作规程，确保实验顺利完成。

（4）标准操作规程：

1）用3%～5%苦味酸溶液染色。

2）编号：

ⓐ一般习惯涂染在左前腿上为1号，左后腿为2号，右前腿为3号，右后腿为4号，头部为5号，6～9号为头部加上相应部位。

ⓑ尾部为10号，背中部为20号。11～19号为尾部加上相应号数部位，如11号为尾部加上左前腿。

3）随机分组：

ⓐ每组动物雌雄各半，将动物随机分配至各组，使用1/10天平称重并记录，然后算出各组动物体重的平均值，再进行调整，使各组动物体重差异无统计学意义。

ⓑ体重记录。

2.2.31　大鼠的麻醉标准操作规程（表2-60）

表2-60　大鼠的麻醉标准操作规程

**机构标准操作规程		文件编号	×××××××-B031		第1页　共1页
主题	大鼠的麻醉标准操作规程			颁布时间	20**年**月**日
起草人	***	审核人	***	批准人	***
修改校订记录	第一次修改	第二次修改	第三次修改	第四次修改	第五次修改
	20**年**月**日	20**年**月**日	20**年**月**日	20**年**月**日	20**年**月**日

（1）目的：规范大鼠的麻醉方法。

（2）范围：适用于SPF级大鼠实验。

（3）职责：全体动物实验人员应严格执行SPF级大鼠实验标准操作规程，确保实验顺利完成。

（4）标准操作规程：

1）吸入麻醉：

ⓐ麻醉瓶底部放入少量脱脂棉，将乙醚倒在棉花上，在室温下乙醚逐渐变成气体挥发。

ⓑ将待麻醉动物放入瓶内，根据动物的大小可选择大小不同的容器。

注意：由于乙醚麻醉维持时间较短，为了维持长时间麻醉，可准备一个辅助麻醉瓶，内装有浸有乙醚的脱脂棉，在动物麻醉变浅而实验还在进行中时，可将此瓶套在动物的口鼻部，追加麻醉。

2）注射麻醉：

ⓐ根据不同动物的体重准确计算麻醉剂的注射量。

ⓑ注射时应缓慢进行，同时注意观察动物的呼吸及各种反射等指标。

2.2.32 大鼠给药标准操作规程（表2-61）

表2-61 大鼠给药标准操作规程

** 机构标准操作规程		文件编号	×××××××-B032		第1页 共2页
主题	大鼠给药标准操作规程			颁布时间	20**年**月**日
起草人	***	审核人	***	批准人	***
修改校订记录	第一次修改	第二次修改	第三次修改	第四次修改	第五次修改
	20**年**月**日	20**年**月**日	20**年**月**日	20**年**月**日	20**年**月**日

（1）目的：规范大鼠的给药方法。

（2）范围：适用于SPF级大鼠实验。

（3）职责：全体动物实验人员应严格执行SPF级大鼠实验标准操作规程，确保实验顺利完成。

（4）标准操作规程：

1）灌胃：

ⓐ根据动物的体重计算给药剂量。

ⓑ左手保定动物，右手持注射器，将灌胃针压在舌根部，沿咽后壁慢慢插入食管。

ⓒ动物取垂直体位，灌胃针插入时应无阻力，若感到阻力或动物挣扎，应立即停止进针或将针拔出，以免损伤食管，或者误入气管。大鼠灌胃量为1mL/100g。

2）注射给药：

ⓐ皮下注射：

● 将大鼠固定好，消毒注射部位的皮肤。

● 左手拇指和食指轻轻提起皮肤，右手持注射器刺入皮肤，摆动针尖，如容易摆动则表明已刺入皮下。

● 轻轻抽吸，如无回流即可缓慢注射药物。

● 注射完毕后，用手指按压注射部位，以防药液外漏。大鼠皮下注射常选部位为左侧下腹部或后腿皮肤，每次剂量不超过 1mL/100g。

ⓑ皮内注射：

● 常选用大鼠背部脊柱两侧的皮肤，注射部位去毛、消毒。

● 左手将皮肤捏成皱褶，右手持注射器以 30° 角刺入皮肤浅层，针头不能左右摆动时，表明针头在皮内。

● 抽吸无血液回流后，缓慢将药液注入皮内，注射后皮肤出现一白色丘疹。皮内注射量均为每穿刺部位 0.1mL/ 次。

ⓒ腹腔注射：

● 左手固定大鼠，使大鼠腹部朝上，头部略低于尾部，用酒精消毒左下腹部。

● 持注射器，针头与下腹部几乎平行刺入皮肤，进入皮下后向前进针 3 ~ 5mm。

● 针头沿 45° 角斜向穿过腹肌进入腹腔，回抽，如无回血或尿液即可注射。每次注射量为 1 ~ 2mL/100g。

ⓓ静脉注射：

● 大鼠注射部位一般是尾部两侧的静脉。将大鼠固定于可露出尾部的固定器内，用酒精棉球局部消毒。

● 捏住尾根部，使血管更加扩张，右手持注射器，在尾静脉下 1/3 处进针。进针时如感觉阻力小，可见注射的药液在血管内流动。

● 注射完毕压迫进针部位止血。注射量为 0.05 ~ 0.1mL。

3）涂布给药：

ⓐ大鼠采用浸尾方式经尾部皮肤给药。在需用药部位用脱毛剂去毛后洗净，待 24h 才可使用。

ⓑ涂药前仔细观察皮肤是否有刀伤或过度腐蚀的创伤以及有无炎症等情况。皮肤准备妥当后，方可使用。

2.2.33　大鼠的采血标准操作规程（表2-62）

表2-62　大鼠的采血标准操作规程

** 机构标准操作规程		文件编号	×××××××-B033		第 1 页　共 2 页
主题	大鼠的采血标准操作规程			颁布时间	20** 年 ** 月 ** 日
起草人	***	审核人	***	批准人	***
修改校订记录	第一次修改	第二次修改	第三次修改	第四次修改	第五次修改
	20** 年 ** 月 ** 日	20** 年 ** 月 ** 日	20** 年 ** 月 ** 日	20** 年 ** 月 ** 日	20** 年 ** 月 ** 日

（1）目的：规范大鼠的采血方法。

（2）范围：适用于 SPF 级大鼠实验。

（3）职责：全体动物实验人员应严格执行 SPF 级大鼠实验标准操作规程，确保实验顺利完成。

（4）标准操作规程：

1）眼部采血：

ⓐ眼眶后静脉丛采血：

• 先用乙醚麻醉大鼠，左手抓住其头颈部皮肤，轻轻压迫颈部两侧，使静脉血回流障碍，眼球突出。

• 右手持毛细管插入内眼角，轻轻转动采血管，血即流出。

ⓑ摘眼球采血：

• 固定方法同眼眶后静脉丛采血法。

• 大鼠眼球突出时，右手用眼科弯镊迅速夹去眼球。

• 将大鼠头部向下，眼眶很快流出血液。

2）心脏采血：

ⓐ大鼠麻醉后，仰卧固定，胸前区去毛消毒后。

ⓑ用带 4～5 号针头的注射器，在左侧第 3～4 肋间心跳最明显处进针。

ⓒ采血时要迅速而直接插入心脏，缓慢而稳定地抽吸。

3）剪尾采血：

ⓐ大鼠麻醉或保定后，暴露鼠尾。将鼠尾用 75％乙醇棉球反复擦拭，或置于 50℃热水中浸泡数分钟，使尾部血管充盈。

ⓑ擦干尾部，用剪刀或刀片剪去尾尖 1～2mm。

ⓒ从尾根部向尾尖部按摩，血即从断端流出。

ⓓ采血后用棉球压迫止血。

4）腹主静脉采血：

ⓐ将大鼠麻醉，仰卧位固定。

ⓑ打开腹腔，将肠管推向一侧，然后用手指轻轻分开脊柱前的脂肪，暴露出腹主动脉。

ⓒ用针管在腹主动脉分叉处，与血管平行刺入，回抽采血。

2.2.34 大鼠的腹腔积液采集标准操作规程（表2-63）

表 2-63 大鼠的腹腔积液采集标准操作规程

** 机构标准操作规程		文件编号	×××××××–B034		第 1 页 共 1 页	
主题	大鼠的腹腔积液采集标准操作规程			颁布时间	20** 年 ** 月 ** 日	
起草人	***	审核人	***	批准人	***	
修改校订记录	第一次修改	第二次修改	第三次修改	第四次修改	第五次修改	
	20** 年 ** 月 ** 日	20** 年 ** 月 ** 日	20** 年 ** 月 ** 日	20** 年 ** 月 ** 日	20** 年 ** 月 ** 日	

（1）目的：规范大鼠的腹腔积液采集方法。

（2）范围：适用于 SPF 级大鼠实验。

（3）职责：全体动物实验人员应严格执行 SPF 级大鼠实验标准操作规程，确保实验顺利完成。

（4）标准操作规程：

1）麻醉大鼠，站立位保定实验大鼠，下腹部局部皮肤去毛，用 75% 乙醇棉球消毒。

2）用无菌止血钳小心提起皮肤，右手持小针头或穿刺套管针沿下腹部靠腹壁正中线处轻轻垂直刺入，不可刺入太深，避免损伤内脏。

3）针头有落空感，证明穿刺针已进入腹腔，腹腔积液多时可见腹腔积液自然滴出，腹腔积液少时可稍微转动针头回抽，若有腹腔积液流出，立即固定好针头及注射器位置继续抽吸。

4）抽腹腔积液时速度不可太快，不宜一次抽出大量腹腔积液，避免因腹压突然下降导致实验小鼠出现循环功能障碍。

5）采取完毕，用干棉球压紧穿刺部位，拔出针头。

2.2.35 大鼠的粪便采集标准操作规程（表2-64）

表2-64 大鼠的粪便采集标准操作规程

** 机构标准操作规程		文件编号	×××××××–B035		第1页 共1页	
主题	大鼠的粪便采集标准操作规程			颁布时间	20** 年 ** 月 ** 日	
起草人	***		审核人	***	批准人	***
修改校订记录	第一次修改	第二次修改	第三次修改	第四次修改		第五次修改
	20** 年 ** 月 ** 日	20** 年 ** 月 ** 日	20** 年 ** 月 ** 日	20** 年 ** 月 ** 日		20** 年 ** 月 ** 日

（1）目的：规范大鼠的粪便采集方法。

（2）范围：适用于 SPF 级大鼠实验。

（3）职责：全体动物实验人员应严格执行 SPF 级大鼠实验标准操作规程，确保实验顺利完成。

（4）标准操作规程：

1）代谢笼采集：将大鼠放在特制的代谢笼内饲养。通过笼子底部的大小便分离漏斗集中收集粪便。

2）提鼠法采集粪便：

ⓐ左手抓住大鼠尾巴中部，提起大鼠。大鼠即出现排粪反射。

ⓑ右手用镊子或直接用容器在鼠肛门处接住粪便。

2.2.36 大鼠的尿液采集标准操作规程（表2-65）

表2-65 大鼠的尿液采集标准操作规程

** 机构标准操作规程		文件编号	×××××××–B036		第1页 共1页	
主题	大鼠的尿液采集标准操作规程			颁布时间	20** 年 ** 月 ** 日	
起草人	***		审核人	***	批准人	***
修改校订记录	第一次修改	第二次修改	第三次修改	第四次修改		第五次修改
	20** 年 ** 月 ** 日	20** 年 ** 月 ** 日	20** 年 ** 月 ** 日	20** 年 ** 月 ** 日		20** 年 ** 月 ** 日

（1）目的：规范大鼠的尿液采集方法。

（2）范围：适用于 SPF 级大鼠实验。

（3）职责：全体动物实验人员应严格执行 SPF 级大鼠实验标准操作规程，确保实验顺利完成。

（4）标准操作规程：

1）代谢笼采集：将大鼠放在特制的代谢笼内饲养。待大鼠排便时，通过笼子底部的大小便分离漏斗将尿液分离、收集。

2）穿刺膀胱采集尿液：

ⓐ麻醉大鼠，仰卧位保定大鼠。剪去大鼠下腹部耻骨联合之上腹正中线两侧的被毛。用 75% 乙醇消毒剪毛部位。

ⓑ右手持注射器，取钝角于膀胱部位进针，针头穿过皮肤后稍稍改变角度，以避免穿刺后漏尿，然后刺向膀胱方向。

ⓒ边缓慢进针边回抽，直到抽到尿液为止。

ⓓ抽够所需尿液后，用干棉球压住进针部位，抽出针头，再用碘酒消毒进针部位。

2.2.37 大鼠的胸腔积液采集标准操作规程（表2-66）

表 2-66 大鼠的胸腔积液采集标准操作规程

** 机构标准操作规程		文件编号	×××××××–B037		第 1 页 共 1 页	
主题	大鼠的胸腔积液采集标准操作规程			颁布时间	20** 年 ** 月 ** 日	
起草人	***	审核人	***	批准人	***	
修改校订记录	第一次修改	第二次修改	第三次修改	第四次修改		第五次修改
	20** 年 ** 月 ** 日	20** 年 ** 月 ** 日	20** 年 ** 月 ** 日	20** 年 ** 月 ** 日		20** 年 ** 月 ** 日

（1）目的：规范大鼠的胸腔积液采集方法。

（2）范围：适用于 SPF 级大鼠实验。

（3）职责：全体动物实验人员应严格执行 SPF 级大鼠实验标准操作规程，确保实验顺利完成。

（4）标准操作规程：

1）麻醉大鼠，半卧位保定实验大鼠。将胸壁近胸骨右侧缘第 4~5 肋间隙局部皮肤去毛，用 75% 乙醇消毒，局部麻醉。

2）穿刺针头与注射器之间接三通连接装置。用左手拇指、食指绷紧局部皮肤。

3）右手持穿刺针紧靠肋骨下缘处垂直进针，穿刺肋间肌时产生一定阻力，当阻力消失有落空感时，已刺入胸腔。

4）用左手固定穿刺针头，打开三通连接装置，缓慢地抽取胸腔积液。

5）采取完毕，用干棉球压紧穿刺部位，拔出针头。用碘酒消毒穿刺部位。

2.2.38 大鼠的精液采集标准操作规程（表2-67）

表2-67 大鼠的精液采集标准操作规程

** 机构标准操作规程		文件编号	××××××××–B038		第1页 共1页	
主题	大鼠的精液采集标准操作规程			颁布时间	20** 年 ** 月 ** 日	
起草人	***		审核人	***	批准人	***
修改校订记录	第一次修改	第二次修改	第三次修改	第四次修改	第五次修改	
	20** 年 ** 月 ** 日	20** 年 ** 月 ** 日	20** 年 ** 月 ** 日	20** 年 ** 月 ** 日	20** 年 ** 月 ** 日	

（1）目的：规范大鼠的精液采集方法。

（2）范围：适用于 SPF 级大鼠实验。

（3）职责：全体动物实验人员应严格执行 SPF 级大鼠实验标准操作规程，确保实验顺利完成。

（4）标准操作规程：

1）取一成年母鼠与目标雄鼠合养于同一饲养盒内。观察并记录两鼠交配的时间。

2）于两鼠交配后 3h，取出雌鼠。用镊子从雌鼠阴道内取出阴道栓，并做涂片，进行镜检。

2.2.39 大鼠的骨髓采集标准操作规程（表2-68）

表2-68 大鼠的骨髓采集标准操作规程

** 机构标准操作规程		文件编号	××××××××–B039		第1页 共1页	
主题	大鼠的骨髓采集标准操作规程			颁布时间	20** 年 ** 月 ** 日	
起草人	***		审核人	***	批准人	***
修改校订记录	第一次修改	第二次修改	第三次修改	第四次修改	第五次修改	
	20** 年 ** 月 ** 日	20** 年 ** 月 ** 日	20** 年 ** 月 ** 日	20** 年 ** 月 ** 日	20** 年 ** 月 ** 日	

（1）目的：规范大鼠的骨髓采集方法。

（2）范围：适用于 SPF 级大鼠实验。

（3）职责：全体动物实验人员应严格执行 SPF 级大鼠实验标准操作规程，确保实验顺利完成。

（4）标准操作规程：

1）将实验鼠实施安乐死，腹部向上保定大鼠。

2）解剖取出胸骨（或者股骨）。于第3胸骨节处剪断，将其断面的骨髓挤在有稀释液的试管内或玻片上。继而涂片、染色、镜检。

2.2.40 大鼠的安乐死标准操作规程（表2-69）

表2-69 大鼠的安乐死标准操作规程

** 机构标准操作规程		文件编号	×××××××-B040		第1页 共1页	
主题	大鼠的安乐死标准操作规程			颁布时间	20**年**月**日	
起草人	***	审核人	***	批准人	***	
修改校订记录	第一次修改	第二次修改	第三次修改	第四次修改		第五次修改
	20**年**月**日	20**年**月**日	20**年**月**日	20**年**月**日		20**年**月**日

（1）目的：规范大鼠的安乐死方法。

（2）范围：适用于SPF级大鼠实验。

（3）职责：全体动物实验人员应严格执行SPF级大鼠实验标准操作规程，确保实验顺利完成。

（4）标准操作规程：

1）1~6日龄大鼠：麻醉后断颈、低温麻醉后断颈（头）和清醒中断颈（头）。

2）7~14日龄大鼠：腹腔或静脉注射100~150mg/kg戊巴比妥钠或吸入二氧化碳、氟烷、甲氧氟烷、异氟醚、安氟醚、七氟醚、地氟醚等麻醉后断颈。

3）>14日龄且体重<200g大鼠：腹腔或静脉注射100~150mg/kg戊巴比妥钠或吸入二氧化碳、氟烷、甲氧氟烷、异氟醚、安氟醚、七氟醚、地氟醚等麻醉后放血致死、麻醉后断颈、麻醉后颈椎脱臼、麻醉后注射氯化钾（2meq/kg，Ⅳ），清醒中颈椎脱臼。

4）>14日龄且体重>200g大鼠：腹腔或静脉注射100~150mg/kg戊巴比妥钠或吸入二氧化碳、氟烷、甲氧氟烷、异氟醚、安氟醚、七氟醚、地氟醚等麻醉后放血致死、麻醉后断颈、麻醉后颈椎脱臼、麻醉后注射氯化钾（2meq/kg，Ⅳ）。

2.2.41　豚鼠的抓取保定标准操作规程（表2-70）

表2-70　豚鼠的抓取保定标准操作规程

** 机构标准操作规程		文件编号	×××××××–B041		第 1 页　共 1 页	
主题	豚鼠的抓取保定标准操作规程			颁布时间	20**年**月**日	
起草人	***		审核人	***	批准人	***
修改校订记录	第一次修改	第二次修改	第三次修改	第四次修改	第五次修改	
	20**年**月**日	20**年**月**日	20**年**月**日	20**年**月**日	20**年**月**日	

（1）目的：规范豚鼠的抓取保定方法。

（2）范围：适用于普通级豚鼠实验。

（3）职责：全体动物实验人员应严格执行普通级豚鼠实验标准操作规程，确保实验顺利完成。

（4）标准操作规程：

1）豚鼠性情温顺、胆小易惊，所以抓取时不能太粗鲁。抓取原则：稳、柔、快，不可过分用力抓捏豚鼠的腰腹部。

2）捉拿时，先用一只手的拇指和食指环箍其颈部，用另一只手轻轻托住其臀部，即可将豚鼠抓取保定。

3）实验操作过程中，如遇到豚鼠挣扎剧烈，可以用纱布将豚鼠头部蒙住，把豚鼠置于实验台上，实验人员稍微用力按住豚鼠，然后进行操作。

2.2.42　豚鼠的编号标记、随机分组标准操作规程（表2-71）

表2-71　豚鼠的编号标记、随机分组标准操作规程

** 机构标准操作规程		文件编号	×××××××–B042		第 1 页　共 1 页	
主题	豚鼠的编号标记、随机分组标准操作规程			颁布时间	20**年**月**日	
起草人	***		审核人	***	批准人	***
修改校订记录	第一次修改	第二次修改	第三次修改	第四次修改	第五次修改	
	20**年**月**日	20**年**月**日	20**年**月**日	20**年**月**日	20**年**月**日	

（1）目的：规范豚鼠的编号标记、随机分组方法。

（2）范围：适用于普通级豚鼠实验。

（3）职责：全体动物实验人员应严格执行普通级豚鼠实验标准操作规程，确保实验顺利完成。

（4）标准操作规程：

1）染色液：用 3% ~ 5% 苦味酸溶液。

2）编号：

ⓐ一般习惯涂染在左前腿上为 1 号，左后腿为 2 号，右前腿为 3 号，右后腿为 4 号，头部为 5 号，6~9 号为头部加上相应部位。

ⓑ尾部为 10 号，背中部为 20 号。11~19 号为尾部加上相应号数部位，如 11 号为尾部加上左前腿。

3）随机分组：

ⓐ每组动物雌雄各半，将动物随机分配至各组，使用 1/10 天平称重并记录，然后算出各组动物体重的平均值，再进行调整，使各组动物体重差异无统计学意义。

ⓑ体重记录。

2.2.43 豚鼠的麻醉标准操作规程（表 2-72）

表 2-72 豚鼠的麻醉标准操作规程

** 机构标准操作规程		文件编号	×××××××-B043		第 1 页 共 1 页	
主题	豚鼠的麻醉标准操作规程			颁布时间	20** 年 ** 月 ** 日	
起草人	***	审核人	***	批准人	***	
修改校订记录	第一次修改	第二次修改	第三次修改	第四次修改		第五次修改
	20** 年 ** 月 ** 日	20** 年 ** 月 ** 日	20** 年 ** 月 ** 日	20** 年 ** 月 ** 日		20** 年 ** 月 ** 日

（1）目的：规范豚鼠的麻醉方法。

（2）范围：适用于普通级豚鼠实验。

（3）职责：全体动物实验人员应严格执行普通级豚鼠实验标准操作规程，确保实验顺利完成。

（4）标准操作规程：

1）吸入麻醉：

ⓐ麻醉时，先将麻醉瓶底部放入少量脱脂棉，将乙醚倒在棉花上，在室温下乙醚逐渐变成气体挥发。

ⓑ然后将待麻醉动物放入瓶内，根据动物的大小可选择大小不同的容器。

注意：由于乙醚麻醉维持时间较短，为了维持长时间麻醉，可准备一个辅助麻醉瓶，内装有浸有乙醚的脱脂棉，在动物麻醉变浅而实验还在进行中时，可将此瓶套在动物的口鼻部，追加麻醉。

2）注射麻醉：

ⓐ根据不同动物的体重准确计算麻醉剂的注射量。

ⓑ注射时应缓慢进行，同时注意观察动物的呼吸及各种反射等指标。

2.2.44　豚鼠的给药标准操作规程（表2-73）

表2-73　豚鼠的给药标准操作规程

** 机构标准操作规程		文件编号	×××××××–B044		第1页　共2页
主题	豚鼠的给药标准操作规程			颁布时间	20** 年 ** 月 ** 日
起草人	***	审核人	***	批准人	***
修改校订记录	第一次修改	第二次修改	第三次修改	第四次修改	第五次修改
	20** 年 ** 月 ** 日	20** 年 ** 月 ** 日	20** 年 ** 月 ** 日	20** 年 ** 月 ** 日	20** 年 ** 月 ** 日

（1）目的：规范豚鼠的给药方法。

（2）范围：适用于普通级豚鼠实验。

（3）职责：全体动物实验人员应严格执行普通级豚鼠实验标准操作规程，确保实验顺利完成。

（4）标准操作规程：

1）灌胃：

ⓐ灌胃给药时，根据动物的体重计算给药剂量。

ⓑ左手保定动物，右手持注射器，将灌胃针压在舌根部，沿咽后壁慢慢插入食管。

ⓒ动物取垂直体位，灌胃针插入时应无阻力，若感到阻力或动物挣扎时，应立即停止进针或将针拔出，以免损伤或穿破食管，或者误入气管。豚鼠的灌胃量为 1mL/100g。

2）注射给药：

ⓐ皮下注射：

• 豚鼠皮下注射常选大腿内侧，将豚鼠固定好，消毒注射部位的皮肤。

• 左手拇指和食指轻轻提起皮肤，右手持注射器刺入皮肤，摆动针尖，如容易摆动则表明已刺入皮下。

• 轻轻抽吸，如无回流即可缓慢注射药物。

• 注射完毕后，用手指按压注射部位，以防药液外漏。每次剂量不超过 1mL/100g。

ⓑ皮内注射：

• 常选用豚鼠背部脊柱两侧的皮肤，注射部位去毛、消毒。

• 左手将皮肤捏成皱褶，右手持注射器以 30° 角刺入皮肤浅层，针头不能左右摆动时，表明针头在皮内。

• 抽吸无回流后，缓慢将药液注入皮内，注射后皮肤出现一白色皮丘。皮内注射量均为 0.1mL/ 次。

ⓒ肌内注射：

• 豚鼠一般选用大腿外侧肌肉，左手固定豚鼠，消毒注射部位，右手持注射器使针头与肌肉成 60° 角刺入肌肉中。

• 注射完毕后用手轻轻按摩注射部位，帮助药液吸收，一次注射量不超过 0.5mL。

ⓓ腹腔注射：

• 左手固定豚鼠，使豚鼠腹部朝上，头部略低于尾部，用酒精消毒左下腹部。

• 右手持注射器，针头与下腹部几乎平行刺入皮肤，进入皮下后向前进针 3 ~ 5mm。

• 将针头沿 45° 斜向穿过腹肌进入腹腔，回抽，如无回血或尿液即可注射。每次注射量为 1 ~ 2mL/100g。

ⓔ静脉注射：豚鼠的静脉注射部位有耳缘静脉、外侧跖静脉、后肢小隐静脉及趾间静脉。

3）涂布给药：

ⓐ豚鼠脊柱两侧的背部皮肤是豚鼠经皮给药的常选部位。

ⓑ在需用药部位用脱毛剂去毛后洗净，待 24h 才可使用。

ⓒ涂药前仔细观察皮肤是否有刀伤或过度腐蚀的创伤以及有无炎症等。皮肤准备合格后，方可使用。

2.2.45　豚鼠的采血标准操作规程（表 2-74）

表 2-74　豚鼠的采血标准操作规程

** 机构标准操作规程		文件编号	×××××××–B045		第 1 页　共 1 页	
主题	豚鼠的采血标准操作规程			颁布时间	20** 年 ** 月 ** 日	
起草人	***		审核人	***	批准人	***
修改校订记录	第一次修改	第二次修改	第三次修改	第四次修改	第五次修改	
	20** 年 ** 月 ** 日	20** 年 ** 月 ** 日	20** 年 ** 月 ** 日	20** 年 ** 月 ** 日	20** 年 ** 月 ** 日	

（1）目的：规范豚鼠的采血方法。

（2）范围：适用于普通级豚鼠实验。

（3）职责：全体动物实验人员应严格执行普通级豚鼠实验标准操作规程，确保实验顺利完成。

（4）心脏采血标准操作规程：

1）麻醉后，仰卧固定，胸前区去毛消毒后，用带 4～5 号针头的注射器，在左侧第 3～4 肋间心跳最明显处进针。

2）采血时要迅速而直接插入心脏，缓慢而稳定地抽吸。

2.2.46　裸鼠的抓取和保定标准操作规程（表 2-75）

表 2-75　裸鼠的抓取和保定标准操作规程

** 机构标准操作规程		文件编号	×××××××–B046			第 1 页　共 1 页	
主题	裸鼠的抓取和保定标准操作规程				颁布时间	20** 年 ** 月 ** 日	
起草人	***		审核人	***		批准人	***
修改校订记录	第一次修改	第二次修改		第三次修改	第四次修改		第五次修改
	20** 年 ** 月 ** 日	20** 年 ** 月 ** 日		20** 年 ** 月 ** 日	20** 年 ** 月 ** 日		20** 年 ** 月 ** 日

（1）目的：规范裸鼠的抓取和保定方法。

（2）范围：适用于 SPF 级裸鼠实验。

（3）职责：全体动物实验人员应严格执行 SPF 级裸鼠实验标准操作规程，确保实验顺利完成。

（4）标准操作规程：

1）徒手保定：

ⓐ用右手或左手拇指和食指捏住裸鼠尾巴中部，放在笼盖上。

ⓑ趁着裸鼠试图挣脱的瞬间，迅速用另一只手拇指和食指捏住裸鼠两耳和颈部皮肤。

ⓒ另外 3 个手指则压住裸鼠的尾根部并握入手掌心中。

ⓓ放松抓尾巴那只手的拇指和食指，完成抓取保定。

2）固定器保定：

ⓐ提起裸鼠尾部，把裸鼠放进特制裸鼠固定笼里。

ⓑ封好固定笼的封口，露出尾巴，即达到固定目的。

3）注意事项：

ⓐ抓裸鼠尾巴时应抓住尾巴中部或根部，不能仅捏住裸鼠尾巴的尾端，因为这时裸鼠的重量全部集中到尾端，如果裸鼠挣扎，有可能弄破尾端。

ⓑ抓取裸鼠用力要适当，过分用力会使动物窒息死亡或脱臼，用力不够会导致头部能反转过来咬伤实验者的手。

ⓒ徒手保定方法：适用于灌胃、腹腔和皮下注射。

ⓓ固定器保定方法：适用于裸鼠尾静脉注射或采血。

2.2.47　裸鼠的编号标记、随机分组标准操作规程（表2-76）

表2-76　裸鼠的编号标记、随机分组标准操作规程

** 机构标准操作规程		文件编号	×××××××-B047			第1页　共1页	
主题	裸鼠的编号标记、随机分组标准操作规程				颁布时间	20**年**月**日	
起草人	***		审核人	***		批准人	***
修改校订记录	第一次修改	第二次修改		第三次修改	第四次修改		第五次修改
	20**年**月**日	20**年**月**日		20**年**月**日	20**年**月**日		20**年**月**日

（1）目的：规范裸鼠的编号标记、随机分组方法。

（2）范围：适用于 SPF 级裸鼠实验。

（3）职责：全体动物实验人员应严格执行 SPF 级裸鼠实验标准操作规程，确保实验顺利完成。

（4）标准操作规程：

1）染色液：用 3% ~ 5% 苦味酸溶液。

2）编号：

ⓐ一般习惯涂染在左前腿上为 1 号，左后腿为 2 号，右前腿为 3 号，右后腿为 4 号，头部为 5 号，6~9 号为头部加上相应部位。

ⓑ尾部为 10 号，背中部为 20 号。11~19 号为尾部加上相应号数部位，如 11 号为尾部加上左前腿。

3）随机分组：

ⓐ每组动物雌雄各半，将动物随机分配至各组，使用 1/10 天平称重并记录，然后算出各组动物体重的平均值，再进行调整，使各组动物体重差异无统计学意义。

ⓑ记录体重。

2.2.48　裸鼠的麻醉标准操作规程（表2-77）

表2-77　裸鼠的麻醉标准操作规程

** 机构标准操作规程		文件编号	××××××××–B048		第1页　共1页
主题	裸鼠的麻醉标准操作规程			颁布时间	20**年**月**日
起草人	***	审核人	***	批准人	***
修改校订记录	第一次修改	第二次修改	第三次修改	第四次修改	第五次修改
	20**年**月**日	20**年**月**日	20**年**月**日	20**年**月**日	20**年**月**日

（1）目的：规范裸鼠的麻醉方法。

（2）范围：适用于SPF级裸鼠实验。

（3）职责：全体动物实验人员应严格执行SPF级裸鼠实验标准操作规程，确保实验顺利完成。

（4）标准操作规程：

1）吸入麻醉：

ⓐ裸鼠的吸入麻醉多用挥发性麻醉剂（如乙醚）。麻醉时，先将麻醉瓶底部放入少量脱脂棉，将乙醚倒在棉花上，在室温下乙醚逐渐变成气体挥发。

ⓑ将待麻醉动物放入瓶内，根据动物的大小可选择大小不同的容器。

注意：由于乙醚麻醉维持时间较短，为了维持长时间麻醉，可准备一个辅助麻醉瓶，内装有浸有乙醚的脱脂棉，在动物麻醉变浅而实验还在进行中时，可将此瓶套在动物的口鼻部，追加麻醉。

2）注射麻醉：

ⓐ多用非挥发性的麻醉剂（如戊巴比妥钠、巴比妥钠、乌拉坦等）进行腹腔注射麻醉，根据不同动物的体重准确计算麻醉剂的注射量。

ⓑ注射时应缓慢进行，同时注意观察动物的呼吸及各种反射等指标。

2.2.49　裸鼠的给药标准操作规程（表2-78）

表2-78　裸鼠的给药标准操作规程

** 机构标准操作规程		文件编号	××××××××–B049		第1页　共2页
主题	裸鼠的给药标准操作规程			颁布时间	20**年**月**日
起草人	***	审核人	***	批准人	***

修改校订记录	第一次修改	第二次修改	第三次修改	第四次修改	第五次修改
	20** 年 ** 月 ** 日	20** 年 ** 月 ** 日	20** 年 ** 月 ** 日	20** 年 ** 月 ** 日	20** 年 ** 月 ** 日

（1）目的：规范裸鼠的给药方法。

（2）范围：适用于 SPF 级裸鼠实验。

（3）职责：全体动物实验人员应严格执行 SPF 级裸鼠实验标准操作规程，确保实验顺利完成。

（4）标准操作规程：

1）灌胃：

ⓐ根据裸鼠的体重计算给药剂量。

ⓑ左手保定动物，取垂直体位，右手持注射器，将灌胃针压在舌根部，沿咽后壁慢慢插入食管。裸鼠每次灌胃量 0.2mL/10g。

注意：动物取垂直体位，灌胃针插入时应无阻力，若感到阻力或动物挣扎，应立即停止进针或将针拔出，以免损伤或穿破食管，或者误入气管。

2）注射给药：

ⓐ皮下注射：

• 将裸鼠固定好，消毒注射部位的皮肤。

• 左手拇指和食指轻轻提起皮肤，右手持注射器刺入皮肤，摆动针尖，如容易摆动，则表明已刺入皮下。

• 轻轻抽吸，如无回流即可缓慢注射药物。

• 注射完毕后，用手指按压注射部位，以防药液外漏。每次注射剂量 0.1 ~ 0.3mL/10g。

ⓑ皮内注射：

• 消毒注射部位，左手将皮肤捏成皱褶。

• 右手持注射器以 30° 角刺入皮肤浅层，针头不能左右摆动，表明针头在皮内。

• 抽吸无回流后，缓慢将药液注入皮内，注射后皮肤出现一白色丘疹。

ⓒ肌内注射：

• 左手固定裸鼠，消毒注射部位。

• 右手持注射器使针头与肌肉成 60° 角刺入肌肉中。

• 注射完毕后用手轻轻按摩注射部位，帮助药液吸收，每条腿不超过 0.1mL。

ⓓ腹腔注射：

• 左手固定裸鼠，使裸鼠腹部朝上，头部略低于尾部，用酒精消毒左下腹部。

• 右手持注射器，针头与下腹部几乎平行刺入皮肤，进入皮下后向前进针 3 ~ 5mm。

- 将针头沿 45° 斜向穿过腹肌进入腹腔，回抽，如无回血或尿液时即可注射。注射量为 0.1 ~ 0.2mL/10g。

ⓔ静脉注射：

- 将裸鼠固定于可露出尾部的固定器内，用酒精棉球局部消毒。
- 捏住尾根部，使血管更加扩张，右手持注射器，在尾静脉下 1/3 处进针。进针时如感觉阻力小，可见注射的药液在血管内流动。
- 注射完毕压迫进针部位止血。

2.2.50 裸鼠的采血标准操作规程（表 2-79）

表 2-79 裸鼠的采血标准操作规程

** 机构标准操作规程		文件编号	×××××××–B050		第 1 页　共 2 页	
主题	裸鼠的采血标准操作规程			颁布时间	20** 年 ** 月 ** 日	
起草人	***		审核人	***	批准人	***
修改校订记录	第一次修改	第二次修改	第三次修改	第四次修改	第五次修改	
	20** 年 ** 月 ** 日	20** 年 ** 月 ** 日	20** 年 ** 月 ** 日	20** 年 ** 月 ** 日	20** 年 ** 月 ** 日	

（1）目的：规范裸鼠的采血方法。

（2）范围：适用于 SPF 级裸鼠实验。

（3）职责：全体动物实验人员应严格执行 SPF 级裸鼠实验标准操作规程，确保实验顺利完成。

（4）标准操作规程：

1）眼部采血：

ⓐ眼眶后静脉丛采血：

- 腹腔麻醉。
- 左手抓住裸鼠头颈部皮肤，轻轻压迫颈部两侧，使静脉血回流障碍，眼球突出。
- 右手持毛细管插入内眼角，轻轻转动采血管，血即流出，成年裸鼠采血量为 0.2 ~ 0.3mL/ 次。

ⓑ摘眼球采血：

- 固定方法同眼眶后静脉丛采血法。
- 裸鼠眼球突出时，右手用眼科弯镊迅速夹去眼球。
- 将裸鼠头部向下，眼眶很快流出血液。

2）心脏采血：

ⓐ麻醉后仰卧固定，胸前区去毛消毒。

ⓑ用带 4 ~ 5 号针头的注射器，在左侧第 3 ~ 4 肋间心跳最明显处进针。

ⓒ采血时要迅速而直接插入心脏，缓慢而稳定地抽吸。

3）剪尾采血：

ⓐ裸鼠麻醉或保定后，暴露鼠尾。将鼠尾用 75% 乙醇棉球反复擦拭，或置于 50℃ 热水中浸泡数分钟，使尾部血管充盈。

ⓑ擦干尾部，用剪刀或刀片剪去尾尖 1 ~ 2mm。

ⓒ从尾根部向尾尖部按摩，血即从断端流出。

ⓓ采血后用棉球压迫止血（必要时用 6% 液体火棉胶涂在伤口处止血）。每只鼠可采血 10 余次，每次采血量约 0.1mL。

4）断头采血：

ⓐ腹腔麻醉。

ⓑ左手拇指和食指从背部抓住裸鼠颈部皮肤，将裸鼠头朝下。

ⓒ右手持剪刀剪断裸鼠颈部 1/2 ~ 4/5。

ⓓ用血液盛器接住流出的血液，每次可采血量 0.8 ~ 1.2mL。

2.2.51 裸鼠的粪便采集标准操作规程（表 2-80）

表 2-80 裸鼠的粪便采集标准操作规程

** 机构标准操作规程		文件编号	×××××××-B051		第 1 页 共 1 页	
主题	裸鼠的粪便采集标准操作规程			颁布时间	20** 年 ** 月 ** 日	
起草人	***	审核人	***	批准人	***	
修改校订记录	第一次修改	第二次修改	第三次修改	第四次修改		第五次修改
	20** 年 ** 月 ** 日	20** 年 ** 月 ** 日	20** 年 ** 月 ** 日	20** 年 ** 月 ** 日		20** 年 ** 月 ** 日

（1）目的：规范裸鼠的粪便采集方法。

（2）范围：适用于 SPF 级裸鼠实验。

（3）职责：全体动物实验人员应严格执行 SPF 级裸鼠实验标准操作规程，确保实验顺利完成。

（4）标准操作规程：

1）代谢笼采集：将裸鼠放在特制的代谢笼内饲养，通过笼子底部的大小便分离漏斗集中收集粪便。

2）提鼠法采集尿液：

ⓐ左手抓住裸鼠尾巴中部，提起裸鼠。裸鼠即出现排粪反射。

ⓑ右手用镊子或直接用容器在鼠肛门处接住粪便。

2.2.52 裸鼠的尿液采集标准操作规程（表2-81）

表2-81 裸鼠的尿液采集标准操作规程

** 机构标准操作规程		文件编号	×××××××–B052		第1页 共1页	
主题	裸鼠的尿液采集标准操作规程			颁布时间	20**年**月**日	
起草人	***	审核人	***	批准人	***	
修改校订记录	第一次修改	第二次修改	第三次修改	第四次修改	第五次修改	
	20**年**月**日	20**年**月**日	20**年**月**日	20**年**月**日	20**年**月**日	

（1）目的：规范裸鼠的尿液采集方法。

（2）范围：适用于 SPF 级裸鼠实验。

（3）职责：全体动物实验人员应严格执行 SPF 级裸鼠实验标准操作规程，确保实验顺利完成。

（4）标准操作规程：

1）代谢笼采集：将裸鼠放在特制的代谢笼内饲养。待裸鼠排便时，通过笼子底部的大小便分离漏斗集中收集尿液。裸鼠收集量为 1～3mL/24h。

2）提鼠法采集粪便：

ⓐ左手抓住裸鼠尾巴中部，提起裸鼠。裸鼠即出现排尿反射。

ⓑ右手用吸管或毛细管在鼠尿道外口处接住尿滴。

3）穿刺膀胱采集尿液：

ⓐ麻醉裸鼠，仰卧位保定裸鼠。剪去裸鼠下腹部耻骨联合之上腹正中线两侧的被毛。用 75% 乙醇消毒剪毛部位。

ⓑ右手持注射器，取钝角于膀胱部位进针，针头穿过皮肤后稍稍改变角度，以避免穿刺后漏尿，然后刺向膀胱方向。

ⓒ边缓慢进针边回抽，直到抽到尿液为止。抽够所需尿液后，用干棉球压住进针部位，抽出针头，再用碘酒消毒进针部位。

2.2.53 裸鼠的胸腔积液采集标准操作规程（表2-82）

表2-82 裸鼠的胸腔积液采集标准操作规程

** 机构标准操作规程		文件编号	×××××××–B053		第1页 共1页	
主题	裸鼠的胸腔积液采集标准操作规程			颁布时间	20**年**月**日	
起草人	***	审核人	***	批准人	***	
修改校订记录	第一次修改	第二次修改	第三次修改	第四次修改	第五次修改	
	20**年**月**日	20**年**月**日	20**年**月**日	20**年**月**日	20**年**月**日	

（1）目的：规范裸鼠的胸腔积液采集方法。

（2）范围：适用于 SPF 级裸鼠实验。

（3）职责：全体动物实验人员应严格执行 SPF 级裸鼠实验标准操作规程，确保实验顺利完成。

（4）标准操作规程：

1）半卧位保定实验裸鼠。将胸壁近胸骨右侧缘第 4～5 肋间隙局部皮肤去毛，用 75% 乙醇消毒，局部麻醉。

2）穿刺针头与注射器之间接三通连接装置。用左手拇指、食指绷紧局部皮肤，右手持穿刺针紧靠肋骨下缘处垂直进针，穿刺肋间肌时产生一定阻力，当阻力消失有落空感时，已刺入胸腔。

3）用左手固定穿刺针头，打开三通连接装置，缓慢地抽取胸腔积液。

4）采取完毕，用干棉球压紧穿刺部位，拔出针头。用碘酒消毒穿刺部位。

2.2.54 裸鼠的精液采集标准操作规程（表2-83）

表2-83 裸鼠的精液采集标准操作规程

** 机构标准操作规程		文件编号	×××××××–B054		第1页 共1页	
主题	裸鼠的精液采集标准操作规程			颁布时间	20**年**月**日	
起草人	***	审核人	***	批准人	***	
修改校订记录	第一次修改	第二次修改	第三次修改	第四次修改	第五次修改	
	20**年**月**日	20**年**月**日	20**年**月**日	20**年**月**日	20**年**月**日	

（1）目的：规范裸鼠的精液采集方法。

（2）范围：适用于 SPF 级裸鼠实验。

（3）职责：全体动物实验人员应严格执行 SPF 级裸鼠实验标准操作规程，确保实验顺利完成。

（4）标准操作规程：

1）取一成年母鼠与目标雄鼠合养于同一饲养盒内。观察并记录两鼠交配的时间。

2）于两鼠交配后 3h，取出雌鼠。用镊子从雌鼠阴道内取出阴道栓，并做涂片，进行镜检。

2.2.55　裸鼠的骨髓采集标准操作规程（表 2-84）

表 2-84　裸鼠的骨髓采集标准操作规程

** 机构标准操作规程		文件编号	×××××××-B055		第 1 页　共 1 页	
主题	裸鼠的骨髓采集标准操作规程			颁布时间	20** 年 ** 月 ** 日	
起草人	***	审核人	***	批准人	***	
修改校订记录	第一次修改	第二次修改	第三次修改	第四次修改	第五次修改	
	20** 年 ** 月 ** 日	20** 年 ** 月 ** 日	20** 年 ** 月 ** 日	20** 年 ** 月 ** 日	20** 年 ** 月 ** 日	

（1）目的：规范裸鼠的骨髓采集方法。

（2）范围：适用于 SPF 级裸鼠实验。

（3）职责：全体动物实验人员应严格执行 SPF 级裸鼠实验标准操作规程，确保实验顺利完成。

（4）标准操作规程：

1）将实验鼠实施安乐死，腹部向上保定裸鼠。

2）解剖取出胸骨（或者股骨）。

3）于第 3 胸骨节处剪断，将其断面的骨髓挤在有稀释液的试管内或玻片上。继而涂片、染色、镜检。

2.2.56　裸鼠的腹腔积液采集标准操作规程（表 2-85）

表 2-85　裸鼠的腹腔积液采集标准操作规程

** 机构标准操作规程		文件编号	×××××××-B056		第 1 页　共 1 页	
主题	裸鼠的腹腔积液采集标准操作规程			颁布时间	20** 年 ** 月 ** 日	

续表

起草人	***		审核人	***		批准人	***	
修改校订记录	第一次修改		第二次修改		第三次修改		第四次修改	第五次修改
	20**年**月**日		20**年**月**日		20**年**月**日		20**年**月**日	20**年**月**日

（1）目的：规范裸鼠的腹腔积液采集方法。

（2）范围：适用于SPF级裸鼠实验。

（3）职责：全体动物实验人员应严格执行SPF级裸鼠实验标准操作规程，确保实验顺利完成。

（4）标准操作规程：

1）站立位保定实验裸鼠，下腹部局部皮肤去毛，用75%乙醇棉球消毒。

2）用无菌止血钳小心提起皮肤，右手持小针头或穿刺套管针沿下腹部靠腹壁正中线处轻轻垂直刺入，不可刺入太深，避免损伤内脏。

3）针头有落空感，证明穿刺针已进入腹腔，腹腔积液多时可见腹腔积液自然滴出，腹腔积液少时可稍微转动针头回抽，若有腹腔积液流出，立即固定好针头及注射器位置继续抽吸。

4）抽腹腔积液时速度不可太快，不宜一次抽出大量腹腔积液，避免因腹压突然下降导致实验裸鼠出现循环功能障碍。

5）采取完毕，用干棉球压紧穿刺部位，拔出针头。

2.2.57 动物实验废弃物处理标准操作规程（表2-86）

表2-86 动物实验废弃物处理标准操作规程

**机构标准操作规程		文件编号	×××××××-B057		第1页 共1页	
主题	动物实验废弃物处理标准操作规程			颁布时间	20**年**月**日	
起草人	***		审核人	***	批准人	***
修改校订记录	第一次修改	第二次修改	第三次修改	第四次修改	第五次修改	
	20**年**月**日	20**年**月**日	20**年**月**日	20**年**月**日	20**年**月**日	

（1）目的：规范实验动物废弃物处理操作程序，防止污染环境。

（2）范围：适用于实验动物废弃物的处理。

（3）职责：实验人员应严格遵守本标准操作规程，防止环境污染和造成生物危害。

（4）标准操作规程：

1）实验动物繁殖室动物废弃物的处理：所有来自动物实验室的废弃物应集中放入专门的废弃物存放室，作为医疗垃圾集中由院里专业单位统一处理。

2）实验过程动物废弃物的处理：

ⓐ非感染性动物实验的废弃物应集中放入专门的废弃物存放室，作为医疗垃圾由专业单位统一处理。

ⓑ常用实验动物垫料等垃圾按生活垃圾处理，应统一放在垃圾站进行处理。

2.2.58 动物尸体处理标准操作规程（表2-87）

表2-87 动物尸体处理标准操作规程

** 机构标准操作规程		文件编号	×××××××-B058		第1页 共1页
主题	动物尸体处理标准操作规程			颁布时间	20**年**月**日
起草人	***	审核人	***	批准人	***
修改校订记录	第一次修改	第二次修改	第三次修改	第四次修改	第五次修改
	20**年**月**日	20**年**月**日	20**年**月**日	20**年**月**日	20**年**月**日

（1）目的：规范实验动物尸体处理操作程序，防止污染环境。

（2）范围：适用于实验动物尸体的处理。

（3）职责：全体实验工作人员和动物饲养人员对实验动物尸体应严格遵守本标准操作规程，防止环境污染和造成生物危害。

（4）标准操作规程：

1）实验动物繁殖室动物尸体的处理：

ⓐ动物繁殖室如发现死亡动物，饲养人员应在动物笼卡上做好标记，记录死亡动物的数量、性别、品系和表面症状，并将动物尸体装进专用胶袋，附上动物基本情况，交给单位负责动物质量监测的工作人员。

ⓑ动物质量监测人员应及时对动物尸体进行解剖检查，出示相应的尸检报告。按规定将动物尸体封存，及时交单位指定专业单位统一处理。

2）实验过程动物尸体的处理：

ⓐ饲养人员在饲养管理过程中发现动物死亡，应记录死亡动物的数量、性别、品系和表面症状，并将动物尸体装进专用胶袋，附上动物基本情况，交给本次实验负责人。按规定处理。

ⓑ非感染性实验动物尸体应集中放入专门的废弃物存放室的冰箱里面。作为医疗垃圾由专业单位统一集中处理。

第五节　管理体系的运行

1　体系文件目录管理

（1）文件管理部门保存一份现行文件目录以供查阅，建立现行文件电子目录和机构文件清单。

（2）制定文件清单，便于随时发布最新文件修改情况。采用活页装订文件，便于文件修改。每页的修改情况可采用修改码或修改状态进行标识。同一版本的文件，不同的页码可有不同的修改状态。多次或多处修改的文件可以改版重新发布。部门文件清单在发放新版文件时列出，记录更新时重新打印更换。

2　体系文件发放控制

制定好的体系文件被批准后，要在执行之日前发放给相关部门和人员，并做好记录，同时回收旧文件。

（1）体系文件的复制、发放由文件管理员负责，文件领用人应进行发文登记、签名领取。

（2）文件复印件每份编录拷贝号并每页加盖红色"受控文件"印章，受控发放。

（3）体系文件原件集中存放于档案室，由文件管理员负责管理。

（4）作废文件亦应根据发文登记撤回，当文件破损影响使用时，及时到文件管理员处办理更新，交回旧文件，补领新文件，新文件沿用原拷贝号，文件管理员将破损文件销毁并做好记录。

（5）当受控文件使用人将文件丢失时，需提交换领报告经机构负责人批准后由文件管理员重新发放，补发时采用新的拷贝号，在原《文件控制单》上注明"作废"字样。必要时通知相关部门和人员，以防止误用。丢失报告由文件管理员保存。

（6）如需扩大体系文件的使用范围、增补文件时，严禁自行翻印复制，应由文件管理员按要求统一制作，加盖受控印章，登记发放。

（7）体系文件修改时，文件管理员应根据发文登记追踪每份文件并及时修改或更换。

3　体系文件试运行

管理体系文件制定完成后，应设置试运行阶段，通过试运行及时发现问题，查漏补缺，改进完善。试运行具体要做好：

（1）有针对性地宣传、贯彻管理体系，使全体员工认识到新建立或修订的管理体系是对过去体系的完善，必须认真学习并遵照执行。

（2）通过实践检验管理体系的可行性。管理体系文件通过试运行必然会出现一些在制定中没有预计到的问题，全体员工应将在实践中发现的问题和改进意见如实地反映给管理体系文件制定部门或人员，以便采取纠正措施。

（3）进一步修订和完善管理体系文件。对管理体系试运行中所暴露出的问题，进行协调、改进和完善。

（4）试运行的信息管理。及时收集与分析试运行的信息，不仅是管理体系试运行本身的需要，也是保证试运行成功的关键。所有与流程有关的人员都应按管理体系要求，做好信息的收集、分析、传递、反馈、处理和归档等工作。

4　管理体系执行监督

文件起始执行阶段，有关机构负责人负责安排和监督管理体系文件的培训和执行情况，这是保证文件有效执行的关键一环。同时文件管理员应定期向管理体系文件使用者提供现行文件目录清单，以避免使用过时文件、旧文件或作废文件。所有管理体系文件应定期复核，管理体系的自动控制系统应仅允许授权人操作。

5　管理体系使用培训

管理体系文件执行前应对文件使用者进行专题培训，可由起草人、审核人、批准人或相关参与专家进行培训，保证每个文件使用者知道应该如何正确使用文件。培训的原则即"5W1H"原则：要求受训人参与某一个流程时，应清楚地知道做什么（What），谁来做（Who），为什么做（Why），什么时间（When）和什么场合（Where）做，以及如何（How）控制和记录等。

6　管理体系文件归档与变更

管理体系文件的归档包括现行文件和各种结果记录的归档保存。文件管理员长期保存一份现行文件原件或记录样本，同时保存一套完整的现行受控文件供机构内相关人员查阅，文件原稿不得借阅，以防损坏或丢失。根据文件变更情况随时更新记录，各类记录完成后，交由文件管理员整理分类，保存至规定期限。

6.1　文件档案存档管理制度

（1）档案保管应有专人负责，其主要任务是做好档案信息材料的存放、借阅管理，定期检查，对档案信息的安全负责。详细记录档案的收进、移出、借阅、损坏、丢失、销毁情况，以便查找和统计上报。档案保管人的交接工作必须严格，要有双方经手人和监交人签字，并注明交接日期。

（2）档案库房贯彻"以防为主、防治结合"原则，采取切实措施做好"九防"工作（防盗、防火、防水、防尘、防湿、防霉、防毁、防虫、磁性介质防磁）。

（3）档案入库前需进行杀虫灭霉处理，以确保库房无虫、无霉、无菌蔓延。

（4）档案柜内需放置樟脑、干燥剂等药物保护档案。

（5）保持库房清洁卫生，严防强光高温。

（6）库房内严禁吸烟、点火和存放易燃易爆物品。

（7）非档案工作人员未经批准，不得进入库房。

（8）经常检查档案，发现问题及时采取措施保护或补救。采用磁性介质存储的档案要定期对其进行检查，定期进行复制，防止由于磁性介质损坏而导致档案丢失。

6.2　文件档案借阅管理制度

（1）借阅档案人员需严格履行审批、登记手续，外部借阅档案人员还需凭单位正式介绍信借阅。

（2）借阅秘密、机密文件档案，需经负责人批准。

（3）借阅档案人员需爱护档案，不得圈画、涂改、增册、抽页、剪裁、折叠、损坏、丢失，违者视情节轻重严肃处理。

（4）档案原件原则上不准借出。特殊情况下经批准借出的档案，限期归还。借阅档案人员需负安全保密责任。

（5）对档案原件进行摘抄和复制，需经负责人批准，摘抄件要妥善保管。复印件按正式文件同样管理、归档或销毁，个人不得私自保存。

6.3　文件档案销毁管理制度

（1）要销毁的档案，应由档案鉴定小组鉴定，按档案销毁制度填写销毁清单，经负责人审定，上级批准后，指定专人监销。

（2）文件材料的销毁制度。文件材料档案保管期满，需要销毁时，由档案管理人员提出销毁意见，编制销毁清单，报负责人批准。销毁档案要有 2 人监销，监销人要在销毁清单上签字。

（3）保密文件和重要内部资料的销毁，应采用规范的销毁方法，如使用专业的文件销毁机，采取粉碎性销毁方式，而不得当作普通废品，流入社会。

（4）未经审批，任何人不得私自销毁档案材料。

6.4　文件档案保密制度

（1）档案人员要严格遵守《中华人民共和国保守国家秘密法》，牢固树立保密观念，切实保证档案的完整与安全，严防失密、泄密事故发生。严格执行知识产权政策，维护档案的安全和必要的机密性。

（2）档案资料要严加管理，经常清点，不丢失，不泄密。

（3）不准随便摘录档案资料，私人通信、谈话不得涉及机密档案内容，不准把机密档案资料外借或带出。

（4）借阅秘密级以上档案，需经负责人批准，未经批准不得借出、复印或摘抄。

（5）档案人员不得随意丢放、擅自提供、抄录、公布、损毁、丢失、涂改、伪造档案，绝密档案要单独保管。

（6）档案人员不得与工作无关人员谈论档案内容，不准用电脑、电话、传真等工具提供秘密级以上档案。

（7）禁止复印绝密级和注明不准翻印的文件、档案资料，其他秘密文件，经负责人批准后方可复印。

（8）查阅档案的人员，应在确定的查阅范围内查阅，不得乱翻，不得随意将档案带出档案室。

（9）因玩忽职守造成档案资料丢失或泄密者，依据《中华人民共和国档案法》的规定，视情节轻重予以处罚。

6.5　文件档案统计管理制度

（1）文件统计人员应按照国家和行业有关法规规范对机构的各类文件、数据进行统计汇总。

（2）文件统计和汇总数据，应按照其保密级别要求进行保密，不得泄密。

（3）充分认识档案统计工作的重要性，确定专人负责统计。应认真负责地按时、按规定、准确无误地完成统计报表的填报工作。

（4）建立健全档案的登记、统计制度，对档案的收进、整理、移出、保管、利用、销毁等情况进行统计。

（5）对统计数字进行综合分析，找出存在的问题，提出改进措施。

（6）统计报表一般每半年进行一次，年终进行总的统计。

（7）文件统计实行责任追踪制，所有统计数字和统计资料应有统计人员、审核人员签字。

管理体系文件一旦制定发布，未经批准不得随意更改。但文件的使用人员、管理人员有权提出变更申请，并提出理由，交文件批准人评估变更的必要性和可行性，签署意见后才能变更。文件管理员负责检查文件变更引起的相关文件的变更，并将变更情况记录在案，以备追踪检查。

7　管理体系记录控制

记录控制是管理体系运行的主要凭证，其内容包括文件的分发、借阅与归档、记录性档案的填写等内容。管理体系记录控制的要求：

（1）记录要及时、内容要真实，不得超前记录或回忆记录。

（2）字迹要清晰，各种名称不得简写或缩写。

（3）不得撕毁或任意涂改文件和记录，需要更改时应划去后在旁边重写，同时要签名并标明日期。

（4）按表格内容填写齐全，不得留有空格，如无内容填写时要用"—"表示，以证明不是填写疏忽，内容与上相同时应重复抄写，不得用"："或"同上"表示。

（5）与其他岗位、人员有关的操作记录应做到一致性、连贯性。

（6）管理体系文件的操作者、复核者均应填写全名，不得只写姓或只写名，更不能填写昵称。

8　管理体系文件的日常维护

（1）管理体系文件持有人负责做好文件的维护工作，不得随意涂写，应保持文件的完好，配合文件管理员的文件发放和回收工作。当工作调动或机构调整时，要及时办理文件的移交。

（2）文件管理部门日常检查和内审时，检查文件是否发放到位和文件的执行情况。

（3）不同类型的管理体系文件管理和使用要求不同，部分管理制度和SOP应在机构适宜的位置予以公布，SOP应制作正本和副本，正本存放于档案室，副本作为指导书放置在相应作业场所。

参考文献

[1] 郑振辉，吕京 . 实验动物机构质量与能力管理指南 [M]. 中国质检出版 . 北京：中国标准出版社 . 2015.

[2] 全国认证认可标准化技术委员会实验室认可分技术委员会 .《实验动物机构质量和能力的通用要求》理解与实施 [M]. 北京：中国标准出版社 . 2015.

[3] 吕京，田燕超 . 实验动物机构职业健康安全手册 [M]. 北京：中国标准出版社 . 2015.

[4] 李根平，邵军石，李学勇，等 . 实验动物管理与使用手册 [M]. 中国农业大学出版社 . 2010.

[5] 徐国景，唐利军，易工城，等 . 实验动物管理与实用技术手册 [M]. 湖北科学技术出版社 . 2008.

[6]《实验动物饲养管理和使用指南》修订委员会 . 实验动物饲养管理和使用指南 AAALAC 第八版 [M]. 王建飞，周艳，刘吉宏，等 . 译 . 上海：上海科学技术出版社 . 2012.

（刘忠华、詹纯列）

155

第三章　实验动物管理

第一节　实验动物兽医职责

医学院校的实验动物设施中应有 1 名兽医能够提供兽医护理。兽医的主要职责是进行有效的兽医护理程序。兽医对机构内使用的所有实验动物的健康和福利负责，机构需赋予主治兽医足够的权威，包括有权接触所有的动物和资源，兽医有足够的权利来确保提供适当的兽医护理，以及监督动物护理和使用的其他方面是否适当。最终兽医应协助以人道和符合法规原则的方式开展动物研究。通常，IACUC 和兽医有密切的工作关系，IACUC 在动物健康问题上依赖于兽医的职业判断，而兽医在遇到对正确的动物护理和使用的抵触行为时需要 IACUC 的支持。

实验动物兽医的职责主要包括如下内容：实验动物健康和福利；疾病的发现、监测、预防、诊断、治疗和处置；监督和指导实验动物的保定和操作；麻醉药、止痛药和安定药的使用和管理；提供对动物疼痛的识别和减轻的咨询；安乐死的监督和指导；指导手术和术后护理；动物实验中重大存活手术的监督；急诊处置；研究和检测中实验动物的选择；为职业健康安全（或环境健康安全）献策献力；应该在灾害应对计划中有关动物处置的方面起到领导者的作用。兽医对实验动物的饲养要求、营养、行为和生理的广泛理解及实验动物医学和科学方面的专长，使兽医在 IACUC 中起到独一无二的作用。虽然在 IACUC 中兽医对动物健康和福利方面不唱独角戏，但是兽医应该在这些领域表达出正确的观点和权威性。

1　实验动物兽医的首要职责

实验动物兽医的首要任务是保证实验动物的健康和福利。动物的健康和福利包括动物的体格健康和"精神"健康。兽医有责任在实验开始前、过程中和结束后倡导和督导动物的健康和福利。兽医必须有足够的权限和资源才能决定关乎动物健康福利问题的处置和督导，兽医要通过审批实验方案来行使兽医的动物健康福利卫道者的职权。如果在实验过程中动物的健康和福利遭受侵害，且其程度超过 IACUC 批准过的方案中所预期的水平，则兽医有权干预该实验，至少是"解救"出正遭受痛苦的动物。

关于疾病的发现、监测、预防、诊断、治疗和处置，重要的原则是尽量不要让病原进入设施里，即在接收动物前，最好是在订购动物前尽可能多地掌握供应商设施里动物种群的健康状况。要选择名声好的有动物运输经验的运输公司来承运动物，为动物提供尽可能好的运输环境、运输过程中的照料和尽可能地减少运输过程中的污染 / 感染和应激反应。在接收到新的动物后，要进行尽可能充分的隔离检疫并提供给动物适宜的适应期以适应新的环境和工作人员。实验动物医学的实践部分很大程度上是预防医学，即要建立和实施一个科学可行的预防医学规程，包括免疫接种、内外寄生物的防治等。要建立并在实践中逐步完善一套机制来防止动物接触病原并控制疾病的传播。要对动物饲养人员和动物实验人员进行培训，这是防止实验动物疾病散播的措施能得以有效实施的一个最重要的环节。每天至少要有具有相应资质和良好培训的技术人员对动物进行观察并对动物的健康和福利进行评价。对设施内的动物种群的健康状况要知根知底，这需要通过定期的系统的疾病监测来达成。兽医要有足够的权限来制定并完成适宜的治疗或控制措施，包括必要时对动物实施安死术。

2　兽医对动物实验的监督和指导

2.1　兽医对实验动物的保定和操作的监督和指导

在兽医对实验动物的保定和操作的督导方面，主要是兽医为动物的使用者提供指导并监督动物的使用过程以保证保定和操作方法都适宜且使用得当。兽医应对保定装置的选取和使用提供建议，应该让动物先适应保定装置，并应该循序渐进地进行，以免造成不必要的应激。

2.2　兽医对麻醉、镇痛和安乐死的监督和指导

关于兽医对麻醉、镇痛和安乐死的督导主要是体现在以下 3 个方面。首先，需要有关于麻醉药、止痛药、安定药，以及安乐死方法的选择和使用的指南（标准操作规程），并且兽医（或联合 IACUC）要定期审阅此指南（标准操作规程）。其次，兽医必须有权及时地实施麻醉、镇痛和安乐死，以减轻 / 消除动物的疼痛和痛苦。最后，兽医必须选择最适宜的药物和方法来减轻动物的疼痛和痛苦，对动物提供人道的护理并且尽量避免对实验的目的造成太多的影响，以免导致实验无效而需要重复。

2.3　兽医在受管制药物管理方面的职责

大多数动物麻醉止痛和安乐死所使用的药物都是受到严格管制的。在实验动物设施里

面一般都是由兽医来担任受控药物官员，但受控药物官员不一定非得是兽医。无论兽医是否担任受控药物官员，兽医都必须参与受控药物的管理，体现在以下各方面：第一，受控药的使用需要有兽医处方，以确保受控药物用于适宜的动物和目的；第二，确保由培训过的有资质的人员来给药；第三，做好记录，如受控药的购买、接收、分发/配制、使用、归还、销毁等，要合乎相关法律法规的要求。第四，受控药的储存要合乎法律法规的要求。第五，过期的受控药物不能使用并应按照国家的相关法律法规进行销毁。

2.4 兽医在动物手术中的职责

兽医可能会参与手术和术后护理。机构有责任去确保只在设计适当且配置合理的手术设施里实施手术，并且手术人员都有足够的培训经历且能胜任其所要进行的手术。机构可以通过授权给兽医和/或IACUC来履行该职责。兽医需要对术前准备、术式、术者资质、术中监护和术后护理等进行监督和提供建议。

2.5 兽医为科研人员提供咨询

兽医可为研究人员和其他实验动物使用者提供专家建议，以确保选择的实验动物的种系、年龄段/体重范围、数量、实验设计等是合适的。兽医在实验方案审批过程中的角色主要是在动物模型的选择、采样和数据分析、实验方法/技术、疼痛及其预防或处置、福利等方面提供建议和咨询。

第二节 实验动物使用

IACUC需要对研究人员使用实验动物的实验方案进行审核，尽管各单位使用的审查方式有所不同，但审批实验方案的标准应尽量保持一致。

审批的一致性对动物的福利问题至关重要，如通过动物模型的替代和改进实验技术来减少动物的疼痛、不适和窘迫。关于动物实验的设计和实施，应充分考虑到人类及动物的健康知识的更新，或者是对社会的益处，这代表我们应从科学和社会的角度来考虑科研动物的使用。

1 实验动物福利伦理审查

1.1 实验动物福利伦理审查内容

包括使用的动物种类和数量的合理性及某些特定的情况（多次大的存活手术，是否使用止痛药及选择非标准安乐死方法等）。"合理性"一词包含着对某些或至少是某种成本/获益权衡在道德或伦理学上的分析。很大程度上应从科学角度解释合理性（或选择某种特色实验的科学解释），多次大的存活手术就是一个明显的例子，进行多次手术的合理解释是"保护稀有动物资源"而不是"仅仅为了节约成本"。

1.2 样本量的合理性

对任何一个研究课题来说，都必须考虑选择数量合理的研究对象。合理的样本量对保证研究结果的有效性及最大限度减少研究中受伤害或受潜在危害个体的数量都非常重要。基于这一点，IACUC 要确保动物使用数量的合理性。使用动物数量过少会带来伦理问题，因为尽管动物要遭受未知的疼痛甚至失去生命，但在知识增长方面却仅获得微不足道的进步。另一方面，使用超过实际需求量的动物同样存在问题，因为没有必要让更多的动物遭受相同的伤害。

研究人员应该对适用的统计方法有全面的理解，或者有意识地寻求统计分析专家的帮助并与之合作。很多需要使用统计方法的基础研究往往会涉及分组或者存在几种情况，有时还有一系列不同时间点。

这类研究需要高级的统计分析技术，如方差分析（Analysis of Variance，ANOVA）及特定的后续实验（如 Tukey 检验）。在一些实例中，当主要问题涉及两个独立变量的交互作用时，可以用双向方差分析（two-way ANOVA）方法。统计方法的选择对检验效能分析具有重要作用。举例来说，一项统计分析复杂的研究，如果仅仅使用两组间的比较估计效能，研究人员可能会得到错误的结论。通常，经验丰富的统计学家可以将复杂的问题简单化，即用简单的方法估算样本量，但这需要他对统计问题有很好的理解。

要详细描述研究中涉及的统计学分析，以便使 IACUC 评审员理解并明白检验效能分析是如何与将要采用的统计分析匹配的。研究人员必须提交并证明检验效能分析的特定参数和假设都是合理的。这通常包括评估效应量（如两组间的平均差）和变量（如标准差）。不同统计分析方法对检验效能有不同的要求，因此统计方法必须在检验效能分析前确定。经验的积累、研究理论的掌握和预实验数据对检验效能分析都是很有帮助的。

生物统计学家经过专业培训，能通过各种计算方法确定所需动物量。他们可以指导研究者正确分析数据，并帮助书写分析报告及实验方案中涉及动物使用量的说明。为了更好地发挥作用，生物统计学家也应该熟悉 IACUC 及其任务，也应了解研究人员的专业领域，因为统计学家的评论会涉及这些科学知识，无论是对委员会还是对研究者、统计学家都会起到很大的帮助作用。既然建立统计方法和实施检验效能分析都是长期任务，那么 IACUC 都要与统计学家（无论是不是委员会中的一员）建立良好的合作关系，做好合理的安排，以便统计学家能够承担这些工作。

1.3 使用动物理由及数量

主要研究者（Primary Investigator，PI）向 IACUC 提交的所有方案都要说明使用动物的理由，以及所用动物种类和数量的原因。PI已经考虑到对动物造成超过瞬间或严重疼痛或痛苦的操作的替代方法。PI提供书面保证说明不是重复既往动物实验，同时在起草和审查动物管理及使用方案时应考虑以下因素：使用动物的理由和目的；所选物种和所需动物数量的合理性，如通过统计学方法证明所需动物数量的合理性；使用非侵害性操作、其他物种、离体器官、细胞或组织培养物或计算机模拟方法的可能性或可行性。

除连续性研究和需要不断拓展的研究项目以外，其他研究在描述使用动物时是非常简单明了的。而在前一种情况下，则要尝试提供研究的每一步骤及期望达到的目的。仅仅提出每年需求的动物数量，但是对每一阶段的研究内容没有做出解释，则很难对所需动物数量的合理性做出判断。

在某些情况下，所需动物的数量只是粗略估计的。在实际操作中，因动物死亡、实验失败、发生未知情况或出现新的研究方向等都会影响需要的动物数量。通常借助修改方案来弥补因这些不可预见的事情的发生或实验数据的不稳定而引起的动物数量变化，这时则需要增加每组动物的量。

除小规模和很简单的项目以外，最根本的困难就是精确预测所有资助期为3~5年的研究项目所需要的动物量，特别是当研究结果无法预测或结果对随后研究方向的影响未知时。对于拥有多种基金资助、大量科研人员、研究生和博士后，开展多方向研究的大规模、活跃实验室来说，困难的程度将以指数方式增加，这往往会造成批准使用的动物数量与实际完成研究所需要的动物数量不符。

除此之外，转换研究方向、增加实验难度、实验失败、未预见的技术难点、动物意外患病及其他一些复杂情况都可能导致实际需要的动物数量多于实验预测的或申请的数量。此类情况下，科学家预先计划研究所需动物的准确数量是不合理的。合理的方法是有效地估计所需动物数量，但同时需要留有一定数量的后备动物，以保证通过调节程序使正在进行的实验得以继续，并需要对预先估计不准或需要更多的动物的原因做出合理的解释。

一些动物在多项研究或同一研究中持续使用了多年，这种情况对计算动物数量又是一项挑战。动物用于多项研究通常属于以下两种情况：第一种情况为在某项研究中动物因为特定的原因被处死，它的器官被取出用于另一项研究；第二种情况为鉴于寿命很长或数量稀少的动物，持续时间很长的研究（如老龄化研究），初级的无伤害性实验（如行为学研究），研究疾病的发病机制、治疗很长时间后观察反应或有正当理由的连续或系列实验。最后这种情况通常见于非人灵长类动物或高等脊椎动物。因此，在申请表中证明动物使用的合理性，多次实验不会影响数据的质量尤为重要。报告过程中，除特殊程序需报告外，动物只需报告一次。无论这只动物用于多少项研究，都只计算一次，并且要记录动物遭受疼痛等级的最高级别。

以研究为目的的繁殖动物，简单来说，要继续用于实验，因此毫无疑问由繁殖种群繁殖的动物数量要被记录，不仅要记录好研究中直接使用的繁殖种群的繁殖动物数量，还应记录所有生产的动物总数。绝大多数的 IACUC 要求在表格中记录从内部种群中生产的啮齿类及其他哺乳类动物的数量。

当繁殖种群处于核心位置或支持多项研究项目时，应该通过专门的方法追踪生产的动物数量。IACUC 对繁殖种群动物的监督包括：对繁殖群动物的需要建立在科学或动物福利问题的基础上，对繁殖种群动物的管理、遗传型的建立和使用要符合要求，并且要由 IACUC 定期评估和批准。

建立健全的追踪动物使用数量的机制。为了减少不必要的实验动物浪费并确保从动物实验（使用繁殖种群繁殖的动物）得到可靠的数据，IACUC 应对特定的小鼠繁殖种群的管理人员进行管理知识和操作技能评估。这些人员在啮齿类动物遗传学、饲养的实践能力、基因操作和对命名方法的了解程度等方面的背景应特别强调。

对委员会有帮助的其他信息包括繁殖动物的一般数量、每窝产仔的数量、繁殖系统（包括每只雄性动物对应的雌性动物数量、是持续还是定期交配）、预计断乳年龄、识别动物个体的方法和繁殖计划。当任何笼中有可能存在不同的大量幼崽时，这类信息对多配偶或持续交配系统很重要。以繁殖为目的而不用于实验操作动物的估算数量应是实验方案的一部分。

在缺少 IACUC 的指导方针时，确定动物方案中哪些动物应计入估算数量是令研究人员头痛的事。涉及遗传分析的研究中的动物数量都非常紧张，研究人员可能可以估计出需要的动物数量，但在缺乏经验时 IACUC 很难评估研究人员估算的数字。合理的估算应该是从 10 ~ 20 只单配的小鼠获得的隐性遗传和全表现型绘制基因图谱，大约需要 1200 只小鼠。数量性状遗传位点研究中从 4 ~ 6 对初次交配动物得到的 F2 代小鼠，也需要相同数量的小鼠。使用 "speed" 同源技术，假如纯合子突变小鼠能够生育，那么约需要 750 只小鼠才能得到同品级小鼠。即使建立一个克隆群这种明确的实验，假设所有的后代都符合标准。因为无法准确预测新生小鼠的雌雄比例，所以估计也只能得到动物数量近似值。在确定建立了转基因小鼠或 "基因敲除" 小鼠后，还需要 80 ~ 100 只小鼠用于维持和建系，且假设每个品系中有 5 对繁殖小鼠，在衰老前定期更换、无异常不孕不育、用于基因和表型研究的断奶小鼠数量充足。

在编写实验方案估计动物数量时，应明确区分繁殖动物、年幼动物及最终用于实验的动物，因为前两者基因型或性别不符合要求。如果研究需要动物受精的单细胞卵子、胚胎或胎儿，那么方案中应该指出所需要单细胞卵子、胚胎或胎儿的数量。

估算的动物数量可能受到用于交配、安乐死或通过外科手术收集卵细胞、胚胎和胎儿的雌性动物的数量的限制。在这种情况下如果雄性动物不用于实验操作，它们可能被列为繁殖动物。同样，如果繁殖种群动物被作为组织、细胞或其他生物样本的来源，那么估算所需实验动物的总数应包括实验所需生物标本的数量、满足这些标本所需的大致动物数量及实验过程中所需动物的数量。动物生产情况的记录可由动物管理人员来完成，主要记录动物出生和断乳的情况。

维持一个繁殖种群需要大量的动物，例如建立一个新的基因突变啮齿类动物模型，研究人员除了需要饲养原始动物及其后代，还需要确定动物的基因型，识别其特殊的生理系统并明确其遗传方式。这种情况下，不可避免有一些出生的动物并未使用便被处以安乐死。为了满足不可预知的需要，生产的动物肯定会过量（约多出 30% 或更多），若需求进入低迷期则导致供大于求。

使用人员的因素也会影响生产动物的数量，包括新建立的方案、更改实验的最初方案、实验设计有误、停止现行规则、研究相对休眠期等原因单独或共同对动物的生产造成动态影响。因为从繁殖种群获得的动物，其供求平衡是一个动态目标，所以不能强行要求生产的动物数量与需求量刚好匹配。

所有通过同源或非同源重组方法建立的遗传性唯一的动物模型，有很多没有得到使用就被处以安乐死。在利用原核微注射技术建立转基因（非同源插入）小鼠模型过程中，10% ~ 40% 的新生小鼠携带转入基因，另外 60% ~ 90% 的小鼠不能使用，虽然多数一代转基因小鼠能将外源基因传递给 50% 的子代，其中 20% ~ 30% 为嵌合体，并且基因传递频率很低（即 5% ~ 10%），因此在一代转基因小鼠中有 50% ~ 95% 的后代都不携带目的基因，而且这些小鼠往往都不具有研究价值而必须被处以安乐死。

如果仅有一个研究人员使用遗传特性唯一的转基因小鼠或小规模的繁殖种群，并且处在不需要子代进行实验的阶段，但仍必须不断繁殖以保存此种群，在此情况下，没有被选为繁殖鼠的子代动物就必须被实施安乐死。在通过单一品系系统管理的近交动物中，通过将繁殖动物、子一代动物和子二代动物安乐死来阻止基因分离，这些后代在低代数内并不能追溯到共同祖先。

可以想象，大规模的生产操作，包括多基因型动物，必然导致大量动物被实施安乐死。基于以上原因，建议 IACUC 为了研究的需要，允许研究机构由繁殖种群生产的动物数量合理超出实际需要。

如果实验操作会给动物带来痛苦，包括尚未成熟但在发育阶段也能感受疼痛的动物（即临产或新生的动物），对未断乳的啮齿类动物进行任何操作，如乳腺切除术，为了识别个体而进行足尖剪除或耳郭打孔、为查基因型而进行剪尾尖和行为测试，这些未断乳的小鼠的数量也必须包括在使用的动物数量之内。

有理由假定，除了由实验本身引起的动物死亡外，并不是所有的动物都能从研究开始一直存活到研究结束。例如有报道表明，未经实验操作、健康的成年繁殖系 C57BL/6J 小鼠每周的死亡率为 0.13%。有研究人员对所在研究机构根据动物资源计划开展的 2001—2005 年小鼠死亡例追踪调查发现，在此期间大约共对 35000 只小鼠进行了平均每日统计，结果显示每周的死亡率为 0.18% ± 0.1%（平均数 ± 标准偏差）。这适用于繁殖、老龄化、侵害性或非侵害性实验及其他用途的非典型和混合种群的近交系、远交系、突变系和各种杂交系动物。

除了研究因素，饲养过程也可造成动物意外生病或死亡，如自动饮水系统故障造成笼子被水淹及由此造成的动物缺水、脱水，如果不允许增加动物来弥补意外死亡造成的动物数量不足会影响数据的统计分析。本来有可能获得具有统计学意义的结论由于动物数量不足而得到相反的结论。如此看来，得不到准确的结果，所使用的动物也相当于浪费了。超量使用动物的危害是可能会降低动物的疼痛和痛苦及过多地损失动物，而 IACUC 在一定时期内可能还无法发现这些情况。

IACUC 必须了解某一基因型动物"自然的"或"可接受的"自发死亡率及与死亡率相关的研究程序或方向。除非是实验原因，否则动物的自发死亡率不应该很高，健康、非老龄化成年近交系小鼠的死亡率不应超过 5%，而从系统发育水平上看，更为正常的非近交系小鼠应该更低。

但在以下情况下发生死亡率高于所谓"正常值"时需特别注意，即动物自身的表现型就是缺乏活力甚至易于死亡，或对缺乏经验的人员进行新实验操作的培训。特别是做外科动物模型时，常希望 IACUC 允许使用超量动物以补充由于技术错误或实验误差及其他复杂因素而造成的动物损失。

动物的遗传背景、麻醉剂的使用方案、术中和术后护理及外科操作对动物的侵害程度都会影响用于外科实验的动物的死亡率。高风险的外科手术，如胸廓切开术、内脏移植手术及 3/4 和 5/6 肾脏切除术，动物死亡率明显高于下面这些简单的手术，如胚胎移入、睾丸切除术或颅内植入术等。当由训练有素、经验丰富的人员操作手术，使用健康的动物，包括无菌操作和术后护理在内的实验程序均符合当时的兽医标准时，外科手术死亡率也应该不会很高。虽然缺乏数据（已发表的数据或内部数据），但据合理推测，此类外科手术的死亡率应低于 5%。

如果一项实验对动物的侵害很大，并会引起巨大疼痛或痛苦，IACUC 会以批准必要的、最少量动物的方式来行使其监管责任。鉴于新技术人员要学习实验技术，IACUC 可能关注的是最初就做好所有动物都会在培训中死亡的准备，而不是人为地增加实验组的规模。

在已使用的动物数量达到某一项目批准数量的一定比例（如 80% ~ 90%）时会提醒研究人员，并且还可以阻止其订购超出允许限额数量的动物来避免获得的动物或繁殖的动物超出允许数量。

根据研究的进度和预定计划，研究人员可能会忽视这类善意的提醒或直接修改已有方案，借以增加动物数量。如果动物是购买的，那么解决方法非常简单，即直到动物使用计划修订，批准增加动物数量后才允许订购新的动物。如果动物是内部繁殖的情况就复杂得多，在多数情况下要求立即停止所有繁殖，将所有繁殖用的动物雌雄分开，并将超出 IACUC 批准范围的等诸如此类的动物处以安乐死，这样不仅不切实际而且无情无义。

IACUC 有责任明确地提出相关政策并与研究人员建立自觉履行的氛围，对于一些少见的不合作情况，IACUC 可以采取相关措施，如暂停实验方案，取消研究人员进入动物实验设施的权利。

1.4　实验动物福利伦理审查中的"3R"原则体现

目前公认的使用动物和为此而对动物进行限制的伦理基础是"除非有充足的理由，否则使任何个体（动物）遭受痛苦都是不对的。"多数情况下，IACUC 不会也不可能进行细致的伦理审查，如 IACUC 负责审查所用动物数量的合理性（侧重统计学方面），而并非审查某个具体研究项目是否要使用该数量的动物。

因为 IACUC 并没有手段对研究项目的科学价值（即潜在效益）进行全面评估，所以也无法进行全面的基于伦理考虑的成本效益分析。IACUC 和研究人员在社会普遍认同的伦理原则下开展动物实验相关工作，其中一条原则是只有在高质量和重要的研究中才能使用动物，除此之外，IACUC 和研究人员还必须考虑能够通过替代、减少和优化方案将对动物的伤害降至最低。但是，不同物种的伦理等级是只要有利于人类，即使是对无应用前景的基础知识探索，也足以证明使用某些动物的合理性。而研究者的责任是尽力用知觉较低的物种替换知觉较高的物种。

在判断使用动物种类的合理性时需要考虑以下几个因素：利用该种动物建立的动物模型是否能在文献中查询到。该种动物的体型大小是否适合采集标本或开展操作。该种动物是否有研究特别所要引入的或天然存在的某种基因。该种动物能否简便、安全、人道地在实验动物设施中饲养。实验动物设施是否适合饲养该种动物。动物实验人员是否有充分的经验操作和饲养该种动物。

在进行实验动物伦理审查时 IACUC 最关注的"3R"原则即减少、替代和优化，这三者之间有时有重复或相互包含。寻找替代方法要求研究者考虑非侵害性方法、其他物种、离体器官、细胞或组织培养物或计算机模拟方法。"替代方法"包括"在保证研究目的的同时，为将动物的疼痛和痛苦降至最低而进行的代替、减少或优化的方法"，研究者要查找的替代方法包括能够完全代替动物的非动物模型和能够减少动物使用数量并减轻动物遭受疼痛和痛苦的方法。代替性替代物最直接的含义是指用无知觉的物质来替代有知觉的动物获得研究数据的方法，典型的例子是通过细胞培养产生单克隆抗体，而不再是从小鼠腹腔积液中获得。虽然细胞的来源可能仍然是动物，但是有知觉的动物遭受疼痛的实验被替换为体外实验。

减少包括降低使用动物数量的所有努力，意味着要重新考虑统计学检验，使用恰好满足统计学要求的动物数量。要达到减少目的可能依赖于对研究的优化，如使用更健康、遗传学上更相近的动物以降低组内差异。适当时还可能依赖于对以往对照数据的分析。优化性替代方法最为多样，包括所有为了减轻动物可能遭受的疼痛或痛苦而改进的动物使用方法。例如，在动物发生疾病或死亡之前选择实验终点，改进麻醉剂和止痛药的使用，采用群饲方式来饲养群居动物，使用柔软的绳类代替坚硬的固定动物的设备，用内镜技术代替开放式手术，提供辅助性兽医护理，防止动物感染，设计能满足动物挖洞、奔跑、攀爬、躲避等天性的笼具，训练动物配合实验操作，经常监测动物体重或其他健康指标，在行为学研究中使用正强化方法，使用痛苦最小的方法处死动物。

替代、减少和优化三个概念相互之间并不排斥。在研究中使用其他方法替代动物实验会减少使用动物的总数量。优化样品的采集方法可以减轻动物的疼痛和减少所需的动物数量。例如，一种检测方法需要 1000 μL 小鼠血液，目前可以被另一种只需 10 μL 血液的方法替代，使利用少数动物进行连续研究成为可能，而无须在每个时间点处死小鼠以获取血液样本和数据（通常无法以非安乐死方式从一只小鼠中采集 1000 μL 血液）。对同一动物连续研究可避免个体间差异，依据统计学原理，在每个时间点采集样本所需的动物数量也会减少。此外，可采用非侵害性操作如尾静脉或下肢静脉采集 10 μL 血液，而不是采用造成更大伤害的方法采集所需的 1000 μL 血液。

另外，寻求替代方法时必须考虑到福利成本增加的风险。如果研究者通过对少数动物进行操作频度高的研究来减少动物总量，则这些动物可能处于需接受更多操作而损害其福利的风险之中。替换动物种类也可能导致类似问题，如用小鼠代替犬开展研究很大程度上会增加所需动物的数量（如需要在不同时间点采集大量血液的研究，可能要在每个时间点都处死 1 只小鼠才能满足实验要求）。对于犬来说，固定其前肢进行操作较为容易，动物遭受的疼痛也小（如采血），但对体型较小的动物来说，可能就需要麻醉并采用侵害性技术才能达到相同的目的。用小鼠或大鼠取代犬，甚至是猴子的理由有很多（包括成本、公共关系考虑、管理问题、训练要求、健康和安全问题及实验设计等考虑），但是仅仅因为小鼠的知觉远低于较大哺乳动物这一理由而用前者替代后者，尤其是在大大增加动物数量的情况下仍然是需要我们进行考虑的。

在经过 IACUC 核准并制定有监测程序的动物实验中，允许对动物短期停止供水和饲料。《实验动物饲养管理和使用指南 AAALAC》明确指出，基于研究目的而采取的限制措施应科学合理并应制定监测生理或行为指标的程序，包括临时或永久将动物从实验中移出的标准。可有多种理由提出禁食、禁水，但是在确定禁食、禁水最大周期时，一定要参考特定研究的目的。例如，一个项目可能因其预期利益被认定为很重要，如果是这样，长期禁食可得到认可。另一个例子是为构建糖耐受曲线，检测或不检测小鼠的胰岛素水平的禁食期是不一样的。在极端情况下，IACUC 会考虑是否有必要将动物禁食直至其死亡作为实验的最终结果。

通常来讲，为达到空腹、排空胃肠道或为诱导动物的一种代谢状态，只需相对较短的禁食期即可。在每个研究中，确定达到预期目标所需要的最小禁食周期是很重要的。通常选择 16h 或 24h 作为一个周期，因为这样可在当天工作结束时方便撤除饲料或饮水，并在第二天上午使用动物。对小型啮齿类动物而言，由于代谢率较高，这个周期可能过长，会导致不必要的严重影响。已证实，当提供限定数量的饲料（如通常为整晚饮食量的一半）时，大鼠正常进食直至饲料耗尽。因此，通过减少料斗中的饲料量，即可获得有效的（如从凌晨3点）禁食效果，达到排空胃的目的。当然，研究人员应该注意啮齿类及其他物种有食粪现象，因此应在禁食的同时使用肛门杯以防动物食粪，这样才能达到全面禁食的目的。

此外，动物正常的生理学特性也应予以考虑。有些物种如大鼠，通常只在其光照周期的黑暗阶段进食，如果饲料整夜被撤掉，第二天进行实验且该实验操作对动物产生不良影响，结果可造成大鼠在第二天晚上或第三天不吃饲料，无意中造成动物禁食48h，这对某些研究和动物福利有影响。一般而言，体型较大的动物其耐受性优于小型动物，因此需要撤掉饲料的时间较长。如果完全禁食的目的是减少麻醉后诱导及复苏阶段出现的呕吐，那么禁食8~16h对犬、猫、雪貂或灵长类动物是适当的，但对没有呕吐功能的兔子和啮齿类动物来讲是不必要的。

仔细考虑减少动物使用量的方法是非常值得的，如标准化操作程序，使用健康的、遗传相似的动物，良好的术后护理可以减少动物的死亡。其他建议还包括共享动物组织、动物临终的处理方式、合理地选择对照组和通过优秀数据分析软件最大化利用数据。某种药物在使用过程中被认为毒性非常大，甚至每6个受试个体中就会有1个出现严重的副作用。按顺序对6只动物进行测试是有意义的，一旦有1只出现副作用则应该停止研究。一些特定的研究（在抗生素临床Ⅰ期研究之前，必须在动物模型中测试其疗效），严格的显著性水平没有意义（如设定显著性水平为$P=0.01$），因为任何发现都必须在人体实验中复制出来。预实验能有效防止潜在问题的发生，而且其实验数据也能用在正式研究中。需要注意的是，如果预实验仅仅用来测试实验过程或估计数据的可变性，那么研究人员能在正式实验中使用预实验数据。但是当预实验用来判定实验结果时，如判定一系列药物中哪一种药物有疗效，研究者需要重新进行独立重复的实验。研究人员将预实验数据和正式实验数据混合使用之前应先请教统计学专家。

IACUC有责任监督生物学研究中合理使用实验动物，这与兽医和动物管理人员有密切的关系。兽医和动物设施人员有责任保证从高质量动物供应商那里获得动物，依据供应商的报告审查引进动物的健康状况，确保动物进行适当的检疫和隔离。他们也有责任制定预防性医疗程序并经常监督动物实验操作。使用健康的、得到良好照顾的和良好饲养管理的实验动物均有助于减少重复研究中动物的使用数量。兽医和动物设施人员还能协助制订术前、术中和术后的方案以确保动物存活率，进一步减少动物使用量。

1.5 实验方案修订

实验计划通常会随着实验数据的收集和分析进行相应的改进。随着研究人员对动物模型的经验积累及科学文献报道的新发现，PI常常会不定期地修订他们已获批的实验方案。

把实验动物模型用于人类疾病基础研究和药物开发，能够揭示许多意料之外的临床状况或能明示预期的不良后果。为了便于 IACUC 随时了解实验方案现状，许多研究机构采取了一些办法，以简化实验方案修订的提交和审查流程，而不必重新提交新实验方案。

修订实验方案的目的是让 PI 能够在正常安排的实验方案审查时间段之外修订已获批的实验方案。PI 的动物研究计划可能在研究过程中发生变化，此外，实验方案的修订过程使研究者有机会通过减少或消除动物的疼痛和痛苦来优化其实验。从研究者的角度来说，以相对简单、直接、及时的办法来显著地修改此前获批的实验方案，既有助于研究，也尽到了告知义务，使 IACUC 随时知晓动物使用计划的改变。

尽管要求 IACUC 对重大改变的审批应在事前进行，但各单位在执行这个政策时有一定的难度，未经 IACUC 许可的动物研究活动时有发生，需要强调的是，研究人员应充分意识到，与动物相关的实验操作必须始终遵循所批准的实验方案。事先未经 IACUC 审查就对 IACUC 批准的实验方案做出重大修改并开始实施的，应当视作不遵守规则。

IACUC 必须对实验方案的修订程度做出判断，修订大的实验方案必须经过全面审核和重新提交。所有实质性的实验方案修订都必须经过 IACUC 的批准。不过不太大的修订可以利用修订机制而不必从头提交。

相关单位可以允许其他方式审批而不用经过 IACUC 审批。由于每个单位的实验方案都不一样，所以建议各单位制定自己的处理重大实验方案修订的指南，并确保研究人员都能看到这些指南，从而明白改动的程序。另一个确定实验方案修订程度的办法是评估研究中可能发生的或已出现的动物福利的降低和总体伦理成本与效益比。从这种观点看，必须结合原实验方案以确认所提出的改变是否重大。

修订机制不适用于对复杂实验方案的修改，也不适用于对已有实验方案的多次修订。理想情况是，作为修订后提交的方案应当相对简单，且不应影响记录，否则修订过的实验方案会含混不清。对实验方案的复杂修改，应当提交完全重写的实验方案并有记录。动物实验进行之前，必须与原实验方案一样按程序经过批准，既可以将重写的实验方案看作是新实验方案（给一个新的审批号），也可以用一个标号系统维持其与原实验方案的关系。

1.6 预实验中动物使用数量的合理性

预实验通常只使用少量的动物（很少超过 10 只），目的是证明某项技术的可行性或在进行统计分析之前估计实验数据的可变性。预实验是提交给 IACUC 的实验方案中的一部分，因此预实验也需要合理性说明。

预实验中动物使用量合理性说明不需要像"整个"研究那么详细，即使只写一句"这是进行预实验所需的最少动物量"也是可以的。

常识告诉我们，对预实验除了在动物使用量合理性说明方面要求较为宽松外，要免除其他方面的要求仅局限于少数特例，每个研究机构都应该制定并宣传预实验应该遵循的指南或 SOP。

值得注意的是，预实验对于估计实验数据的可变性比确定研究效果意义更大，而后者需要一种比预实验范围更广的研究。如果预实验是用于估计组间差异的大小或是决定某项研究是否值得进一步探索，那么预实验中使用的动物不应计入随后成功的正式研究中。如果预实验仅用于估计研究数据可变性或证实某项技术在实验室的应用情况（如可通过特定设备获得可靠结果），那么这时预实验所使用的动物或许应计入正式研究中。

一项分 4 组，每组 10 只动物的研究是否可看作预实验？一般很难理解为什么预实验需要这么多动物，或者是为什么需要分 4 组。通常通过一组（或最多两组）动物就可以充分估计数据的可变性。技术的可变性同样可以通过一或两组测试出来，但并非每种可能的情况都是可预测的。举例来说，一位研究人员在 4 项技术上都存在困难，但在开展更大规模研究之前必须证明这 4 项技术都可以应用。可以想象，在这种情况下，预实验分为 4 组是合理的。

假定预实验中动物使用量是经过讨论论证的，那么在预实验获得结果之前，IACUC 不能批准正式实验关于动物数量的申请。预实验结果有可能说明技术还不成熟，因此整个研究还不能开展。在其他情况下，预实验的目的是评估实验数据的可变性，同时该数据也是检验效能分析的基础。在得到这些数据之前，批准开展整体研究所申请的任何数量的动物都是不合理的，这还会传递错误信息并导致混乱。在整体研究实施之前，许多研究机构都要求研究者提供初始报告，PI 将提交初始报告误认为有效的"技术审批"，其实这并不是它真正的目的。只有充分证明了动物数量合理性的研究项目才能获得批准。

IACUC 有权利和责任要求研究人员提交动物使用数量合理性的证明材料，如果研究者不能提供，IACUC 可以拒绝该申请。如果预实验结果能够作为解释合理性的材料，对 IACUC 和研究人员来说都是很好的选择。IACUC 有责任确保使用数量合理。如果预实验对证明其合理性是必需的，那么在预实验完成之前，IACUC 可以拒绝该申请。如果研究人员同意开展预实验，那么该预实验也要先得到 IACUC 的批准。在实际工作中，IACUC 可以要求研究人员开展预实验。因为 IACUC 只有在预实验完成之后才会批准正式实验，所以它需要收到预实验的实验报告，用于修订剩余动物的申请。

如果 IACUC 认为某项研究申请使用的动物数量少于被认为能有效完成该研究所需的数量，而研究者又不能提供足以证明动物使用数量合理的理由，IACUC 会拒绝批准此类项目，使用过多或过少的实验动物都是不恰当的。

2 实验动物的获取与运输

医学院校用于研究的实验动物最常见的来源是国内、外获得许可的经销商，国内、外高校和科研院所。

2.1 实验动物获取

来源于国外经销商的动物应当持有供应方提供的动物种系名称、遗传背景、质量状况及生物学特性等有关资料，依照《中华人民共和国进出境动植物检疫法》规定办理有关手续。按照固定流程运输到国内后，经国内合作的机构运输到固定位置进行为期 28 天的隔离检疫，检疫期满动物无异常，由国内合作机构使用实验动物专用运输车将该批动物送至实验动物中心固定的动物接收位置，接收时项目组成员和实验动物中心工作人员需要同时到场，项目组成员核对动物品系、性别和数量是否符合要求，实验动物中心工作人员核对该批实验动物的国外兽医签名的病原微生物检测目录和隔离机构兽医签名的证明文件，核对无误后方可对该批动物进行接收。

来源于国内获得生产许可证机构的实验动物，由生产单位使用实验动物专用运输车将该批动物送至实验动物中心固定的动物接收位置，接收时项目组成员和实验动物中心工作人员需要同时到场，项目组成员核对动物品系、性别和数量是否符合要求，接收单位需要验证该机构 3 个月内哨兵动物检测报告及该批动物的《实验动物质量合格证明》，核对无误后方可对该批动物进行接收。

关于国内动物生产单位选择的问题，通常，动物供应商应具有一定经验，能够持续生产特定基因型的动物，并且动物的健康状况能够符合法律、法规、条例及研究机构的要求。在多数情况下，IACUC 应该尊重兽医对供应商提供的动物是否符合健康的法定标准做出的专业判断。

来源于国内、外高校和科研院所赠送的实验动物，需要送到专业的实验动物生产单位进行净化，净化完成后由生产单位使用实验动物专用运输车将该批动物送至实验动物中心固定的动物接收位置，接收时项目组成员和实验动物中心工作人员需要同时到场，项目组成员核对动物品系、性别和数量是否符合要求，接收单位需要验证该机构 3 个月内哨兵动物检测报告及该批动物的《实验动物质量合格证明》，核对无误后方可对该批动物进行接收。

2.2 实验动物运输

应采取保障动物福利的运输方式，以保证实验动物的福利、质量和健康安全。运输实验动物时，使用的笼器具、运输工具应当符合安全和微生物控制等级要求，不同品种、品系和等级的实验动物不得混装，保证实验动物达到相应质量等级。

2.2.1 设施外动物运输

运输动物的包装应适宜于运输工具、便于装卸动物、适合动物种类、有足够的空间、通风良好、能防止动物破坏和逃逸、可防止粪便外溢，需要时，应与外部环境有效隔离。包装应有标签，应注明动物品种、品系名称（近交系动物的繁殖代数）、性别、数量、质量等级、生物安全等级、运输要求、运出时间、责任人、警示信息等。

2.2.2　设施内动物运输

如果满足特定要求（例如不易得到的实验动物，实验动物中心内部进行的基因工程动物项目），为了充分利用动物资源，允许不同研究项目之间交换使用动物。如果项目组之间的动物交换，可以先提出申请，申请书中需要注明转出和转入的区域及房间、转出基因工程动物的详细名称、性别和数量，由转出和转入双方课题负责人签名，将申请书交给实验动物中心兽医进行审批，确定该批次动物转移是否符合要求（兽医主要需要衡量动物转移会不会造成设施内不同区域环境污染），如果符合要求即可在实验动物中心该区域管理人员的协助下进行动物转移，跨区域转移的需要两个区域管理人员共同协助。

由于在研究项目间不限制动物交换会引发很多问题，包括导致使用未经批准使用动物、追踪动物使用数量失败、兽医无法得知要为动物使用者提供何种医疗照顾等。因此，交换动物必须获得 IACUC 或实验动物中心兽医的知情并同意。

3　检疫、适应与隔离

3.1　核对实验动物信息

对新引入的实验动物应进行适应性隔离或检疫，这一项工作最好是在兽医的监督下完成。动物接收后应首先检查动物运输箱，查看内容包括打开观察窗观察箱内动物状态（尤其是夏季高温长途运输的动物），动物运输箱是否密封，运输箱上面的标签内容与《实验动物质量合格证明》内容是否一致，运输箱是否脏污（尤其需要注意长途运输的大鼠），检查无误后在动物接收记录表上进行记录，动物接收记录表应包括接收日期、项目编号、动物品系、动物性别和数量等信息，最后请接收人员签字确认。

3.2　运输箱消毒及传入

对检查好的动物运输箱 6 个面喷洒消毒液，放入动物传递柜用紫外线消毒 15min，在检疫室内接收动物的实验动物中心工作人员接收动物后再次在运输箱的观察窗上观察动物状态，开箱后需要核对箱内动物品系和数量与运输箱上所标记内容是否一致。

3.3　传入动物观察

对传入的动物进行外观及体态检查，检查内容包括精神状态、可视黏膜、被毛皮肤、排泄物、外阴、四肢等是否存在异常。将外观检查合格的实验动物分装入已装好垫料的饲养笼具中，加入饲料和水，填写并挂好信息牌后放入饲养笼中，待所有动物均安置好后，再次逐一观察每笼动物状态。

3.4　检疫期动物观察

3.4.1　笼盒外观察

进入设施以及饲养室后，首先要感受设施或饲养室的大环境（温度、湿度、噪声、光照、氨浓度等），因为饲养室的大环境会影响笼盒的小环境，进一步影响小鼠的行为，所以第一步要评估大环境对小鼠是否适宜。不要触碰笼盒，隔着笼盒观察小鼠，先观察小鼠在笼盒内的活动情况，如果小鼠不动，可以晃动或敲一敲笼盒，让小鼠活动，方便观察小鼠行为。因为小鼠特别擅长隐藏自己的不适，在安全的环境中才会表现出最真实的样子，如果工作人员触碰了笼盒，小鼠会表现出一种应激，隐藏自己的症状。

3.4.2　笼盒内观察

打开笼盒，先不触碰小鼠，让小鼠在笼盒里运动，观察小鼠的整体状态、行为和姿态。我们需要着重关注两点。第一点是小鼠的探究行为，正常的小鼠在笼盒内有很多探究行为，异常小鼠的探究行为大多会减少。第二点是小鼠运动的姿势是否正常。然后检查饮水饲料的消耗情况，饮水饲料是否充足，消耗是否正常，如果是水瓶给水，要确保水瓶能正常出水，小鼠能够获得足够的饮水。要特别关注离乳不到 1 周的小鼠，如果发生死亡，优先怀疑缺水，如果小鼠体重快速下降，一定要检查饲料和饮水。最后检查笼壁和垫料，看笼壁上是否有血液、稀便，垫料中的粪便颗粒是否正常。

3.4.3　对小鼠个体的观察

拎起小鼠尾巴，让小鼠的两个前爪去抓握食槽，感受小鼠抓握食槽力度，健康小鼠的抓握比较有力，观察小鼠的背部和腹部是否有受伤、结痂和肿块等，因为下一步操作要将小鼠握在手里进行详细观察。如果小鼠腹部有肿块、肿胀或其他异常需要调整抓握手势。

3.4.4　对小鼠种群的观察

如果观察到小鼠异常，还要对整个笼盒、相同来源的动物进行观察，评估这个症状在种群中出现的比例有助于分析症状出现的原因。为了不对检疫期动物造成影响，建议检疫期间只有固定一个人进入检疫室进行检疫观察。如果能够依据供应商提供的数据可靠地判断引进的实验动物的健康状况和微生物携带情况，并且可以排除在运输过程中遭受病原体感染的可能性，则可以不对这些动物进行检疫。检疫合格的动物可更换笼盒后移入饲养室，检疫不合格的动物整批淘汰。由饲养员对检疫室进行清扫和消毒，等待下一批动物进行检疫。

第三节　实验动物管理和健康监测

政府部门从法规要求的层面为动物管理与使用提供了规范，研究机构对动物实验相关事宜进行全面而有重点的监督和管理负有明确的、不可推卸的责任。各机构的 IACUC

受其单位的委托和授权具体执行这些监管任务。IACUC 的首要责任是保证研究中的动物福利，而 PI 则要以人道和符合伦理的方式从事科学活动。然而，有时有些要求并不适用于特定的实际情形，可能导致监督和管理计划的执行不畅。例如，IACUC 可以批准动物使用方案的最长期限是 3 年，然而 PI 是根据无法预期的实验结果而拟定下一步工作计划的。有些时候，初步结果令人鼓舞，研究人员在没有提交修订的实验方案的情况下就踌躇满志地去做更进一步的研究了。诸如此类的情况经常出现，使监督和管理工作滞后，出现监管不到位的情况。现在的动物实验比过去规模更大，种类更丰富，也更加复杂。虽然 IACUC 的检查仍然在动物管理中起到必要的作用，但是简单套用"陈旧的方式"已经不足以为研究、测试或教学所涉及的动物提供高质量的管理和使用保障。批准后的管理提供了一种简单有效并且实际可行的方式拓展 IACUC 的监督，加强了对兽医和临床护理人员的有效管理并向研究人员提供了有益的帮助。

实验动物健康监测是保障实验动物质量的一个重要措施，具体是指对实验动物健康可能造成影响的微生物、寄生物等感染性病原以及环境、营养等因素进行有效监测。

1 健康监测的管理原则

（1）实验动物机构应建立实验动物健康监测管理体系，包括管理机构和人员、管理体系文件及制度、程序性文件、健康监测方案、废弃物处理、监测报告、应急预案等内容。

（2）实验动物机构应制定并按照健康监测方案进行实验动物健康监测。

（3）IACUC 负责审查实验动物健康监测方案及监督实施情况等，审查坚持和遵守合法性、必要性、科学性、动物福利、伦理、公正性、利益平衡等原则。

（4）实验动物机构可结合监测方案，根据自身条件开展自检，也可委托有资质的第三方机构开展检测。

2 健康监测方案的编制

（1）健康监测方案的编制原则：在制定健康监测方案时，应考虑法律法规和标准要求、动物实验要求、动物来源和健康状况、动物微生物等级、健康监测系统和检测能力、病原风险评估、动物护理方案、人员能力和设施条件等因素，以满足实际需求为目标，并保障实验人员健康、动物健康和动物实验顺利开展。

（2）健康监测方案主要内容：健康监测方案可包括动物实验目的和要求、动物来源和微生物等级、实验室资质和监测能力、常规监测和诊断监测、监测程序和风险评估、监测项目（包括病原、环境、饲料和垫料）和方法、结果判定和处理措施、监测报告格式等内容。

3 健康监测项目

（1）病原监测：病原常规监测项目应包括 GB 14922—2022 所规定的病原指标，可根据需要增减监测的病原种类，包括机构所在地流行或易感病原、对研究有影响的病原或国外相关标准中的病原指标等。根据动物免疫状态、疫苗接种情况、所检测病原特性等因素综合判断后选择合适的检测方法。

（2）环境监测：环境监测项目和方法应符合 GB 14925—2010 的有关要求。至少每半年检测 1 次动物饮水及管道。饮用水质量应符合 GB 14925—2010 中 8.3 的有关要求。应采取有效措施防止病原菌可能通过各种途径的进入，包括：饲料、垫料和实验动物饮用水的供应，仪器设备和资料书籍的传入以及人员的进入等。

（3）饲料和垫料监测：饲料和垫料的质量应符合 GB/T 14924.1、GB/T 14924.2 和 GB 14925 的有关要求。饲料监测方法应符合 GB/T 14924.9、GB/T 14924.10、GB/T 14924.11、GB/T 14924.12 的有关要求。

（4）废弃物处置：应对实验动物健康监测中产生的废弃物进行无害化处理。

4 健康监测报告和档案管理

（1）健康监测报告的基本要求：实验动物机构应制定实验动物健康监测报告规范，尽量采用统一格式，并按要求做好实验动物健康监测记录。监测报告应及时、准确、完整、清晰。监测报告不得随意修改，如必须修改，应由修改人签字并注明修改时间和原因。

（2）档案管理：应按照 GB/T 11822、GB/T 18894 的相关规定，制定相应的实验动物健康监测档案管理制度。计算机、自动记录仪器等打印的图表和数据资料等，应妥善保存其电子版原始数据、拷贝或复印件。每年度健康监测结束后，原始记录的各种资料及电子文档应整理归档。档案资料保存期限至少 5 年。

第四节　动物实验管理

研究机构需要对动物实验过程进行全面而有重点的监督和管理。IACUC 首要责任是保证研究中的动物福利，而实验操作者要以人道和符合伦理的方式从事科学活动。研究单位需要有专门人员对动物实验进行日常管理，这位管理人员需要具备相应的专业背景，以对特定实验项目是否合理进行判断。在日常管理中发现进行中的项目存在不遵守实验方案的情况，如研究课题中实施了未经授权的手术、有未经授权的人员参与或使用了未在福利伦理审查申请中注明的药物，遇到这样的问题应尽可能设法使实验方案重新按照《实验动物伦理审查申请书》中的内容执行。

1　动物实验日常管理

在日常管理中如果遇到以下情况是需要进行报告的：

（1）危害动物健康或动物福利的情况，包括因自然疾病、操作失误等对动物造成了实际或潜在的危害或死亡。

（2）进行未经实验动物福利伦理审查和批准或与批准内容相比发生了明显改变的动物实验方案。

（3）实验项目超期仍在进行的。

（4）参加动物实验的人员没有相关资质。

（5）没有给予必要的手术后监护以保证动物福利（如从麻醉中清醒的过程或从侵害性或使其变衰弱的操作中恢复的过程）。

（6）在实施安乐死过程中不能保证动物死亡（如使用二氧化碳进行安乐死不成功）。

（7）动物的自然死亡，包括自发疾病引起的死亡、幼仔死亡或不能正常生长。

（8）符合实验方案的操作引起的动物死亡或伤害。

政府部门从法规要求的层面为动物管理与使用提供了规范，研究机构对动物实验相关事宜进行全面而有重点的监督和管理，由各机构的实验动物管理与使用委员会具体执行这些监管任务。实验动物管理与使用委员会的首要责任是保证研究中的动物福利，而 PI 则要以人道和符合伦理的方式从事科学活动。实验动物管理与使用委员会的成员应至少每半年对研究机构的动物设施、动物管理和使用计划进行审查。

2　动物手术

2.1　手术方案的描述

项目负责人在填写《实验动物伦理审查申请书》时应对实验方案中的手术操作进行细节描述，以便伦理审查委员会成员对其申请是否可行进行判定，同时也方便兽医判断该项目围术期护理程序是否需要兽医护理。手术方案应该包括切口位置、长期测量仪和植入物及伤口缝合方法。此外，描述麻醉方法时应包括前驱麻醉剂、麻醉剂和镇痛剂的名称、剂量、给药途径和给药频率。

2.2　围术期护理

围术期的护理程序包括术前计划和管理、术中护理和术后护理 3 个方面。

2.2.1　术前计划

人员准备：手术前应确定手术人员是否接受过相关手术培训。穿透和暴露体腔的任何外科手术，或产生永久性物理或生理功能障碍的任何操作均被定义为大的存活手术，这需要进行手术操作的人员具备常规外科手术的能力和经验，以及执行特定手术的资格。

制定麻醉方案：包括麻醉药物、麻醉方法和过程监控。

2.2.2　术前管理

让实验动物在新环境中适应一段时间后再进行手术，对实验动物的健康状况要进行术前评估，有些手术需要实验动物有一定时间的禁水和禁食或进行药物处理或服用抗生素。

2.2.3　术中护理

术中需要对实验动物的麻醉水平进行密切监控。通过肠外输液、输氧和维持体温等方式来保护重要器官。

手术需要在无菌的状态下通过正确使用手术器械进行熟练的手术操作。

2.2.4　术后护理

术后分为麻醉恢复、急性术后护理和术后长期护理 3 个阶段。

在麻醉恢复、急性术后护理期间，要密切对动物体温调节、心血管和呼吸系统功能等进行评估。例如检查手术切口，提供热源以防止体温过低，预防术后疼痛，使用预防性抗生素和其他药物等。在麻醉恢复和生理稳定期间要进行长期的术后护理，至少每日监测 1 次，解决所有的术后并发症。应对实验动物的生命体征、饲料和饮水的摄入量、排便排尿、状态和活动、手术伤口状况、体重、术后疼痛和感染情况进行监控。同时，应注明特殊饮食、止痛药、抗生素及其他药物的使用情况。

啮齿类动物和其他小动物的体表面积与体重比率大，在术中和麻醉恢复期如果没有足够的热量供应很容易因为热量流失导致体温降低。维持正常体温可显著降低由于麻醉引起的心血管及呼吸紊乱，同时从麻醉中苏醒后补充食物来维持体温，这些都是啮齿类动物从麻醉中苏醒的关键因素。

许多生物医学科学家认为，在完全从麻醉中苏醒、各项生理指标稳定并已具备正常走动和保护行为之前，动物都应该留在恢复区。术后恢复区应该能满足动物在术后麻醉状态下和术后立即恢复的需要，还应考虑到方便对动物进行观察。在麻醉复苏期间，动物所处环境应该是温暖、安全、安静、舒适的，应为不同种类的动物提供专属的恢复空间。对用过麻醉药或镇痛药的动物需要保持正卧的姿态，可有效防止术后呕吐。但实际情况与动物品种及大小有关，例如做了开胸手术和关节镜手术的动物，它们的生理稳定性和正常走动行为可能有很大区别。

2.3　手术记录

术前记录应包括提供动物的供应商、动物健康状况、用药等内容。

麻醉前记录应包括动物体重、体温、心率及呼吸频率等用来建立麻醉档案的基础数据。麻醉档案应包括记录麻醉给药、剂量、给药途径和给药时间、麻醉深度的监控及动物体温、心血管功能和呼吸功能等生理状态的评价，平均每隔 15min 记录 1 次。手术操作中的麻醉监测记录和术者报告作为动物手术记录的一部分一并保存，如果手术人员和术后护理人员不是同一批人，这些记录也需要提供给术后护理人员。记录还应该包括动物恢复情况，服用的镇静剂和抗生素，基本生命体征，感染、伤口护理和其他医学观察的监控记录。在麻醉恢复、急性术后护理期间应频繁对包括体温、脉搏、呼吸频率和节律、血氧饱和度等重要生命体征进行监控，每 15min 记录 1 次。在麻醉恢复和稳定期间要进行长期的术后护理，需要记录生命体征、摄食和饮水量、排便排尿、状态和行为、手术伤口状况、术后疼痛和感染情况，至少每天 1 次。

3　疼痛、止痛及麻醉

3.1　疼痛

疼痛是为数众多的可以引起痛苦的不良状况之一，PI 应该在项目进行伦理审查申请时遵循 "3R" 原则，即减少（Reduction）动物的使用数量，以低等动物或无感知的实验材料替代（Replacement）动物以及优化（Refinement）实验设计将疼痛和痛苦降到最低。除了伦理考虑外，减轻不必要的疼痛或痛苦既有利于动物福利，也有利于实验获得数据的科学性和可靠性。现在已经很清楚，操作、抓取、饲养实验动物的方式会影响其生理过程。在文献中，有关发育、毒理学、肿瘤、血管状态及其他相关的例子比比皆是。疼痛和紧张因素可导致细胞因子生成一种分解代谢内分泌状态的活化，并发展为全身性影响，如免疫应答及愈合率降低、术后肿瘤转移率升高，以及发展成为慢性疼痛状态。因此，疼痛和痛苦可能是显著影响实验结果的不可控实验变量。降低这种变量的幅度既有利于项目使用动物福利，又有利于项目获得科学结果。我们至少应该认识到，了解疼痛和痛苦对实验数据的潜在影响有助于解释为什么实验室与实验室之间的结果可能不同。相应地，基于伦理和科学两方面原因，考虑降低或消除疼痛和痛苦的方法应是每个 IACUC 关注的核心内容。

3.1.1　疼痛与痛苦

在许多情况下，我们缺乏必要的科学数据去客观判断有关动物的疼痛和痛苦的意义。往往有必要权衡已有的证据，试图在动物福利和研究项目的目标之间取得平衡。如果在仅有有限数据的情况下尝试达到这种平衡，有一点可以确定，即预期采用改善动物福利的措施是否会干扰研究或适度增加了研究人员的工作量。当某些措施可改善动物的福利，且可以在不影响一个科学项目完整性的情况下实施时，这些措施应给予高度的重视。在许多情况下，如果没有足够的科学或实证证据表明某项技术已达到减轻或防止疼痛与痛苦的预期效果，那么就值得付出额外的努力或成本投入来尝试该技术是否真正有利于动物福利的改善。

3.1.2 紧张与痛苦

有许多不同的方法可以区分紧张和痛苦。在一般情况下，紧张是正常的生理活动，而痛苦包含一些不良或不愉快的成分。紧张是由动物环境中的应激因子造成的，如环境温度的变化。正常的自我平衡机制被触发，动物适应了变化，又恢复到正常状态。这些不断发生的适应性的应答是所有生物体都具备的功能。如果需要适应的应激因子不断增加，总有某个环节是动物所无法完全适应的，这个时候动物将表现出痛苦。另外，也有一些观点认为，当动物知道它处于适应性应答状态，并将这种应答当作避免某种危险所必须做的事情时，将会导致主观意义上的"痛苦"。若没有明显的外部体征或行为，痛苦的状态可能难以认定。可以说，当不良状态的持续时间和强度超过一定的阈值时即成为"痛苦"。当然，持续接触如单调的居住条件这样低水平的厌恶因素，可能不会引起比肿瘤连续数周持续增长所造成的疼痛更加严重的痛苦。然而，应对不良因素的程度进行评估，也许应该排出等级，用于指导优化工作。疼痛是为数众多的可以引起痛苦的不良状况之一。疼痛及其他引起痛苦的不良因素可能在动物个体及种群之间各不相同。例如，被安置在铁丝笼底环境饲养时，有脚垫外伤的啮齿类动物比正常的动物更痛苦，当让马和小鼠站立在高温物体表面时，小鼠感受的疼痛会更严重。

3.1.3 痛觉与疼痛

痛觉只有在感觉神经探测到一定的刺激，并将信号传递给中枢神经系统时才会表现出来。疼痛是痛觉的主观有意识的感觉。足够强度的有害刺激将引起感觉神经末梢去极化。这些类型的刺激有冷或热、压力及化学类（pH、刺激性）。信号通过感觉神经纤维束传输到脊髓，甚至到大脑。根据物种的进化水平，信号到达大脑的不同分层，有可能"处理"或"判读"为疼痛。伤害性刺激不一定造成组织损伤，但在任何情况下，伤害性刺激有可能触发非自主的（如肢体回缩反射、自主神经反射）和自主的（针对性）逃避反射。如果对刺激的整体判断认为它是疼痛的，那么会在综合以往经验和背景信息后出现神经反应情感调节，因此疼痛的体验取决于许多因素。

动物处于昏迷或麻醉状态下，受到伤害性刺激时可能会发生反射运动或自主神经反射，因为动物"不知道"所受刺激（神经系统的输入输出状况）是伤害性的，它们通常不会定义为疼痛。给予麻醉药达到自主和非自主运动同时受到抑制，此时自主神经对有害刺激的反应钝化，足以消除麻醉期间对疼痛经历的记忆。动物再恢复到清醒状态后，便具有"记忆"或感知疼痛的能力。

有些关于动物痛苦的定义仅是通过将疼痛与其对动物行为的影响进行关联判读，而回避了心理的内容。如疼痛对动物是一种不良的感官体验，会引起保护性驱动行为，使动物学会逃避，并可能改变种属特异性行为，其中包括社会行为。痛觉和疼痛被认为具有保护肌体并使其免受损害的作用。神经学家的观点认为疼痛是肌体平衡功能的一部分（保障身体调节自身的福祉），如水盐平衡受到调节，并参与内部的生理补偿及行为的驱动器。类似地，疼痛被认为已经演化成反应组织损伤后引起的身体条件状况。然而，疼痛作为一种感觉可能差异巨大，我们称之为疼痛的行为驱动通常与接受的感觉强度相匹配，但在不同环境下表现不同，可以就像饥饿或口渴一样变得无法忍受。就熟悉的动物物种来说，疼痛确实存在，它有行为动机的成分，它可能根据当时发生的情况不同而改变，如果强度足够的疼痛持续下去，则可能导致对健康的不良后果。

IACUC 要求恰当地设计所有的实验方案以防止或减少疼痛或痛苦。IACUC 可以合理要求研究者证明他们已经在使用动物的时候考虑了所有的替代方法。"3R"原则里的任何一项都可以减少疼痛和痛苦。替代：采用无感知的替代品（如尸体或组织培养物）替代有感知的动物，在很大程度上消除了疼痛和痛苦。减少性替代品（如合适的统计学方法可以减少需要使用的动物总数）可以导致潜在需要经历疼痛和痛苦的动物数量更少。最后，优化替代寻求将必须保留的动物所经历的疼痛和痛苦降低到最低水平。也许最后一个属于 IACUC 最重要的关注领域是不仅需要审查推荐的镇痛和麻醉药的使用，而且也需要审查参与者的培训和能力。例如，一个没有经验的研究人员可能不恰当地抓取动物并造成明显的疼痛和痛苦，而这完全可以通过适当的培训而避免。与经验较少或者能力不足的研究人员相比，熟练的手术操作人员可能提出使用较少动物的项目（由于技术性失误少），导致较少的术后疼痛（由于组织创伤少）以及更快的苏醒速度（因为较短的麻醉时间），动物使用的各个方面导致的全部疼痛和痛苦都必须给予考虑。

IACUC 要判断 PI 是否已充分考虑了疼痛和痛苦的替代品，需要确定所有潜在的痛苦和非疼痛性的痛苦的来源并寻求减轻或预防技术。在实际操作中，某些用来减轻疼痛或痛苦的方法可能不具有可行性（如在允许一个新的外科医生操作之前，需要有多年的外科培训经验），在许多情况下可能很难或不可能找到任何有关如何减轻疼痛或痛苦的意见的资料。同时，治疗由疼痛以外的紧张因素导致的痛苦所经常忽视的是推敲优化动物的使用（如提供额外的垫料、更容易获得的食物和饮水、液体治疗或其他在舒适度和稳态方面的改善等）。因为科学家们都将镇静和止痛当成全部的优化措施，IACUC 应确保在常规状态下，按照物种特性和规定的频率，采用普遍商定后的标准（如身体状况评分、饲料消耗、跛行、姿态等）适当定期观察动物。此外，在实验条件下还需要对疼痛或痛苦进行评估。对动物的福祉进行监督可以确保在需要的时候能够采取措施减轻疼痛和痛苦。

缓解疼痛的基础在于有能力识别其在具体种类动物中的临场表现，不同种类动物的疼痛评定标准也不相同。某些物种特异性的疼痛和痛苦的行为学表现可作为评定指标，例如，呻吟（犬类）、抑郁（所有动物）、食欲不振（所有动物）、急促且吃力地呼吸（啮齿类）、不进行理毛行为（哺乳类）、攻击性增加（哺乳类）、眼周和鼻的卟啉症（哺乳类）、异常的表现或姿态和不能行动（所有动物）。但是，某些物种可能直到疼痛很严重时才会有临床表现。因而，管理和使用动物的工作人员必须十分熟悉其在临床上、行为学、生理学和生化学方面的物种特异性和个体的健康指标。

所有动物实验的申请必须特别详细描述关于减轻术后疼痛和痛苦的细节。这些具体细节必须获得兽医的批准。兽医和护理人员受过专业训练，了解不同种类动物在行为和饲养上的需求差异。无论是否接触过止痛药方面的专业培训，他们的教育或实践背景都能够提供有价值的意见。在某些情况下，兽医、兽医技术人员、动物管理人员因其工作职责，往往比 PI 对动物的观察更多。也有 PI 拥有动物饲养或行为方面的专业知识，或可能随着时间的推移而获得大量的经验。如果可以向 IACUC 提供有关某项研究对动物福利影响的证据，那么 IACUC 应当考虑这些证据。然而，随着动物福利的进步和研究技术的优化与改进，兽医可能具有能力将新知识用于潜在疼痛或痛苦的评估中并提出减轻疼痛或痛苦的补救措施。

多数人依靠观察动物行为和生理参数组合的改变或寻找相对正常的偏差来认知动物的疼痛或痛苦。例如，处于痛苦中的动物可能会改变其自然行为而变得不活跃，减少梳理或筑巢活动，采食、饮水减少，也可能会改变对处理的反应（如攻击性升高）。相反，一些动物可能会变得精神萎靡，对处理反应迟钝。在急性或慢性疼痛和痛苦的情况下，也有可能发生体重的变化。需要注意的关键点是，疼痛和痛苦的征兆可能非常微妙。要识别疼痛或痛苦，需要对各种动物的正常行为有全面的知识，还需要用足够的时间观察动物。在某些情况下，有必要在不被动物觉察的情形下观察动物。可采用不适应实验处理的动物研究物种的自然行为。然而，丰富的生活条件可能是必要的，因为在沉闷无趣的环境里，即使没有遇到明显的疼痛和痛苦，动物也可能不能充分地表现其行为天性。对受过训练、容易处理的动物（如犬和山羊），触摸手术伤口可能引起躲避行为（退缩、扫视伤口部位、发声）。虽然使用镇痛药或其他治疗方法可使其行为恢复正常，但是未获减轻的疼痛和痛苦可能已经存在。

3.2 疼痛的分类

《实验动物 动物实验方案审查方法》（T/CALAS 52—2018）中将动物疼痛等级分为 5 级：

A 级：动物园式仿生圈养之苦。

B 级：动物笼养限制之苦。

C 级：无痛或一过性的轻微痛。

D 级：有疼痛持续，但能缓解或解除。

E 级：持续疼痛或损伤不能缓解。

3.3 疼痛的来源

A 级、B 级和 C 级一般不采用麻醉和阵痛。对选择 D 级或 E 级的动物操作，应说明使用麻醉或镇痛方法，包括麻醉剂的名称、剂量、使用方式和作用时间，以及使用的其他人文关怀等方法。

疼痛级别为 C 级的实验，是指极小的不适或紧迫，包括注射给药、口服给药、完整的动物麻醉、安死术等操作。

疼痛级别为 D 级的实验，是短时间的轻微紧迫或疼痛，使用止痛剂可以解除动物疼痛的操作，包括麻醉中植入导管、在全身麻醉下进行重大手术、物理性保定等内容。

疼痛级别为 E 级的实验，包括：辐射性病痛、烧烫伤或创伤性苦痛、病原微生物感染、给予不可预见结果的药物、任何会造成疼痛阈值且无法用止痛剂解除的疼痛操作，以及非安死术的处死方法。

实验操作人员应根据动物疼痛的类别，采用相应的措施。

3.4　麻醉和止痛

在实验操作或手术过程中，为减轻实验动物的疼痛和方便实验操作，需要给予止痛或麻醉。疼痛严重影响实验结果，正确使用麻醉剂或止痛剂对实验动物来说既是动物福利的要求，也是科学研究的需要。其选择取决于许多因素，例如：动物的物种、年龄、品种（品系）；疼痛的性质和程度；具体药物对特定器官系统的可能作用；手术诱发疼痛的操作所持续的时间和性质以及药物对动物的安全性，特别是在外科或其他实验操作诱发生理性缺陷的情况下。

超前镇痛（包括术前和术中镇痛的管理）有利于提高手术中动物的稳定，通过降低术后疼痛来优化术后护理和动物福利。镇痛效果可以通过即时使用肠内或肠外镇痛剂，也可以通过局部麻醉剂来阻断痛觉信号。由于动物对镇痛剂反应的个体差异性很大，因此无论实验最初制定的疼痛缓解方案如何，在做完会引起动物疼痛的手术时及术后都应该对动物进行密切监测，如有必要应使用额外的药物以确保动物得到适宜的镇痛管理。

麻醉根据麻醉范围可分为局部麻醉和全身麻醉，按麻醉方式可分为注射麻醉和呼吸麻醉。需根据动物的种类和实验手术的需要进行选择。

进行小鼠、猫、兔、狗等动物实验时多采用全身麻醉，全身麻醉常用方式有腹腔注射、肌内注射、静脉注射和吸入麻醉。啮齿类动物、猫、犬、猴等可采用吸入麻醉的方法，起效较快且易于控制，不易发生意外。兔耳缘静脉明显且温顺，可通过静脉注射的方式进行麻醉。对猴、猫、犬、猪等体型稍大且不易控制的动物可先通过肌内注射麻醉剂，等动物肌肉松弛不具有反抗力时，再根据麻醉程度和实验需要通过静脉注射的方式进行麻醉。犬、猫一般通过后肢的小隐静脉注射，猪一般通过耳缘静脉注射。

进行牛、马、羊等大动物手术时常采用局部麻醉。常用麻醉药物为普鲁卡因或利多卡因。利多卡因组织穿透性好、见效快，常作为大动物神经干阻滞麻醉，也可作为局部浸润麻醉。普鲁卡因常用于局部浸润麻醉。

　　麻醉药物选择的中心原则是安全性和有效性，根据实验特点和动物特点，选择麻醉镇痛药和麻醉方式，应根据科学文献和动物品系，尽量选择安全范围大且麻醉效果好的药物。过早地给予镇痛药可能导致术后动物的昏迷，用过麻醉药或镇痛药的动物对非疼痛的刺激会有反应（如干呕）。在注射麻醉药物时，先使用麻醉药总量的2/3，密切观察动物生命体征的变化，如果已经达到所需的麻醉程度，则不需要再使用剩余的麻醉药，避免麻醉过深，抑制延髓呼吸中枢，导致动物死亡。

　　应根据预先确定的剂量给予最初的麻醉药和镇痛药。这些都根据科学文献来决定，但往往会因动物品系应答的变化而修订。给予标准剂量的麻醉剂可能会产生预期的效果，但也可能导致动物麻醉太深或麻醉不足。在对某项研究中所用的特定品系、年龄、性别的动物对麻醉剂应答做出评估后，可以制定一个更加合理的剂量使用方案。与预先确定的剂量相比，变化可能是相当大的。例如，当以丧失意识的持续时间作为麻醉药效判定指标时，不同品系小鼠的睡眠时间可以相差一倍。为满足特定群体的动物而调整麻醉药的剂量比较容易，但我们对术后疼痛的评估能力有限，调整麻醉药的剂量则很难做到，目前对是否需要给予镇痛药处置疼痛存在争议。对人类来讲，根据需要的给药策略是有效的。人类能够通过患者自控镇痛装置的方式自我管理镇痛药的强度，或通过口服给药，因为他们可以决定何时需要额外的镇痛药，并根据推荐确定相应剂量。对动物实行根据需要的镇痛给药策略主要受到两方面的限制：首先，是否有可能在所有的动物个体中检测到明显的疼痛；其次，评价疼痛的时间点是否在药物防止实质性疼痛的整个周期之内。

　　如果对疼痛评估不专业，那么不会引起警觉，以防止该动物的疼痛。对非啮齿类哺乳动物预先给药和多种联合镇痛给药技术的文献和相关经验也被人们所认可。许多作者推荐作为均衡麻醉技术的一部分，在切口前给予镇痛药，并在手术的后期继续给予镇痛，术后12～24h以固定剂量给药，同时监测两次给药之间的疼痛，延长治疗能够感知中度或重度疼痛的时间，或遵循目前许多兽医教科书中有关疼痛处置所倡导的用药方式。但这种固定剂量的给药方式可能会导致疼痛缓解不足。在实际操作中，为了对疼痛做出恰当的评估，应在两次给药之间、再次给药前进行评估，以便确定恰当的给药时间和最佳效应。在术后24～48h采取固定剂量给药，同时进行监测，并且在两次给药之间适时调整的做法很少出现过量镇痛药导致并发症等副作用。如果对疼痛的评估能力有限，这一方法至少能保证动物获得最根本的疼痛治疗。

　　每个动物个体对手术的反应不同，因此从文献中获得的剂量只是一个参考，应对每只动物的镇痛效果做出评估，因某一特殊个体可能比别的动物需要更多的镇痛剂。即便利用了诸如体重这样的可追溯的测量参数，在随后的研究中也需要变更标准剂量。对一些行为多样的物种而言，人与动物的互动或动物与动物之间的互动比较好理解，而这些行为可以作为术后观察动物的基准，用来构建量化疼痛的尺度。通过观察行为来评价啮齿类动物的疼痛更具挑战性，动物不活动可能与周期性观察员的存在或疼痛有关，这是一个需要研究和学习的领域。在术后最初阶段实施镇痛的一个主要障碍是阿片类镇痛药的给药间隔比动物处于不监测或治疗状态（如隔夜）的时间短。应当承认，即使使用长效技术（如透皮跨真皮芬太奴贴片）或使用长效剂（如非甾体消炎药）也不足以保持整晚的镇痛，那么有必要进行跨夜监测和治疗或调整用药方案，以便满足监管和道德的要求。

4 实验动物安乐死

（1）安乐死是指人道地终止动物生命的方法，最大限度地减少或消除动物的惊恐和痛苦，使动物安静地快速死亡。处死动物都应遵循安乐死原则。根据动物实验目的、动物品种品系、动物需要采集标本的部位及安全性等因素，选择不同的动物安乐死方法。

（2）仁慈终点：实验动物伦理审查材料中应对实验方案中实验动物达到仁慈终点的症状、动物观察频率以及当其达到仁慈终点时必须采取的措施进行精确描述，评估项目包括：动物对食物和水摄取困难，出现自残行为、姿势异常、呼吸困难、发声能力丧失等垂死临床表现，长期异常且没有改善迹象，体重较实验前降低 20% 以上，肿瘤过度生长，镇痛药品不能缓解动物的疼痛和痛苦，以及出现中毒症状等。

实验方案终止阶段过早会造成研究中的动物损失，导致需要使用额外的动物。终止阶段太晚，可能会导致动物遭受不必要的疼痛或痛苦。在动物肿瘤生成研究中很难确定实验终点，在确定终止准则前 PI 应说明为达到具体实验方案设定的科学目标而需要肿瘤的生长程度，如果因肿瘤过度生长导致动物死亡，这也会造成动物不必要的疼痛和痛苦，并可能因为无法获得组织或血样而损失动物。通常以评价肿块再加上如浅表肿瘤有无明显的溃疡或坏死等特征作为判定标准。

4.1 安乐死实施条件

依据《实验动物 安乐死指南》（GB/T 39760—2021）在达到以下条件时，可实施安乐死：

（1）得到实验结果或动物实验结束。

（2）经兽医结合动物的体重、食欲、感染、肿瘤、濒死症状等评估判定，动物痛苦程度达到或超过预设的仁慈终点。

（3）其他原因不适合继续饲养。

4.2 常用实验动物的安乐死方法（啮齿类动物安乐死首选注射巴比妥类药物）

（1）1~6 日龄啮齿类动物：麻醉后断颈、低温麻醉后断颈（头）和清醒中断颈（头）。

（2）7~14 日龄啮齿类动物：腹腔或静脉注射 100~150mg/kg 戊巴比妥钠或吸入二氧

化碳、氟烷、甲氧氟烷、异氟醚、安氟醚、七氟醚、地氟醚等麻醉后断颈。

（3）> 14 日龄且体重 < 200g 的啮齿类动物：腹腔或静脉注射 100 ~ 150mg/kg 戊巴比妥钠或吸入二氧化碳、氟烷、甲氧氟烷、异氟醚、安氟醚、七氟醚、地氟醚等麻醉后放血致死、麻醉后断颈、麻醉后颈椎脱臼、麻醉后注射氯化钾（2meq/kg，Ⅳ），清醒中颈椎脱臼。

（4）> 14 日龄且体重 > 200g 的啮齿类动物：腹腔或静脉注射 100 ~ 150mg/kg 戊巴比妥钠或吸入二氧化碳、氟烷、甲氧氟烷、异氟醚、安氟醚、七氟醚、地氟醚等麻醉后放血致死、麻醉后断颈、麻醉后颈椎脱臼、麻醉后注射氯化钾（2meq/kg，Ⅳ）。

（5）兔：腹腔或静脉注射 100 ~ 150mg/kg 戊巴比妥钠或吸入二氧化碳麻醉后放血致死、麻醉后注射氯化钾（2meq/kg，Ⅳ）。

（6）犬：静脉注射 ≥ 80mg/kg 戊巴比妥钠，麻醉后放血致死、麻醉后注射氯化钾（2meq/kg，Ⅳ）。

（7）猫：腹腔或静脉注射 ≥ 80mg/kg 戊巴比妥钠，麻醉后放血致死、麻醉后注射氯化钾（2meq/kg，Ⅳ）。

（8）猴：静脉注射 ≥ 80mg/kg 戊巴比妥钠，麻醉后放血致死、麻醉后注射氯化钾（2meq/kg，Ⅳ）。

4.3 使用死亡动物是否需要通过 IACUC 审批

IACUC 实际上是审核对用于研究、教学或检测动物是否实施了安乐死，并着重关注安乐死前及期间动物的护理和处置，而不是安乐死后动物的护理和处置。从法律角度来看，似乎不需要证实使用死亡动物的合理性。

不同研究者通过共享已安乐死动物的组织最大化地使用动物是一种很好的替代方法。IACUC 对此过程审核不仅会延长进程，增加研究机构内部共享动物组织的负担，而且不会改善动物福利，因此不应该要求 IACUC 审核。对于研究机构内部共享动物组织，可采取监督和不监督之间的折中态度。即无须 IACUC 监督，但如果死亡动物购自外部机构或由外部机构捐赠时，IACUC 要监督。

所有死亡动物的组织都应用于其他更多的研究。当实验不会对动物产生额外疼痛和痛苦时，1 只动物可进行多次实验。真正的问题是，1 只动物在经历了一次对其造成疼痛和痛苦的实验后，又要经历第二次。虽然仅在很少的情况下会对动物进行第二次存活性手术，但是如果第二次实验不会给动物造成伤害，二次利用动物可以减少研究机构实验动物的使用总量。例如，1 只经历了存活手术后不需要被安乐死的动物，再做一项简单的行为学研究可能就是合适的。

可能造成动物疼痛或痛苦的方法必须得到 IACUC 的批准。除此之外，不需要提供其他处死动物的合理性说明。当然，以某种方式操作和使用动物的数量必须合理，处死动物的数量也必须合理。但对遭受难以控制的疼痛和痛苦的动物实施安乐死则必须提供非常具体的理由。如因科学需要，不能给动物使用镇静剂、麻醉剂、止痛剂或实施安乐死，则仅能在必要的时间段内这样做。

共享动物器官是 3R 原则的具体应用，值得鼓励。如果动物及其被安乐死的方法已经得到 IACUC 的批准，那么获得器官就不再需要批准。只要从死亡动物身上获取器官，而不改变已批准的实验程序（包括增加动物数量）、某动物最初用于其他研究（而不是仅为获得器官）、风险评估结果表明不会感染或伤害研究人员且器官是在动物死亡后获取的，委员会可以选择不监督这些情况。

因此，对研究人员和 IACUC 来说，要避免违规使用死亡动物、规避政策和条例是非常重要的。例如，如果认为是否涉及整个动物就是我们唯一需要讨论的问题（因为组织不是动物整体，所以没有必要对组织的获得进行监督），那么这种想法是不正确的。IACUC 应该考虑这个问题，制定相关的政策，并且在实践中运用这一政策。

因为考虑到动物已经死亡，并且只使用了动物的某个部位，所以一些委员会就放弃了这部分的监督责任。但是，如果认识程度和保护措施不到位，不能保证人员安全或最终不恰当地使用动物的话，有可能还是会产生问题。

假如动物和其被安乐死的方法都已通过了审批，那么从其体内获得组织通常不需要审批。但如果研究人员在获得组织时造成了更多动物死亡，或对活的动物操作不同于已审批的实验方案，那么完全有必要进行审批。

IACUC 审查还需要考虑的是在获取组织时，是否存在病原从研究机构的一个设施传播到另一个设施的风险。如某些啮齿类动物病毒可以通过组织传播，直接或间接地与感染组织接触有可能会感染另一动物设施中正常使用的啮齿类动物，则需要把这些被感染的动物替换掉，即增加了使用动物的数量。

在动物组织获取、转移和使用中的健康和安全问题也需要 IACUC 考虑，一些感染啮齿类动物的病原，如淋巴细胞脉络丛脑膜炎病毒也可以传染给人，非人灵长类动物、家畜、犬、猫都有可能携带能感染的病原。提醒想获得动物组织的研究人员，如果获得组织需要改变原有的实验方案，包括增加物种，均作为"显著改变"而需要通过 IACUC 的批准。同时，IACUC 必须有相应的管理机制以确保所有参与实验的人员都受过良好的培训并获得相应资质，通过职业健康和安全培训并符合其他所有标准。

第五节　实验动物医学管理

实验动物机构应设立实验动物健康监测系统，包括管理机构和人员、管理体系文件及制度、程序性文件、健康监测方案、废弃物处理、监测报告、应急预案等内容。

《实验动物　健康检测总则》（GB/T 39646—2020）中对实验动物健康监测（Laboratory

Animal Health Monitoring）的定义为对实验动物健康或动物实验结果可能造成影响及危害的微生物、寄生物等感染性病原，以及环境、营养等因素进行有效检测和控制。

1 监测方案编制原则

在制定健康监测方案时应考虑法规和标准要求、动物实验要求、动物来源和健康状况、动物微生物等级、健康监测系统和检测能力、病原风险评估、动物护理方案、人员能力和设施条件等因素，以满足实际需求为目标，并保障实验人员健康、动物健康和动物实验顺利开展。

2 监测方案主要内容

健康监测方案可包括动物实验目的和要求、动物来源和微生物等级、实验室资质和监测能力、常规监测和诊断监测、监测程序和风险评估、监测项目（包括病原、环境、饲料和垫料等）和方法、结果判定和处理措施、监测报告格式等内容。

实验动物机构应制定实验动物健康监测报告规范，尽量采用统一格式，并按要求做好实验动物健康监测记录。

（1）设施名称与饲养环境类型（普通、屏障、IVC、隔离器）。

（2）每个物种的健康监测报告。

（3）最近的调查日期以及报告的发行日期。

（4）病原监测项目相关内容：病原名称（可具体到种）、监测频率、检测方法、检测机构等。

（5）病原监测的病理检测结果，并记录为：检测动物中发现/未发现病变。每个物种或品系动物的病理变化单独列出。

（6）若对动物群体进行病原的针对性治疗，注明首次和最新发现病原日期。

（7）环境监测项目相关内容：环境监测指标（温度、湿度、最小换气次数、气流速度、静压差、空气洁净度、氨浓度、噪声、沉降菌浓度、照度）、监测频率、检测方法、检测机构名称。

（8）饲料和垫料监测项目相关内容：饲料监测指标（化学污染物指标、微生物指标）、监测频率、检测方法、检测机构名称，垫料应经灭菌处理后方可使用。

（9）健康监测方案实施负责人的名字和联系方式。

（10）实验动物健康监测报告应及时、准确、完整、清晰。

（11）实验动物健康监测报告不得随意修改，如必须修改，应由修改人签字，并注明修改时间和原因。

（12）计算机、自动记录仪器等打印的图表和数据资料等，应妥善保存其电子版原始数据、拷贝或复印件。

3　实验动物病原监测

实验动物是活体动物，质量很容易发生变化，只有不间断地监测并调整质控，才能确保实验动物质量和动物实验设施条件稳定且符合标准要求，各实验动物单位自主对实验动物健康进行检测是获得准确、可靠数据结果的必要技术保障。

3.1　使用哨兵动物方法进行监测

在屏障设施内设置哨兵动物是进行病原动态监测的有效手段。哨兵动物是指引入设施内用于微生物监测所设置的指示动物，其通过直接接触目的动物或间接接触脏垫料，代替种群动物进行病原微生物的检测。哨兵动物应来源于健康动物，一般采用 SPF 级或以上的免疫正常动物。

通过定期对哨兵动物进行检测，管理人员可及时发现可能存在的病原微生物隐患，将其进行剔除和净化。作为哨兵动物的动物应符合以下条件，无菌或不携带监测动物所需排除的病原微生物；免疫功能正常，且使用时动物的免疫系统已发育成熟，多在 3~5 周龄时引入被监测种群；推荐封闭型动物，因其具有较好的血清学应答能力，且成本低；推荐雌性动物，因为雄性动物可能会出现打斗或造成遗传污染。

注意不同品系动物对疾病的易感性和临床表现不同，在选择哨兵动物品系前应了解清楚，如 C57BL/6 小鼠抗小鼠细小病毒（Mouse Parvovirus，MPV），SJL 小鼠抗小鼠肝炎病毒（Mouse Hepatitis Virus，MHV）呼吸株，DBA/2 小鼠会延迟抗体应答等。采用血清学检测方法时不能使用免疫缺陷动物作为哨兵鼠，但对一些直接检测法，如：PCR，细菌学或寄生物学，免疫缺陷的哨兵鼠可以提高检测的敏感性。不推荐基因修饰小鼠作为哨兵鼠，因为不确定其免疫活性。每个哨兵鼠笼盒内至少放置两只哨兵鼠，一个装有 2~3 只哨兵鼠的笼盒通常可以监测 50~80 盒/架的动物规模。根据所需的健康等级和需要排除的微生物种类，以及使用的饲养和管理系统模式，哨兵动物笼盒的分组和每笼盒哨兵动物的数量都可以变化。

哨兵动物与被监测动物的接触方式包括直接接触和间接接触。间接接触法中最常用的是脏垫料接触法，哨兵动物监测种群的健康情况是以一种间接和延迟的方式进行的，最常见的方式是暴露于被监测动物的脏垫料中。哨兵动物应该暴露于待检测动物新换下的脏垫料中。

我们要清楚的是，随着感染的发展，病毒的传播能力逐渐降低，直到大部分病毒被肌体清除。因此，将尽可能多的脏垫料放入哨兵动物的笼盒中，以便降低因传染物质被稀释而产生的抑制情况，如每笼盒中取 5～15mL 脏垫料放入哨兵笼盒内。另外，哨兵动物笼盒里的干净垫料会进一步稀释脏垫料中的传染性病原体浓度，甚至降低至无法实现感染的剂量。因此，通过添加新的筑巢材料代替新垫料是一种合理的折中方式，在环境丰富方面推荐使用，动物最后一次暴露于脏垫料和采样进行血清学检测之间必须有 2～3 周的时间间隔，因为哨兵动物需要经过 7～14 天才可产生免疫应答，但是小鼠感染诺如病毒（Mouse Norwalk Viruses，MNV）需要 8 周才能完成血清转化。

如果考虑抗体应答所需时间，或者细菌和寄生物数量增殖到可检测水平所需要的充分时间，那么就可以增加传染性病原体的检出率。该方法可监测的动物数量较多，是目前常用的哨兵动物接触方式。直接接触法即将哨兵动物与被监测动物同笼饲养，以监测小范围内的经气溶胶或排泄物、分泌物传播的病原体。

有些流行的病原体很难通过脏垫料法传播给哨兵动物，此时可考虑直接接触法。该法的不足包括监测动物数量少，以及引入雄性哨兵动物可能出现打斗或遗传污染，因此需要使用雌性哨兵动物。进行血清学检测采样时，需在动物最后一次暴露于脏垫料后的 2～3 周，以保证动物能够产生免疫应答。哨兵动物的饲养不能超过 3 个月。季度性轮流循环检测，只对笼内 1 只哨兵动物采样，同时放入 1 只新的哨兵动物，另外 1 只老的哨兵动物用于复检或特殊关注病原体的采样。

尽管使用垫料哨兵动物监测动物群体健康状况的方式已被广泛应用，但同时我们应该注意几个潜在的不利因素。首先，从选择外来动物来源来降低风险性。通常情况下，研究机构会从动物供应商那里购买哨兵动物。另外，有些研究机构可能自己饲养哨兵动物，但是鉴于可能带来的生物安全复杂性，这种方式通常不推荐使用。如果哨兵动物是饲养在设施内，那么则需要对其增加检测频率，可以是每月 1 次，它们很可能成为设施的一个潜在感染来源。不管哨兵动物的来源如何，最大的弊端是哨兵动物暴露通常是间接的，即通过接触被监测动物的脏垫料方式。

但是有些流行的病原体很难通过这种方式传播给哨兵动物。选择和放置哨兵动物都应该遵循相应标准。哨兵动物必须是免疫功能正常的健康动物，这样才可以进行血清学检测，而且使用时就已经有发育成熟的免疫系统。我们通常推荐使用封闭群动物，因为它们不仅有较好的免疫应答能力，而且价格低廉。哨兵动物的最佳选择是使用饲养在健康情况明确且任何时候能确保处于适宜健康状态的隔离器中的动物。一个例子就是使用裸小鼠繁殖过程中产生的免疫功能正常的杂合子作为其哨兵动物。

各实验动物单位对本单位的动物健康监测方式分为自检或委托检测；检测频率分为每月、每季度、每年、不定期等。常规监测项目应包含 GB 14922—2022 所规定的病原指标，可根据需要增减监测的病原种类，包括机构所在地流行或易感病原、对研究有影响的病原或国外相关标准中的病原指标等。

病原检测包括血清学、病原学、生理学、病理学、分子生物学等。根据动物免疫状态、疫苗接种情况、所检测病原特性等因素综合选择合适的检测方法。生物医药产品的快速发展以及实验动物行业的逐步规范化和标准化，不仅是实验动物生产机构要对实验动物质量进行监控，更是促使科学实验等过程中增加对实验动物质量监测、检验、检测的需求。

3.2　使用独立通风架的排气粉尘进行监测

利用独立通风架的排气粉尘来检测啮齿类动物病原体并不是新想法。有报道用拭子采集排风口处的粉尘样品，然后使用 PCR 检测方法能够检测出皮螨。利用排气粉尘检测使得被检测到的病原体数量大大增加，其中不仅包括用哨兵动物能够检测到的普通病原体，还包括许多不能轻易感染哨兵动物的病原体。

重要的是，使用笼架通风管道或高效过滤器的拭子来检测病原体，完全可以替代哨兵动物使用脏垫料。这种方法不仅可以减少员工的劳动负荷和降低生物安全风险，还可以减少非研究用途的动物使用量，同时还能提供更多的饲养空间。市面上不同品牌的 IVC 笼架设计各不相同，设计差异会影响粉尘的积累量，比如气流方式、粉尘积聚的位置、过滤器类型和位置、采样方法、是否有额外的过滤器阻碍颗粒流动等，因此重要的是要找到和采集通道内粉尘积累的位置，如水平静压室或过滤器的末端。

要确定 IVC 笼架类型是否能够采用排气粉尘方法进行检测，以及找到最佳的采样位置。对于与排气粉尘检测方法兼容的笼架，可以通过空气取样来检测几乎所有的病原体（比使用脏垫料哨兵动物进行病原体检测种类要多得多）。

从动物被感染到排气粉尘样品检测呈阳性的间隔通常不到 1 个月，但我们建议每季度检测 1 次。在饲养笼中短暂的感染仍然可能在灰尘中留下残留的病原 DNA 并导致阳性结果。如果笼架没有适当清洁和消毒，以前住在笼盒中的动物身上残留的病原体也可能仍然存在于笼架中，这有助于发现阳性结果。

除了常规的清洗和去污方法外，使用动力清洗或机械表面清洗是较好的方法。在清理和去污之后，以及转进动物之前，对笼架进行检测，证明笼架上没有残存的病原体，仅需检测之前病原体呈阳性的项目即可。

请注意，微量残留 DNA 的阳性结果通常具有临界值，这些被划分为临界阳性。除了水平静压室的管道检测，其他动物房设备，包括排气软管、HEPA 和初效拭子，初效的一部分，单个笼子的空气过滤器和房间排风口处的过滤器一部分或拭子。可以用于监控和评估整个笼架或房间的动物，或者提供房间内这一段时间的感染情况。环境粉尘采样的另一个意义与血清学相似，它是一个"历史"结果，啮齿类动物的病原体 DNA 在感染后仍会在环境中存留很长时间。

如果设施中没有使用 IVC 笼架，那么在房间的指定位置采样（包括普通的开放式笼盒表面）后的检测效果和在 IVC 笼架的通风管道或过滤器取样检测的效果是一样有效的。准确采样的位置对于发现病原体是非常重要的。采样位置的选择取决于房间内的气流模式和被感染动物的数量以及它们的年龄及免疫状况。回风口上的隔栏或排气管道的底部通常是灰尘堆积取样的较好区域。

4　实验动物疾病的控制

实验动物在饲养或实验过程中易受到病原感染，造成疫病暴发或流行，以致影响实验动物生产或导致动物实验结果偏差，甚至可能造成实验中断，另外还可能污染实验材料，威胁其他动物或人类健康。由于实验动物不同于食用动物，在疫病的防控措施中不能完全使用免疫的方法来减少易感动物，更多的是通过管理或设施（设备）等措施将病原与动物进行物理性隔离来实现对疫病的防控。测试结果呈阳性并不等同于该种疾病的暴发。目前大多数的啮齿类动物病毒很少发生流行，尤其是会使患病动物产生临床症状的病毒。对于极少出现的病毒，一次单独的阳性结果很有可能是假阳性。需要注意细菌血清学检测通常会使用高度复杂的抗原复合物，这样会增加假阳性的概率。通常不建议仅根据一次不确定的阳性结果就采取激进措施，血清学检测通常是健康监测的初步筛选方法，复检确认结果时则最好使用不同的检测方法，但是必须对阳性结果进行确认。

4.1　控制疾病来源

新引入设施的动物是实验动物使用设施的最大潜在威胁。随着科技的发展和进步，来源于不同设施的动物越来越多，以大、小鼠为例，近年来随着转基因动物应用的快速兴起，动物来源更是复杂多样，例如有些自国外引入，有些来源于国内实验动物生产单位，有些来源于国内高校和科研院所。这就需要对进入设施的动物进行统一管理，例如，来源于国外动物生产单位的动物在国内特定机构进行检疫隔离程序到达动物使用设施，需要对国外公司提供的动物病原微生物检测清单及运输日期进行核对，同时还需要国内隔离检疫机构出具检疫证明，动物到达后需要继续在规定时间内进行隔离检疫和适应性饲养，这个时间可由各机构自行制定，但是建议比国内引进动物的隔离检疫期适当延长 3～5 天，以排除一些病原体感染。国内实验动物生产单位的动物需要提供有资质的检测单位出具的 3 个月内的哨兵动物检测报告，动物进行正常的检疫隔离程序。来源于国内高校和科研院所等实验动物使用单位的动物需要统一送到有实验动物生产许可证的机构进行净化，净化后的实验动物方可进入实验动物屏障设施。

在实验动物运输过程中，要确保运输动物的安全和福利，运输过程中应提供适当的生物安全防护，以减少人畜共患病的威胁，防护极端的环境条件，避免过度拥挤、按要求提供饲料、饮水。建议在购买动物时为避免长途运输对动物产生的应激，尽量按照本市、本省、外省和国外的顺序进行订购，以减少动物的运输时间。在运送受孕期、围生期、老年动物、已处在疾病状态的动物（如糖尿病疾病模型动物）及供应商已做好的模型动物时必须有特殊的考虑。

检疫室外的实验动物接收人员必须按照该批次动物的"实验动物质量合格证明"中的品种、品系、性别与运输箱上进行对照，同时检查运输箱是否有破损、脏污等情况，如无上述情况方可接收。

检疫室内的实验动物接收人员将接收后的动物开箱检查，同时要将运输箱上动物品种、品系、性别、数量等信息与箱内动物进行核对，对动物外观进行观察，将合格的动物分笼放置在检疫室中开启常规检疫程序，确定新进动物的健康和可能的微生物状况后方可转移至动物饲养室。对于不同来源和使用目的的实验动物如果有条件最好分区饲养管理，以小鼠为例，基因修饰小鼠、免疫缺陷小鼠和野生型小鼠最好分区域饲养，需要带入外来物品的实验项目与一直在设施内实验的实验项目分区域管理。

如果需要排除的病原体检测结果确认为阳性，那么需要对感染动物进行严格隔离并禁止移动动物。控制传染的有效措施需根据设施的实际情况来定，可能包括限制设施内物品的进出，增强人员防护设备，改变消毒方式和管理制度。减少动物数量也可以帮助减少传播，从而阻止健康动物的感染。对于皮螨、蛲虫或螺杆菌等非病毒性传染病来说也许有一些有效的处理方法，但遗憾的是并没有有效的方法来应对实验啮齿类动物的流行性病毒感染。对于有包膜的、非持续性感染的病原体（例如 MHV）来说有时会应用一种被称为燃尽（Burn-Out）的方法，即停止一切饲养活动，不再引入新的动物，直到所有动物感染后再清除。

不确定的是，在"燃尽"之后有时还会出现疾病复发，因此该方法是一种有争议的技术手段。如果针对合适的病原体并根据恰当的参数执行的话，"燃尽"方法也会成功。但在现代动物设施中，一般很难见到这些恰当的参数。在"燃尽"期间，不能引进任何新的动物，必须停止所有的饲养活动，也不能转移或运输任何未暴露的动物。该病原体对于免疫功能正常的动物来说必须是非持续散播的，而且能够在种群内自由传播，这样所有动物才能暴露致感染。必须留有充分时间保证所有动物发生并清除感染。最后，所有的动物必须是免疫功能正常的动物，考虑到很多基因修饰动物的免疫状态未知，而且目前的饲养操作通常会限制传染性病原体的传播，因此"燃尽"方法常常不能获得成功。通常建议在设施中检测到任何病毒感染时，移除非必要的动物，隔离受感染的动物。

4.2　加强设施的日常管理

对实验动物疫病的防控，需要不断完善管理制度或 SOP 并强化培训，使有效的管理操作能真正保证疫病防控目标的实现。动物健康质量控制程序通常主要集中在预防阶段，这个阶段最有效的方法就是感染监测，这对于任何实验中的设施都非常重要。

感染监测项目应具有灵敏性和全面性，能够监测到可能存在的传染源，并以成本较低的方法实施。在设计一个监测程序时，一般要考虑以下几点：依据 SPF 规范并根据动物种类、免疫状态和饲养系统来确定应排除的特定病原体列表，选择检测方法，根据动物种类、样品类型和病原体流行状态制定检测套餐，确定采样的动物种类和数量来确定操作规程，按照检测频率来制定计划表。

最近有一些已经实施的监测方法能够监测整个动物种群（即指定房间内隔离其中所有的动物）的健康状况，无须直接对任何动物进行检测，只需通过采集环境中物体表面的灰尘和皮屑就能完成对动物的健康监测。然而，这一突破也是要遵循感染监测的基本逻辑方法。由于监测项目的设计通常是为了关注主要的传染病（相对于威胁较小的、罕见的病原体）的监测，所以要对监测方法的选择、样品类型、数量以及检测频率进行优化设计。除了对特定病原体的监测，也应通过经常查看工作人员的日常观察记录及研究人员的动物实验数据来对动物的健康状况进行综合的评估。

实际上，日常工作中大家对病原体检测都很重视。北美洲的大多数研究设施对于较常见病毒的检测频率为每季度至少1次，然后年度检测时再进行更大范围的病毒检测，通常还会同时检测一定种类的细菌。对于寄生虫检测，一般是由内部检测室每季度检测1次，或由外部检测室每年检测1次。欧洲实验动物科学联合会（Federation of European Laboratory Animal Science Associations，FELASA）已经发布了啮齿类动物和兔健康监测的相关指南，该指南与北美洲的检测建议大致相似，包括监测的病原种类和检测频率，尽管这些建议并不具有强制力，但是却常被作为参考，并可能修订成为适合某个机构需要的版本。

根据封闭情况等因素确定哨兵动物的使用。首要的选择之一是，是否可以在不需要哨兵动物的情况下监测排除列表上的所有病原体。在大多数情况下，哨兵动物的数量可以大幅减少，或者通过使用适当的PCR技术对动物区域内积累的颗粒物质（灰尘）进行检测作为替换，特别是独立通风系统中的IVC，对选定隔离器中动物的粪便或体拭子进行PCR检测时，粉尘样品的PCR检测可以起到很好的补充。

感染监测的两种主要方法是PCR和血清学，其他的检测方法通常是这两种方法的补充。其中只有PCR检测方法可以便捷地对各种样品进行检测。尽管两种方法都可以找到疾病暴发的证据，但这两种方法所提供的信息存在显著差异。PCR检测核酸序列通常检测DNA，但偶尔也检测一些病毒的RNA，通常都是相对较短序列，这些序列被选定为目标微生物特有序列。因此，这种检测方法可以专门用于检测整个属的微生物，如所有的螺杆菌，或仅检测一个种，如肝螺杆菌，甚至能检测仅存在于某些菌株中的一个基因，如一种特定的毒素。由于PCR非常灵敏，在最佳条件下至少可以检测到目标序列的一个单拷贝基因，不仅可以从完整的微生物（无论是否存活）中获得阳性结果，还可以从微生物片段，甚至只是部分DNA片段中获得阳性结果。这种超常灵敏有利于混样检测和微量检测（考虑可附加价值和降低成本），而且还使人们认识到，不仅可以在受感染的动物体及其排泄物中检测到病原体，还可在圈舍及环境灰尘中检测到病原体。感染了任何一种传染源的动物都可污染它们所处的整个环境，使环境达到可检测出该病原体的核酸水平。对环境粉尘样品的检测，如空气粉尘，使得在许多情况下无须对动物进行直接检测，有时甚至可以完全消除对哨兵动物的需求。

血清学方法通常由多重免疫荧光法或酶联免疫吸附试验实现。血清学检测因具有多种优势而成为健康监测程序的重要方法。抗体具有高度（尽管不是百分之百）特异性，所以阳性结果也比较可信。重要的是，一旦抗体产生，通常会伴随血液循环而在啮齿类动物体内持续存在，不管是哪个组织受到过感染，都可以用单一血样来筛选从前接触过的多种传染性病原体。当只检测少量病原体时，血清学检测的成本也较 PCR 低，尽管成本差异可通过混样（将来自多个动物的样本合成一个检测样品）缩小，从而使在既定的预算成本下能够满足更多样品的检测。因此，如果可能，则通常推荐使用血清学检测法。当将 PCR 和血清学方法作为健康监测计划的一部分时，必须考虑 PCR 方法和血清学方法获得信息的一些主要差异（表3-1）：

表 3-1　PCR 与血清学的主要区别

PCR	血清学
不需要宿主动物，只需要采集可能被污染的物质（检测其中的核酸）	需要有免疫能力的动物产生抗体
可以检测到感染的初始阶段，被感染的动物数量很少，或者在传染性病原体还没有发作时被检测出来	动物必须暴露在足够"剂量"的活性或有活力的病原体中才会被感染
需要一些目标病原体核酸，即阳性参考对照。病原体核酸从消化道感染后，通常会在肠系膜淋巴结中长时间滞留，任何排泄物（粪便、尿液、呼出气体、皮肤、皮屑等）中含有的核酸都会长时间留在环境中的尘埃中	溯源性，即当病毒产生抗体时，宿主通常会停止排毒
PCR 阳性显示样品中有一些来自目标病原体的核酸，但接下来需要确定动物是否被感染（很有可能），或者仅仅是因为之前的污染而残留在环境中的一些病原体核酸，或者是其他可能性。通常更仔细检查有助于解释结果全面性，因为有检测方法可以检测从寄生物到病毒中所有常见的需要排除的病原体	除非假阳性，血清学阳性结果说明检测的动物被感染了限于病毒和少数非病毒病原体，通常与其他辅助诊断方法一起进行

辅助方法包括微生物培养、寄生物学观察和组织病理学。这些方法可能具有很高的特异性，但通常效率不高，因为它们通常需要大量的活菌存在，而且就单个阴性结果并不能确定最终结果。例如，仅从一个部位（如小鼠鼻腔）进行单一的阴性培养，不能保证目标细菌不在另一个部位存在。虽然组织病理学是一种公认的疾病确认方法，但仍有许多感染性疾病的病灶不够特异性，无法做出准确诊断。因此，组织病理学，通常只用于诊断（个体或暴发情况下），也可以帮助筛查非感染性疾病或后续调查目标可能的感染原因。

管理规程中重点有人流、物流和动物流的管理规程，实验人员的技术操作规程，以及设施内环境指标的监控与保证措施、管理规程等。

实验动物设施需要制定设施清洁、消毒 SOP 并严格执行。要严格控制传入设施的物品消毒，动物设施日常使用的饲料和垫料要严格灭菌，对高压蒸汽灭菌器的性能要进行定期验证。动物实验用品可以承受高温高压的要首选高压蒸汽灭菌的方式，不能高压的物品可选择渡槽或喷雾消毒后照紫外线的方式传入设施。尤其需要注意的是可移植性肿瘤、杂交瘤、细胞系、血制品和其他生物材料都可能是污染啮齿类或对实验人员产生威胁的鼠类及人类病毒的来源。

所有参与到动物饲养管理和使用中的人员都必须经过充分的教育、培训和了解实验动物科学的基本原理以确保高质量的科学和动物福利。随着实验动物科学和医学的迅速发展，机构应为员工的专业发展提供机会，创造条件以确保员工掌握本领域内的最新知识，同时也要确保实验动物受到高质量的护理。培训应该包括但不限于以下内容：动物饲养管理和使用的法律法规、动物使用的伦理和"3R"原则、与动物使用问题相关的汇报、熟悉工作环境中所涉及的危害、懂得正确选择和使用仪器、按照已经制定的 SOP 开展工作、个人防护装置的穿戴等。

4.3 设施内疾病暴发后应急处理办法

对于动物的意外死亡和发病、痛苦或其他偏离正常状态的各种疾病都应及时报告和检查，以保证适当而及时地开展兽医护理。发现动物发生疾病时，首先应报告兽医及实验项目负责人。由实验项目负责人和兽医对患病动物进行鉴定，对非实验原因或不明原因的患病动物，应在最短时间内确定患病原因。

当突然发生不明原因的动物群体性死亡或患病时，立即向主管部门或直属上级报告。将死亡或患病动物所在区域划为污染区并与邻近区域隔绝。包括在门口设置消毒区，暂时密封该区域门窗。如果在屏障系统中，则关闭该区域通风系统。不得转移邻近区域内的动物，防止扩大疫情。禁止无关人员进入该污染区，进入过该区域人员需进行登记并严禁进入其他动物饲养室，离开该污染区后要进行严格消毒。组织专业人员分析判断是否发生动物传染病，必要时进行实验室检查。实验动物发生传染性疾病时，从事实验动物使用的单位和个人应当及时采取隔离、预防控制措施，防止动物疫情扩散，同时报告市级动物卫生防疫监督所，当发生人畜共患病时，应当立即报告市级疾病预防控制中心，发生重大动物疫情时，应当按照国家规定立即启动突发重大动物疫情应急预案。根据相关法规，对确定患传染病的病例，将患病动物所在区域内所有动物全部扑杀，将患病、死亡和扑杀动物尸体高压灭菌后装入专用箱（桶），运到无害化处理单位进行焚烧销毁，按相关法规对污染区域进行卫生消毒，根据相关法规对邻近区域动物和接触过患病动物的人员进行相应处理，同时做好应急预案启动记录。

对于患有非传染性疾病，经兽医和实验项目负责人鉴定，对周围环境及其他实验动物不造成任何影响并且还有使用价值的实验动物实行隔离制度。隔离时应选择不易散播病原体、消毒处理方便的地方或房舍进行。如果患病动物数量较多，可集中隔离在原来的动物房内，隔离场所禁止闲杂人员和动物出入和接近，工作人员进出应遵守消毒制度，隔离区内的用具、饲料、粪便等，未经彻底消毒处理不得运出。

参考文献

[1] J. 西尔弗曼，M.A. 苏科，S. 默西 . 实验动物管理与使用委员会工作手册（第二版）[M]. 北京：科学出版社，2013.

[2] LEARY S, UNDERWOOD W, ANTHONY R, et al. AVMA Guidelines for the euthanasia of animals: 2020 Edition[M]. Schaumburg: American Veterinary Medical Association, 2020.

[3] HICKMAN D L, FITZ S D, BERNABE C S, er al. Evaluation of low versus high volume per minute displacement CO_2 methods of euthanasia in the induction and duration of panic−associated behavior and physiology[J]. Animals(Basel), 2016, 6(8): E45. DOI:10.3390/ ani608004.

[4] BOIVIN G P, BOTTOMLEY M A, DUDLEY E S, et al. Physiological, behavioral, and histological responses of male C57BL/6N mice to different CO2 chamber replacement rates[J]. J Am Assoc Lab Anim Sci,2016,55(4):451−461.

[5] Silverman J. Animal use for in vitro work: How much justification is enough? Lab Anim. (NY), 33(5), 15, 2004.

[6] Goad, M.E.P. and Block L. Justify more than numbers, Lab Anim. (NY), 33(5), 16, 2004.

[7] National Institutes of Health, Department of Health and Human Services, Laboratory Animal Welfare: Change in PHS Policy on Humane Care and Use of Laboratory Animals, Fed. Regist, 67(152), 51289, 2002.

[8] American Veterinary Medical Association. Appendix B: Guidelines for the Use of Animals in Veterinary Technology Teaching Programs, in Accreditation Policies and Procedures of the AVMA Committee on Veterinary Technician Education and Activites (CVTEA), December 2005.

[9] American Veterinary Medical Association, 2000 Report of the AVMA Panel on *Euthanasis, J.AM.Vet.Med.Assoc*. 218, 669, 2001.

[10] Graig, A.D. A new view of pain as a homeostatic emotion, *Trends Neurosci.*, 26, 303, 2003.

[11] Weiskopf, R.B., Ketamine for perioperative pain management, Anesthesiology, 102, 211, 2005.

[12] Matthew, K.A., Pain assessment and general approach to management,in Management of Pain, Matthew, K.A., Ed., *Vet.Clin.North Am.Small Anim. Pract.*, 30, 929, 2000.

[13] Leach, M.C., et al., Aversion to gaseous euthanasia agents in rats and mice, *Comp. Med.*, 52, 249, 2002.

[14] GB/T 35892—2018 实验动物 福利伦理审查指南 .

[15] 韩志刚，潘永全，衣启营，等 . 实验动物安乐死的科学应用与伦理思考 [J]. 医学与哲学，2019，40(6)：36−38.

[16] 监测啮齿类动物种群感染的新策略指南：比哨兵鼠更好的选择 . 维通利华实验动物经典指南系列 .

[17] 实验啮齿类动物的行为和环境丰富指南 . 维通利华实验动物经典指南系列 .

[18] GB/T 39760—2021 实验动物 安乐死指南 .

[19] 卢选成 . 美国兽医协会动物安乐死指南 2013 版（翻译版）[M]. 北京：人民卫生出版社，2019.

（孙靖、邓少嫦）

第四章　实验动物设施管理

第一节　基本概念

1　实验动物设施的概念

实验动物设施是指用于实验动物饲养、实验、培育、生产所用的建筑物和设备的总和。一个设施可以大到动物中心或生产繁殖机构，小至某一实验动物室。总体的原则是提供实验动物最适宜的环境，保障实验动物的质量和为动物实验的准确性提供可靠保障。因此，实验动物设施的设计规划在充分考虑到动物的同时，也要注意到从事实验的研究人员及实际操作的饲养技术人员的安全，还应当考虑到设施周围的公共卫生。在建筑施工时，不仅应有防震、防火的安全措施，还应有空调的自动控制和报警等设备。由于存在选址条件和建筑方面的法规、标准以及经济方面等种种原因的牵制因素，作为从设计阶段做出综合性判断的总设计者，应该反复与有关实验动物方面的技术人员、实验人员、设计人员等进行充分的商讨。

2　实验动物设施分类

2.1　按照使用功能分类

实验动物设施分为实验动物生产设施、动物实验设施和特殊动物实验设施，分别用于实验动物的生产繁育和动物实验。

2.1.1　实验动物生产设施
指用于实验动物的饲育繁殖、生产的建筑物、设备，以及运营管理在内的总和。

2.1.2　动物实验设施
指用于研究、试验、教学、生物制品、药品生产、检定等为目的进行实验动物饲育、实验的建筑物、设备以及运营管理在内的总和。

2.1.3　特殊动物实验设施

指用于感染、毒理动物实验、病原微生物和细胞培养、重组 DNA、转基因动物实验、克隆和胚胎干细胞、细胞实验和应用特殊化学物质等进行实验的建筑物、设备以及包括运营管理在内的总和。

2.2　按照空气净化的程度分类

按照空气净化的程度分类，实验动物设施分为普通环境、屏障环境和隔离环境。

2.2.1　普通环境

符合实验动物居住的基本要求，控制人员、物品和动物出入，不能完全控制传染因子，适用于饲育普通级实验动物。

2.2.2　屏障环境

符合动物居住的要求，严格控制人员、物品和空气的进出的外部条件，适用于饲育 SPF 级实验动物。

2.2.3　隔离环境

采用无菌隔离装置或设施以保持无菌状态或无外源污染物的外部条件。适用于饲养 SPF 级、悉生级及无菌级动物。

2.3　按设施的平面布局分类

根据饲养和使用实验动物微生物等级要求，建筑设施中又分为无走廊式、单走廊式、双走廊式和多走廊式。

2.3.1　无走廊式

此类设施一般面积比较小，能最大限度利用空间，主要用于饲养品种单一或以实验为主的设施。由于人流和物流交叉，进出路线交叉，而且污染物品容易影响洁净物品的清洁度，一般适用于饲养普通级动物或高等级动物的临时暂养。

2.3.2　单走廊式

单走廊布局方式一般是指动物饲育室或实验室排列在走廊两侧，通过这一走廊进入和运出物品。单走廊布局方式有效地利用洁净区内的面积和节约能源，一般的研究机构在进行中、短期动物实验时常采用此种模式。相对于双走廊其优点是占用空间小，设施利用率较高，维护费用低。缺点为清洁笼具和污染材料之间在流线上不可避免地存在交叉污染的危险，走廊相对拥挤，应通过管理尽量避免相互交叉污染，如采取严格包装、分时控制、设置前室再次更衣等措施。

2.3.3　双走廊式

双走廊布局方式是常用的一种实验动物屏障设施类型。一般在动物饲育室或实验室两侧分别设有洁净走廊和污物走廊，洁净物品经过洁净走廊运入，污物通过污物走廊运出，可以有效分割为清洁区和污染区。作为屏障设施使用，比较容易控制微生物污染。缺点是有效利用面积减少。

2.3.4　多走廊式

多走廊布局方式实际是多个双走廊方式的组合，典型的代表是三走廊式。三走廊式压力梯度从中间的洁净走廊、前室、动物饲养室、污物走廊逐渐降低，是目前常用的动物实验设施。

3　实验动物环境

实验动物环境是指将动物饲养在人为控制的有限空间，并按照人们的意志进行生长、繁殖、实验的一个人工的特定场所。

3.1　实验动物设施外环境

实验动物设施外环境一般是指实验动物生产和动物实验设施以外的环境。狭义来讲，是指设施周围的环境，广义来讲，包括设施所在建筑以外的环境。

3.2　实验动物设施内环境

实验动物设施维护结构以内的环境称为内环境，是相对外环境而言的。相对饲养笼器具来说，设施内环境又可以分为大环境和小环境，这里的大环境特指笼具周围的环境，如饲养室和实验间；小环境指笼具内的小环境，与动物直接接触。

第二节　常规实验动物设施规划

1　总体要求

实验动物设施在设计、施工、检测和验收方面应满足环境保护和实验动物饲养环境的要求，做到技术先进、经济合理、使用安全、维护方便。实验动物设施所用的设备和材料必须有符合要求的合格证、检验报告，并且在有效期内；属于新开发的产品、工艺，应有鉴定证书或试验证明材料。有生物安全要求的特殊实验动物设施还应满足国家关于生物安全要求的法律法规和标准。

实验动物设施规划设计中可能涉及的国家标准有《实验动物　环境及设施》（GB 14925）、《实验动物设施建筑技术规范》（GB 50447）、《生物安全实验室建筑技术规范》（GB 50346）等。

2 绿色建筑与节能环保

根据《绿色建筑评价标准》（GB/T 50378—2006）的定义。绿色建筑是指在建筑的全寿命周期内，最大限度地节约资源（节能、节地、节水、节材等）、保护环境和减少污染，为人们提供健康、适用和高效地使用空间，与自然和谐共生的建筑。绿色建筑的"绿色"，不单单指建筑的绿化面积，还包含了建筑不破坏生态平衡、对自然环境无害的象征意义。绿色建筑应该布局合理，充分运用阳光、风力等自然资源，减少有害材料的使用，提升居住者的生活质量。它的评判标准包含了6个方面：① 节地与室外环境；② 节能与能源利用；③ 节水与水资源利用；④ 节材与材料资源利用；⑤ 室内环境质量；⑥ 运营管理（住宅建筑）、全生命周期综合性能（公共建筑）。

建筑物的节能环保是在建筑中运用先进技术实现低碳、合理、高效的能源利用。传统的建筑能耗一般包括供暖、供热、照明、家电等方面，随着我国经济的快速发展，在建筑能耗方面，能源的消耗占据了全国总体能源消耗的三成以上，这些还不包括在建筑材料的加工生产过程，及建筑的设计建造中的消耗。资源能源的巨大消耗不但制约着我国经济的发展，还对生态环境造成了严重的破坏。因此，发展绿色建筑和节能环保已经是大势所趋。建筑实施节能环保的一些实施途径：① 根据当地气候条件，在建筑选址、规划时可以综合分析建筑的朝向、楼间距、光照、风向、绿化条件等，合理利用自然条件，设计出低能耗、低碳、环保的建筑群。具体施工时，可以考虑使用绿色环保的建筑材料。② 墙体是构成建筑的主体结构，具有保温、隔热、隔音的功能，保温隔热的性能直接关系到供热、空调的使用效率，因而墙体的用料直接关系到建筑的能耗。由于高层建筑的普及，现代建筑已经大量使用砌块进行墙体砌筑。新型节能环保墙体材料，可以充分利用光能、热能达到节约能源。③ 窗户是房屋能耗较大的地方，为了达到最佳的保温隔热功能，很多高级建筑会采用2~3层的真空玻璃、双道橡胶封条。④ 水能、风能、太阳能等可再生资源的合理利用，可有效降低能源的消耗，同时不会对生态环境造成大的破坏。⑤ 对生活污水的再利用，中水回用技术主要是将日常生活污水进行处理，用于小区绿化浇灌、道路冲洗，以及家庭地面、便器冲洗，可有效地利用水资源，达到节约用水的目的。

3 设施选址

为新建实验动物设施选址，除了实验动物国家标准（GB 14925、GB 50447）、行业标准及属地地方标准外，还可参照《洁净厂房设计规范》（GB 50073）要求。以下几点是选址时需要考虑的基本原则：

（1）选择大气含尘浓度及化学污染程度较低、自然环境较好的区域。

（2）选址地的空气含菌水平低，可降低设施中微生物污染的风险。

（3）选址地应能保证水电供应，并应有道路到达，交通方便。

（4）选址应远离有严重震动和噪声干扰的铁路、码头、飞机场、交通要道。

（5）设施应布置在院区内环境清洁、人流、货流不穿越或少穿越的地段。

（6）选址应避开自然疫源地。

（7）条件允许，场地应选择在常年高频率风向的上风向处。

4　设施面积的分配和布局原则

工艺平面布局依据场地条件、设施建筑面积，实验动物的饲养目的、品种和品系，投资和管理水平等条件的不同，不可能统一布局模式。此外，根据实际需求，一般分成两个部分，即生产 / 实验区和辅助区（含管理区）。在具体设施分配和布局时，可参考以下要素：

（1）繁育饲养区和动物实验区分开，各成独立系统，专区（室）专用。

（2）在规模较大的实验动物楼，从微生物控制以及实验动物使用管理方面考虑，应将低级别实验动物与高级别实验动物所在的楼层尽量分开。

（3）同等级且性情亦较温顺的动物可安排在同一套设施或同一楼层内，但对环境易造成较大影响的动物，如犬会制造巨大噪声，应做特别处理。

5　实验动物设施的布局

5.1　区域布局

依据 GB 14925 关于实验动物设施的布局要求，实验动物设施可以分为前区和饲育区，具体设置要求如下。

5.1.1　前区的设置

包括办公室、维修室、库房、饲料室和一般走廊。

5.1.2　饲育区的设置

（1）繁育、生产区。

包括隔离检疫室、缓冲间、育种室、扩大群饲育室、生产群饲育室、待发室、清洁物品贮藏室、清洁走廊、污物走廊。

（2）动物实验区。

包括缓冲间、实验饲育间、清洁物品贮藏室、清洁走廊、污物走廊。

（3）辅助区。

包括仓库、洗刷间、废弃物品存放处理间（设备）、密闭式实验动物尸体冷藏存放间

（设备）、机械设备室、沐浴间、工作人员休息室。

5.2 其他设施设置

屏障环境和隔离环境均应在压力变化相交接处设有缓冲设置。动物实验区的设施应与饲养繁育系统分开设置。有关放射性实验操作应参照 GB 18871 实施。带烈性传染性、致癌、使用剧毒物质的动物实验，均需考虑生物安全要求，应在负压隔离设施或有严格防护的设备内操作。此类设施（设备）需具有特殊的传递系统，确保在动态传递过程中与外环境的绝对隔离，排出气体和废物需经无害化处理，应体现对"人、动物、环境"的三保护原则。

5.3 各个分区设施的功能

5.3.1 饲养室/饲育室

饲养动物的生存环境，是设施的主体部分，其生产设施应分设有育种室、扩大群饲育室、生产群饲育室、待发室等。繁育设施屏障环境每个单元宜单独设立。

5.3.2 隔离检疫室

用于外部引进动物的隔离检疫和本实验动物设施的动物的出场检疫，对于大型实验动物，如犬、猴、小型猪，隔离检疫设施与生产繁育区应相对隔离。

5.3.3 动物实验室

供动物实验用，如手术室、实验处理室、实验观察室、动物监测室和大型生产单位应建立包括微生物、寄生物、病理、遗传等项目实验室。

5.3.4 洗消室

对饲养用笼器具、操作设备、饮水瓶等进行清洗和消毒。不同环境要求不同，对普通环境而言，动物室所用笼器具可集中清洗，清洗后可采用化学消毒，如用 1∶200 的次氯酸钠溶液消毒。对屏障环境而言，所用物品必须经高压灭菌后方可应用，一般使用双扉高压灭菌器，其洗刷消毒的后室与动物实验室相连，物品经灭菌后直接移入屏障环境。因此，需要的洗消室面积也较大。

5.3.5 库房

贮存各种消耗品，如饲料、垫料、笼具、用具等，屏障设施内应设清洁库房。

5.3.6 工作人员休息区

包括办公室、休息室、淋浴室、厕所等，淋浴设备包括更衣、淋浴、换消毒衣几个相连的小间，形成一个通道，经此通道才能进入屏障环境，屏障设施内一般不设卫生间以减少废物。

5.3.7 动物尸体、废物处理间

动物尸体、废物处理间是实验动物设施中不可缺少的部分，需要及时处理的废弃污物

包括动物粪尿污染的垫料和死亡、淘汰及动物实验后的尸体等。污染垫料应密封运送至专门堆集场所，做到日清日洗。尸体装于塑料袋中密封，可先暂存在冰柜内，然后送焚尸炉焚烧。

5.4　人流和物流控制

实验动物设施对人流和物流有严格要求，限制人员、动物和物品的进入，不同等级的实验动物设施有不同的要求。

5.4.1　普通环境设施

要求进入的人员需要保持健康，并依据设施工作要求排除必要的病原生物。对于进入设施的实验动物应该至少符合普通级动物的质量要求。相关的物品不应来自疫区，应保持在有效期内。

5.4.2　屏障环境设施

5.4.2.1　双走廊或多走廊设施

洁净区压力梯度一般遵守：洁净走廊＞动物生产（实验）区＞非洁净区顺序的原则。清洁区严格地控制微生物的侵入，无论人员、动物、物品和空气都需经过相应的处理才能进出清洁区，以保证屏障内不被污染。

人的移动方向：更衣→淋浴→二次更衣→清洁走廊→饲养室或动物实验室→污物走廊→外部区域。

物品的移动方向：物品→高压蒸汽消毒锅（已包装的消毒物品可经传递窗，笼具经泡有消毒液的渡槽）→清洁准备室→清洁物品储存室→饲养室或动物实验室→污物走廊→外部区域。

实验动物的移动方向：外来实验动物→传递窗→检疫室（经检疫后）→清洁走廊→饲养室或动物实验室→污物走廊（包装）→外部区域。

屏障设施内必须安装空气净化器，过滤空气以除去粉尘土和微生物；过滤脱臭器除去臭气。往往将初、中效过滤器和控温、控湿装置集中在一起，每个饲养室设立独立的高效过滤器，将调控好温、湿度的洁净空气送入动物室。室内排风口也应装有初效过滤器。

5.4.2.2　单走廊设施

单走廊设施对人员和物品的进出要求与双走廊设施基本一致，由于洁净区压力梯度要求不同，遵循：动物生产（实验）区＞走廊＞非洁净区顺序的原则，导致走廊存在交叉使用的情况，因此应该严格控制人员、物品的分时段进出。

5.4.3　隔离环境设施

对于人员和物品的进出与屏障环境设施一致，但是多了隔离器的特殊要求，人员不能直接接触动物，进入的物品需要经过二次表面消毒。对于饲养 SPF 级动物的隔离器环境，在洁净度方面的要求略低。

6 实验动物设施的建筑要求

6.1 房间面积

地面面积一般设置在 15～20m²，宽度约 3m，天花板高度不低于 2.4m。门位于房间狭窄端，沿墙壁长端安置笼具、设备和工作区。设计上力求多种动物通用。动物室和实验室涂料一般可选用草绿色，走廊为灰色，表面平滑、耐磨、耐压、耐酸、耐碱、耐盐、耐化学溶剂，无渗漏，自流坪厚 3mm，有一定弹性，使用年限为 15 年，也可选用 PVC 地胶铺设地面。

6.2 地面

平整防滑、耐水磨和耐腐蚀，拐角处做成圆角弧面设计。地面可采用聚氨酯自流地坪、卷材加焊地面。普通大型动物设施也可采用司米克地板砖拼缝镶嵌深色环氧树脂涂料。在材料的使用上要特别注意其放射性指标，采用高级环氧树脂加优质固化剂自流坪。

6.3 墙面

外墙首选混凝土、钢筋和砖，其次为空心黏土砖填充墙，内部为土建墙。也可采用水泥砂浆墙体，外涂 3 遍环氧树脂墙漆，表面光滑、平整、无反光、无缝隙、不脱落、耐冲击、耐腐蚀。阴阳角均为圆弧形，易于清洗和消毒。

6.4 天花板

采用能承重、气密性好、保温性能好的优质彩钢板制成。金属圆踢脚、隔墙与隔墙之间、隔墙与吊顶之间均有金属圆弧连接件。

6.5 无菌水池和地漏

设不锈钢密封式水池，防污染。地漏为不锈钢特制，可水封，防堵，防回水、回气。

6.6 门和窗

门一般情况向内开，在屏障环境内，门向压力高的方向开启（即正压），上面设计观察窗，门宽不小于 1m。门采用特制铝合金净化门型材制作，耐腐蚀，易清洗。为工作车过往方便，不设门槛，门下装密封条，气密性好，安装闭门器。为了防止污染，节约能源，屏障区一般不设窗。

6.7 传递窗和内走廊

传递窗为不锈钢板制作，耐消毒液，内设 4 个紫外线灯，双门互锁。走廊宽度应不小于 1.5m。

6.8 药液渡槽

用 3mm 厚不锈钢制作，下设排水开关，上盖可用水密封。

6.9 配电及通信

设施内的配电线暗装，由非洁净区进入洁净区的电气管线、管口应严格密封。电源插座带盖，开关均有防水膜。

6.10 野生动物和昆虫控制

在门、窗等部位，要有防止野生动物和昆虫进入的设施。包括纱窗、过滤器或风门片等，同时在管道系统使用风门片或格栅，在地面排水口覆盖纱网。

6.11 噪声控制

实验动物对声波的灵敏度和范围比人高，噪声引起动物躁动和惊恐，影响正常生活规律，影响实验结果。因此，一是防止外界干扰，远离噪声源；二是对空调及送风设备进行隔音和消音处理。

7 实验动物设施空调、通风和净化

7.1 一般规定

7.1.1 空调系统的划分和空调方式的选择
应经济合理，并有利于实验动物设施的消毒、自动控制、节能运行，同时应避免交叉污染。

7.1.2 空调系统的设计
应满足人员、动物、动物饲养设备、生物安全柜、高压灭菌器等的污染负荷及热湿负荷的要求。送排风系统的设计应满足动物饲养设备、生物安全柜等设备的使用条件。隔离器、动物解剖台、独立通气笼具等不应向室内排风。实验动物设施的房间或区域需单独消毒时，其送、回（排）风支管宜安装气密阀门。

7.1.3 空调净化系统风机选择
宜选用特性曲线比较陡峭的风机。

7.1.4　备用风机

屏障环境设施和隔离环境设施的动物生产区（动物实验区），应设置备用的送风机和排风机。当风机故障时，系统应能保证实验动物设施所需最小换气次数及温、湿度要求。

7.1.5　节能措施

实验动物设施的空调系统应采取节能措施，过渡季节应满足温、湿度要求。

7.2　送风系统

对于送排风系统的选择，应考虑笼具类型、设施的使用目的及热回收等因素，主要表现在以下几点：

（1）使用于开放式笼架具的屏障环境设施动物生产区（动物实验区）的送风系统宜采用全新风系统。采用回风系统时，对可能产生的交叉污染的不同区域，回风经处理后可在本区域内自循环，但不应与其他实验动物区域的回风混合。

（2）使用独立通风笼具的实验动物设施，室内可以采用回风，其空调系统的新风量应满足下列要求：补充室内排风与保持室内压力梯度；实验动物和工作人员所需新风量。

（3）屏障环境设施生产区（实验区）的送风系统应设置初效、中效、高效三级空气过滤器。中效过滤器宜设在空调机组的正压段。

（4）对于全新风系统，可在表面冷却器前设置一道保护用中效过滤器，减少表面冷却器表面积尘，影响换热效率。

（5）空调机组的安装位置应方便日常检查、维修及过滤器更换等。对于寒冷地区，空气处理设备应采取冬季防冻措施。

（6）送风系统新风口的设置应符合下列要求：新风口应采取有效的防雨措施；新风口处应安装防鼠、防昆虫、阻挡绒毛等的保护网，且易于拆装和清洗；新风口应高于室外地面 2.5m 以上，并远离排风口和其他污染源。

7.3　排风系统

不同于送风系统，排风系统主要与设施的级别和压力等要求有关。主要有以下几点：

（1）有正压要求的实验动物设施，排风系统的风机宜与送风连锁，送风应先于排风开启，后于排风关闭。有负压要求的实验动物设施的排风应与送风连锁，排风先于送风开启，后于送风关闭。

（2）有洁净度要求的相邻实验动物房间不应使用同一回风夹墙作为回（排）风道，避免交叉污染。屏障设施净化区的回（排）风口应有过滤功能，且应有调节风量的措施。清洗消毒间、淋浴室和卫生间的排风应单独设置。高压蒸汽灭菌器宜采用局部排风措施。

（3）实验动物设施的排风不应影响周围环境的空气质量。当不能满足要求时，排风系统应设置消除污染的装置，且该装置应设在排风机的负压段。

7.4　气流组织

依据 GB 14925 和 GB 50447 的要求，实验动物设施应合理组织气流，防止形成短路和死角，通常遵循以下原则：

（1）屏障环境设施净化区的气流组织宜采用上送下回（排）方式，送、回（排）风口应合理设置，尽可能减少气流停滞区域，确保被污染空气快速排出。

（2）屏障环境设施净化区的回（排）风口下边沿离地面不宜低于 0.1m；回（排）风口风速不宜＞ 2m/s。

7.5　部件与材料

送排风系统主要部件为管道、过滤器及风量相关的监测设备，应考虑以下要求：

（1）高效空气过滤器不应使用木制框架。初效、中效过滤器宜采用一次抛弃型。

（2）风管适当位置上应设置风量测量孔。

（3）采用热回收装置的实验动物设施排风不应污染新风。

（4）空气处理设备的选用应符合下列要求：

不应采用淋水式空气处理机组；当采用表面冷却器时，通过盘管所在截面积的气流速度不宜＞ 2.0m/s；空气过滤器前后宜安装压差计，测量接管应顺畅，安装严密；宜选用蒸汽加湿器，加湿设备与其后的过滤段应有足够的距离；在空调机组内保持 1000Pa 的静压值时，箱体漏风率不应＞ 2%；净化空调送风系统的消音器或消音部件的材料应不产尘、不易附着灰尘，其填充材料不应使用玻璃纤维及其制品。

8　实验动物设施节能措施

实验动物设施对空调的要求很高，由于空调是不间断连续运转的，并且是全新风供应，能量消耗很大，必须采取有效的节能措施。

8.1　建筑物隔热保温处理

建筑物以不设或少设对外窗户，或采用双层玻璃密封窗，或增加墙体厚度，或设隔热墙以及门窗密封处理等方法来解决热、冷能源损耗问题。

8.2　能量回收

设置能量回收装置，尽可能地回收排出的热、冷能量。也可以利用部分不产生交叉污染区域的回风，但应考虑尽可能减少臭气返回的数量，以及微生物返回的影响。

8.3 采用不同的空气调节方式

可根据不同等级要求，在满足净化标准的前提下，采用区片式空调，做到"不用不开"，不一定都要采取"中央空调"的方式。

8.4 换气次数

合理设计和控制换气次数，结合实际工作合理设计换气次数。采用变频空调，根据不同的工作状态进行调节，以减少能量流失。

8.5 自控系统

采用自动控制技术，自动控制冷水或热水流量。也可采用电动水阀、连续控制的电加热器、模块式冷热水机组等，根据季节将温度控制在上限或下限运行，达到节约能耗的目的。

8.6 气流组织

采用空气定向流技术，可提高新风换气效率，大大降低换气次数。

8.7 利用自然能源

目前较多采用的是太阳能、地热、风热等自然能量，一些地区也可利用沼气等办法来补充部分能源消耗。

8.8 控制新风温度

新风口可设在室外气温不过热或过冷的位置，也可以对新风进行预处理，以降低能耗。

总之，在设施的计划设计阶段，应进行周密细致的调查研究和论证，必须考虑全面杜绝微生物污染以及保证空气净化系统长期安全运行的相应措施，使建成的设施科学、先进、合理、实用、易于管理和维持费较低，经得起时间的考验。

第三节　特殊实验动物设施规划

特殊实验动物设施主要用于动物实验研究，包括具有生物安全要求的实验动物设施和放（辐）射污染动物实验设施。虽然关于特殊实验动物设施有相关的国家标准和技术规范要求，但是仍然不能脱离实验动物设施的要求，仍然需要遵循实验动物设施规划设计中可能涉及的国家标准，如《实验动物环境及设施》（GB 14925）、《实验动物设施建筑技术规范》（GB 50447）等。

1　具有生物安全要求的实验动物设施

通常开展具有潜在生物危害的项目时需要配置生物安全动物实验室。生物危害的种类包括实验动物本身所产生的危害、携带或人工感染的病原微生物所造成的危害、转基因、克隆和重组基因等的危害。生物危害特殊实验设施目的就是最大限度减少对人类的侵害。依据生物危害的程度不同，对应的生物安全实验室等级要求也不同。

1.1　生物危害的分级

目前，生物危害等级分为 4 级。在建设微生物感染实验室之前，必须对拟操作的病原微生物进行危害评估，结合人和动物对其易感性、气溶胶传播的可能性、预防和治疗的获得性等因素，确定相应生物安全水平等级。

（1）生物危害 1 级：对个体和群体危害程度低，不能对健康成年人和动物致病的微生物。

（2）生物危害 2 级：对个体危害程度为中度，对群体危害较低，主要通过皮肤、黏膜、消化道传播。对人和动物有致病性，但对实验人员、动物和环境不会造成严重危害的动物致病微生物，具有有效的预防和治疗措施。

（3）生物危害 3 级：对个体危害程度高，对群体危害程度较高。能通过气溶胶传播，引起严重或致死性疫病，导致严重经济损失的动物致病微生物，或外来的动物致病微生物。对人引发的疾病具有有效的预防和治疗措施。

（4）生物危害 4 级：对个体和群体的危害程度高，通常引起严重疫病的、暂无有效预防和治疗措施的动物致病微生物。通过气溶胶传播、高度传染性、致死性的动物致病微生物，或未知危险的动物致病微生物。

1.2　生物安全实验室的设施和使用要求

1.2.1　生物安全一级实验室（Biosafety Level Laboratory-1，BSL-1）

BSL-1 是指能够安全操作，对实验室工作人员和动物无明显致病性的，对环境危害程度微小的，特性清楚的病原微生物的生物安全水平的实验室，在建筑上按照 BSL-1 标准建造的实验室，也称基础生物实验室。实验室无须与一般区域隔离。

设施要求如下：实验室有控制进出的门；每个实验室应有 1 个洗手池；室内装饰便于打扫卫生，不用地毯和垫子；工作台面不漏水、耐酸碱和中等热度、抗化学物质的腐蚀；实验室内器具安放稳妥，器具之间留有一定的距离，方便清扫；实验室的窗户，必须安纱窗。

1.2.2　生物安全二级实验室（Biosafety Level Laboratory-2，BSL-2）

二级生物安全水平是指能够安全操作，对实验室工作人员和动物致病性低的，对环境有轻微危害的病原微生物的生物安全水平。在建筑上按照 BSL-2 标准建造的实验室，也称为基础生物实验室。实验室无须与一般区域隔离。

要求设施门要加锁，限制人员进入；实验设施地点离开公共区；每个实验室设 1 个洗手池；要求设置非手动或自动开关；建立冲洗眼睛的紧急救护点。

能产生传染物外溢、溅出和气溶胶的操作，包括离心、研磨、搅拌、强力震荡混合、超声波破碎、打开装有传染性材料的容器、动物鼻腔注射、收取感染动物和孵化卵的组织等，都要使用Ⅱ级生物安全柜和物理防护设备。

1.2.3　生物安全三级实验室（Biosafety Level Laboratory-3，BSL-3）

BSL-3 是指能够安全地从事来自国内外的可通过呼吸道感染引起严重或致死性疾病病原微生物工作生物安全水平的实验室。BSL-3 设施的要求也远高于 BSL-2。

1.2.3.1　建筑结构和平面布局

进入设施的通道设带闭门器的双扇门，其后是更衣室，分成一更室（清洁区）和二更室（半污染区），二更室后面为后室或称缓冲室（半污染区），进出缓冲室的门应为自动连锁。如果是多个实验室共用一个公用的走廊（或缓冲室），则进入每个实验室宜经过一个连锁的气闸（锁）门。实验室应有安全通道和紧急出口，并有明显标识。半污染区与清洁区之间必须设置传递窗。

1.2.3.2　密闭性和内表面

一切设施、设备外表无毛刺、无锐利棱角，尽量减少水平表面面积，便于清洁和消毒。各种管道通过的孔洞必须密封。墙和顶棚的表面要光滑、不刺眼、不积尘、不受化学物和常用消毒剂的腐蚀、无渗水、不凝集蒸汽。

1.2.3.3　消毒灭菌设施

必须安装双扉高压蒸汽灭菌器，安装在半污染区与洗刷室之间。灭菌器的两个门应互为连锁，灭菌器应满足生物安全灭菌要求。污染区、半污染区的房间或传递窗内可安装紫外线灯。室内应配置人工或自动消毒器具（如消毒喷雾器、臭氧消毒器），并备有足够的消毒剂。一切实验室内的废弃物都要分类集中装在可靠的容器内，都要在设施内进行消毒处理。

1.2.3.4　净化空调

实验室污染区和半污染区采用负压单向流全新风净化空调系统。污染区和半污染区不允许安装暖气、分体空调，不可用电风扇。温度应为（20～26℃），相对湿度为40%～70%。室内噪声不超过 60dB。气流方向应始终保证由清洁区流向污染区，由低污染区流向高污染区。供气需经 HEPA 过滤，排出的气体必须经过至少两级 HEPA 过滤排放，不允许在任何区域循环使用。室内洁净度高于万级。

1.2.3.5 水的净化处理

不外排的所有废水均需收集并高压处理。洁净区域的下水可直接排入公共下水道。

1.2.3.6 污染物和废弃物处理

对可能污染的物品和其他废弃物要放在专用的防止污染扩散或可消毒的容器里，以便消毒或高压灭菌处理。

1.2.3.7 实验室监控系统

应对实验室各种状态及设施全面设置监控报警点，构成完善的实验室监控和安全报警系统。

1.2.3.8 备用电源

非双路供电情况下，应配有备用电源，在停电时，至少能够保证空调系统、警铃、灯光、进出控制和生物安全设备的工作。

1.2.3.9 通信

实验室内外应有适合的通信联系设备（电话、传真、计算机等），进行无纸化操作。

BSL-3 所有病原微生物的操作均在Ⅱ级以上（含Ⅱ级）生物安全柜内进行。

1.2.4 生物安全四级实验室（Biosafety Level Laboratory-4，BSL-4）

BSL-4 指能够安全地从事来自国内外的能通过气溶胶传播，实验室感染高度危险，严重危害人、动物生命和环境的没有特效预防和治疗方法的微生物工作的生物安全实验室。其也称为最高级安全实验室，适用于从事未知的或能引起致命疾病的、对个人有高度风险的病原体的工作。采用独立的建筑物，内为隔离区和外部隔断的构造。根据相应的隔离等级使室内保持负压，在密封型（即Ⅲ级）生物安全柜内进行实验，工作人员需穿上通过维持生命装置换气的整体式正压防护服。

按照要求有两种类型：安全柜型，即所有病原微生物的操作均在Ⅲ级生物安全柜内或隔离器进行；防护服型，即工作人员穿正压防护服工作，操作可在Ⅱ级生物安全柜内进行，也可以在同一设施内穿正压防护服，并使用Ⅲ级生物安全柜。

1.2.4.1 安全柜型

BSL-4 建筑物应独立建造，或在系统建筑中由一个清洁区或隔墙把 BSL-4 与其他区域隔离开。中心实验室（污染区）装有Ⅲ级生物安全柜，实验室周围应有足够宽的隔离带，从隔离带进出实验室必须通过一个缓冲间。

实验室进出门自动锁闭，实验室内所有窗户必须是封闭窗。从Ⅲ级生物安全柜和实验室传出的材料必须经双扉高压蒸汽灭菌器灭菌。灭菌器与周围物理屏障的墙之间要密封。灭菌器的门自动连锁控制，以保证只有在灭菌过程全部完成后才能开启外门。从Ⅲ级生物安全柜或实验室内要拿出的材料和仪器，不能用高压灭菌消毒的要通过液体浸泡消毒、气体熏蒸消毒或同等效果的消毒装置进行消毒和传递。

来自内更衣室（包括厕所）和实验室内的洗手、地漏、高压蒸汽灭菌器的废水以及其他废水，在排入公共下水道之前，都要使用可靠的方法消毒（热处理比较合适）。淋浴和清洁区一侧厕所的废水不需特殊处理就可排入公共下水道。所有废水消毒方法必须具有物理学和生物学的监测措施和法规确认。

非循环的负压通风系统，供、排风系统应采用压力无关装置保持动态平衡，保证气流从最低危险区向最高危险区的方向流动。对相邻区域的压差或气流方向进行监测，能进行系统声光报警。

为了缩短工作管道潜在的污染，HEPA 尽可能安装在靠近工作的地方。所有 HEPA 每年均需检测 1 次，同时在靠近 HEPA 的地方应安装零泄漏气密阀，便于过滤器安装与消毒更换。HEPA 上游安装预过滤器可延长其使用寿命。

1.2.4.2　*防护服型*

BSL-4 建筑物应独立建造，或在系统建筑中由一个清洁区或隔墙把它与建筑物其他区域隔开。实验室房间的安排与安全柜型基本相同，不同的是在进入实验室（可用 II 级生物安全柜代替 III 级生物安全柜）之前要穿上有生命支持系统的正压防护服。生命支持系统所供气体应满足可呼吸空气生产标准，同时应增加紧急排风设施及配有备用电源。

设置渡槽、熏蒸消毒传递小室（柜），供不能通过更衣室进入实验区的实验材料、用品或仪器的消毒和传递使用。这些设施还可用于不能高压的材料、用品和仪器安全地取出。在清洁区与半污染区之间同样安置 1 台双扉生物安全型高压蒸汽灭菌器，用于二次消毒。

废水必须排放到有消毒装置的储液罐，经过有效灭菌达标排放。来自淋浴和厕所的废水经处理后排入下水道。所有的废水消毒方法的效果要有物理学和生物学的证据。

供、排风系统应采用压力无关装置保持动态平衡，保证气流从最低危险区向最高危险区的流动。实验区的供气要通过一个 HEPA 过滤处理，排气要通过串联的 2 个 HEPA 过滤处理。

1.3　生物安全动物实验设施的建筑要求

1.3.1　空气调节系统的建筑要求

特殊动物实验设施的环境要求，仍应以对人和实验动物最舒适为原则。实验室必须保持负压并维持不同房间有一定的压力梯度。各室的负压值顺序应是从洁净区向污染区的方向逐渐加大。相邻两区域的压差应维持在 20～30Pa，压力的状态相对稳定，不能相互影响和干扰。

气流方向：应该由低污染区流向高污染区的方向；污染区的空气静压必须低于洁净区，两个以上动物实验室尽量有独立的空调系统。

排风口：排风口的位置必须设在对新风口采集新风的质量无影响的地方。出风口安有高效过滤器的管道应选用耐腐蚀的材料制成。排风过滤器应为单元式气密结构，应设有检漏用孔，在更换之前能方便地进行药物消毒处理。

送、排风方式：应该为全新风式送风，实验动物室换气次数要求 10 次 /h 以上。空气洁净度要求参照《实验动物 环境及设施》（GB 14925）。必须备用保持各区域负压的排风机设备。另外，能影响整个设施安全的必用设备，原则上均应备用 1 套（台）。

高效空气过滤器的材料要求：外框用铝材或钢材；分隔板用铝箔，滤纸用玻璃纤维等耐高温产品。

在两个相邻的不同级别的区域，应设置缓冲室（气闸），可做成固定设备，也可在土建中安装，要设计成连锁门，缓冲室静压介于走廊和实验室静压之间。

设备的维修可不在污染区内进行，安装在技术夹层的风管、水管当其通过天花顶棚通向污染区时，贯穿部分必须完全密封。

1.3.2 给、排水系统的建筑要求

1.3.2.1 供水的要求

给水必须有专设的高位水箱供给，不能与市内自来水网直接相连。一般区域和污染区域的水箱要分别设置。为防止倒流，实验室的给水管和龙头附近应设逆止阀。

在高位水箱上要安装水位报警器，给水管道中不能空水。给水管应涂黄色等醒目的颜色，以示区别一般系统的水管。给水管材料为聚乙烯或不锈钢管、供热水管用钢管。

1.3.2.2 排水要求

一般区域和污染区域的排水系统应分开。生物安全实验室特别是 BSL-4 应设加热灭菌（120℃、30min）的排水系统和氯气灭菌的排水系统，并将两者分开。BSL-4 不应设地面排水口，并尽量保持室内干燥。BSL-4 的排水管上的放气管要设高效过滤器。用化学灭菌的排水有 BSL-2、BSL-3 的排水。一般该类设施不设或少设排水，而是把水排入容器内经高压蒸汽灭菌器灭菌后送出去。

1.3.3 电气系统的建筑要求

实验室内部机械设备的电负荷按 24h 全运行考虑。动力设备的控制必须设手动和自动两种开关。

1.3.3.1 照明

特殊动物实验设施的照度应高于一般实验室。照明灯具宜采用防水性日光灯。灯具更换最好在实验室外技术夹层中进行。应该配用应急灯，一般应以内装蓄电池式为主。应配有防止突然停电的备用发电机供电系统。电源插座使用防水型，且电源和外部连通的地方要密封。

1.3.3.2 弱电设备

如电话、无线电广播、内部对讲系统、电视监视系统、火灾报警系统、实验数据传输系统都必须配置。为了紧急联系，BSL-4 还应设有内部互通话和播放设备系统。

1.3.3.3 气体供给系统的建筑要求

在特殊动物实验设施内，特殊专用气体应由高压气瓶供给，气瓶应设在实验室外面，

通过管道输往各终端口，禁止将气瓶置于实验室内。

2 放（辐）射性污染动物实验设施

20 世纪 90 年代以来，放射学（X 线诊断学）、介入放射学、核医学、放射肿瘤学（放射治疗学）等电离辐射医学应用蓬勃发展并不断广泛普及，接受各种医疗照射的受检者与患者越来越多，人工电离辐射成为照射的最大来源。照射防护已经成为重要的公共卫生问题。

在设计、建筑放（辐）射性污染动物实验设施时，必须严格遵守《放射卫生防护基本标准》（GB 792）、《辐射防护规定》（GB 703）、《电离辐射防护与辐射源安全基本标准》（GB 188712）和《实验动物环境与设施》（GB 14925）等要求，增强放射（辐射）卫生防护意识。

2.1 放（辐）射性污染动物实验设施的设计

放（辐）射性污染动物实验设施的选址、设计建造及相应的审查必须由国家有关部门认定的单位进行。有关部门已经制定相关法律，严格空气中放射性物质的最大允许浓度。处理超过标准剂量的非封闭性放射物质时，则应采用高放射性物质工作屏蔽室、通风柜、特殊的封闭设备式局部排气装置。这些设备原则上单独设置通风系统式排气净化装置，并与周围的区域完全隔开。

2.1.1 选址

（1）大型放（辐）射性污染动物实验设施应考虑区域地质构造、是否为危险地带；不宜在地震、海啸和湖震频繁、崩塌、岩堆、滑坡区、山洪、泥石流区、活动沙丘区、高压缩性淤泥及软土区、坡度陡的地区选址建筑。

（2）小型放（辐）射性污染动物实验设施选址应远离其他动物实验室，不能毗邻居民密集区、闹市区、易燃易爆品生产区。

2.1.2 动物设施防护

新购射线装置所用机房面积必须达到防护的要求，以减少实验者身体受到散射线的照射。

（1）动物实验设施中有放（辐）射性物质的存放区域，必须在实验室某一区域设置有混凝土屏蔽室或有足够屏蔽厚度和作用的装置。

（2）防护门咬合严密，机房门内所镶铅板对接处无空隙，操作室观察窗铅玻璃、四周木框镶铅板、传片箱包铅板、电源插座等凹槽处设置放射防护标志。

（3）凡能产生放（辐）射性固体废物的动物实验活动区域，都应设计有相应的废弃物暂时贮存设施，并保证暂时贮存的废物必须在包装和贮存方式上有所区别，在贮存期内可完整回取，并要求经济、安全、方便。动物实验设施中贮存放（辐）射性物质的区域暂存期应设计为 5 年。

（4）设施内应将非放（辐）射性工作区与有辐照工作区分开设置。操作放射性物质的工作区，应设计通过间，人员全天时间在此工作也无危险，即使有出现表面脏污和气溶胶污染的可能，也能及时发现并清除。

（5）放射性物质存放区，应设计通过缓冲间或卫生缓冲间，人员不经常停留，人员需经允许才能进入该区域。

2.2　放（辐）射性污染防护实验设施的安全监测

（1）放射工作场所设置电离辐射标志、工作指示灯及通风设施等。工作人员配置使用铅制衣帽等防护用品，增强防护等措施，减少对人的辐射。

（2）在实验人员污染停留的工作区域设置必要的固定式监测装置和自动报警系统，未设固定监测点的场所也应使用便携式仪表监测。

（3）在实验区设置固定空气微尘取样系统，定期取样监测。

（4）必须在实验区设置放射性气溶胶监测仪。

（5）应设置事故备用电源，保证放射设施内不间断电源供给。

第四节　实验动物设施外环境管理

设施外环境可直接影响到室内环境，外环境中的有害物质可通过空气或其他方式进入室内，造成饲养室和动物实验室的污染。因此，实验动物设施应尽可能远离各种污染源，并尽可能创造良好的周围环境。除了按照国家标准要求进行选址外，还需要做好外环境的管理。

1　实验动物设施外部环境因素

实验动物设施外部环境与实验动物生活区域的经纬度有关系，而且随季节的变更而变动，即使在一昼夜内，外部环境也有很大的变动，比如凌晨与中午外部环境的多项指标变化都很大。

1.1　温度

外环境温度随季节交替而变动，并与设施所处的地理位置相关联，即使在一昼夜内温度也有很大变化。一般而言，冬季寒冷、夏季炎热，北方气温普遍低于南方，特别是冬季这种差别更是突出；昼夜中的正午温度最高、午夜温度最低。南方地区夏季炎热，设施建设主要考虑夏天制冷，而北方地区冬季寒冷，设施建设则多侧重于冬天加温。由于温度对实验动物生长发育及其对接受实验处理后的反应影响巨大，如何尽可能地节省能源，降低消耗是各种屏障设施建设时必须重视的问题。

1.2　湿度

外环境空气中含有水汽，因而为湿空气。湿空气中含水汽的多少用绝对湿度和相对湿度来表示。绝对湿度是指每立方米空气中实际的含水量；相对湿度是指湿空气中的实际水蒸气分压与该温度状态下能够存在的最大水蒸气压之比，用"%"表示。湿度过高或过低都会影响实验动物生长发育及健康状况。一般认为在 40% ~ 70% 相对湿度范围内，实验动物能很好地适应。在我国南方地区梅雨季节外界环境湿度达 90% ~ 100%，因此防湿是设施建设时需注意的问题。北方特别是西北干旱地带，空气干燥，因而屏障设施建设时要考虑空气加湿。

1.3　大气尘

大气尘的现代概念，不仅指固体尘，也包含液态微粒的多分散气溶胶。我国《大气环境质量标准》中将粒径小于 $100\,\mu m$ 的所有液体或固体颗粒定义为"总悬浮微粒"（Total Suspended Particulate，TSP）。

屏障设施建设中的净化目的主要是控制大气中的微粒进入屏障设施影响动物的健康，而且大气尘含量直接影响屏障设施中洁净设备的使用寿命，因此实验动物屏障设施建设选址时应尽可能选大气含尘量低的区域，在城市中大气尘的发生源主要形式为点（如烟囱等排放装置、交通繁忙的道路）和面（工业区或矿区）。很多因素都可以影响空气中的含尘量，如距离地面高度的不同，含尘量是有差异的。一般实验动物屏障设施在高层建筑中应尽可能放置于上层，单层建筑尽可能设置在上风地带。大气尘浓度还受湿度的影响，绿化也可以降低大气尘浓度。

1.4　空气微生物的分布

实验动物屏障设施洁净要求属于生物净化，所以建设时需考虑空气中微生物含量。一些研究结果表明，细菌和真菌在空气中的分布有一定的规律。

（1）一天内空气中细菌和真菌在 7:00 和 22:00 有 2 个高峰值。

（2）一天内空气中细菌和真菌在 13:00 和 1:00 产生 2 个低谷值。

（3）空气中菌浓度与大气尘浓度成正相关。

（4）风沙大的季节空气中菌浓度升高，如北京的 9 月、10 月、11 月和 3 月、4 月、5 月比 6 月、7 月、8 月和 12 月、1 月、2 月浓度高。

1.5　噪声

噪声是指频率高、声压大、带冲击性具有复杂波形的声音。噪声不仅影响实验动物的生长发育和各种生理常数，而且还影响实验动物的繁殖生长。因此，实验动物屏障设施建设选址时应远离噪声源，如矿山、采石场、工厂，同时还应注意控制设施运行中自身产生的噪声。

1.6　光照

实验动物的生理节律，特别是生殖周期明显受光照的影响。如实验动物屏障设施建设时不采取完全封闭或人工照明，应当考虑到冬季和夏季光照时间的长短差异，冬季光照时间明显缩短，因此要适当根据实际情况补充人工光照，其明暗之比不小于1。

2　实验动物设施外部环境管理

实验动物设施外部环境管理将会直接影响实验动物设施，尤其是普通环境设施及辅助区。因此，做好实验动物设施外部管理也至关重要。

2.1　严格控制人员进出

实验动物设施属于特殊区域，不同于一般公共场所，需要对进入的人员进行控制，等级和要求越高的设施，其管理也应该越严格。除了准入制度外，还可以设置门禁等物理控制措施，但不应该影响消防等相关要求。

2.2　保持良好的环境卫生

实验动物设施外围要求地面平整，无积水、杂草、垃圾场站、蚊蝇滋生地等污染源。对于地面，无特殊要求的建议整平硬化，不宜作为绿化带种植植被，例如实验猴养殖场，两栋猴舍间增加绿化带或种植树木可引来飞鸟和野鼠，增加人畜共患病的传播。

定期组织人员打扫卫生，减少病原体的滋生。

2.3　认真做好防虫、防鼠及消杀工作

实验动物设施外环境应定期进行消毒、杀虫、灭鼠，在建筑物外设置毒鼠屋，在建筑物内设置黏鼠贴、鼠夹等设备，保持相关设施设备整洁、卫生。

人员、车辆进入动物生产设施前应有消毒防疫措施。

第五节　实验动物设施内环境管理

实验动物设施内环境条件不仅直接影响动物的健康和质量，而且还影响动物实验的结果，特别是高水平实验动物的环境条件严格而恒定。因此，环境条件的手动控制程度和对标准化要求的遵守程度越高，在逼真的环境中动物的质量保证和一致性越好，动物实验的结果越可靠。同样，由于可重复性，相同类型的实验数据具有相同的含义。

1　实验动物设施内部环境因素

1.1　物理化学因素

1.1.1　氧气和二氧化碳

正常空气中氧气和二氧化碳的浓度分别为 20.9% 和 0.03%，在正常呼吸时，呼出气体中氧气的含量下降至 16%，而二氧化碳含量则上升至 4%。当吸入的二氧化碳浓度达到 5% 时，吸入超过 30min 可使呼吸中枢受到一定刺激，稍微运动后会感到头痛和呼吸困难。当吸入空气中的二氧化碳浓度占空气 7% ~ 10% 时，15min 内可以使人意识丧失，超过 10% 的浓度时可以直接使人窒息死亡。因此，控制内环境，尤其是微环境的氧气和二氧化碳浓度至关重要。

上述因素由室内或笼盒内风量和换气次数的大小决定。当换气次数过低时，会导致内环境氧气浓度的降低和二氧化碳浓度的升高，随着时间的延长，蓄积量增加，最后可能会影响动物的健康，甚至对从业人员带来职业健康危害。因此，需要严格控制设施的换气次数。

1.1.2　粉尘

粉尘主要由垫料引起。粉尘是病原微生物的传播载体，尤其是吸收了动物粪尿的脏垫料更是病原微生物滋生的"培养基"。在选择垫料时，应选择吸湿性好、粉尘少的垫料，如玉米芯，能减少因为动物运动和表达天性过程中造成的粉尘飞扬。

1.1.3　臭味

主要是实验动物排泄的粪尿和体味混合的气味，其成分主要包括氨气、硫化氢、甲硫醇和甲硫醚等。除臭的主要措施包括增加室内或笼器具内的换气次数、加大垫料的更换频次、降低饲养密度等。

1.2　居住因素

主要是实验动物的饲养笼器具。首先，要满足动物活动空间，采用符合国家标准要求的笼器具；其次，采用独立通气笼盒系统时，要确保笼盒内的换气次数符合要求；最后，动物采用的垫料或辅料要符合动物福利要求，不应对动物造成不必要的伤害。

1.3 营养因素

营养因素主要包括动物的配合饲料、青绿饲料及饮用水等，所有营养素都可能携带病原微生物或发霉变质。对于配合饲料，主要与饲料的配方组成、加工方式、贮运条件有关；对于青绿饲料，主要涉及产地、运输盒消毒等问题；对于饮用水，除了水源外，还与水的二次处理有关，通常普通级动物饮用水不额外消毒处理，会导致污染的饮用水无法被预判。此外，水的洁净度对屏障设施维护亦有特别重要的意义。

1.4 生物因素

1.4.1 同品种实验动物因素
如在某一群体中社会地位、势力范围、咬斗、饲养方式和密度等。

1.4.2 不同品种的生物种的影响
即微生物、人及其他动物都会不同程度影响到实验动物的生长发育及繁殖性能。

1.5 照明和噪声

1.5.1 照明

实验动物屏障设施建成后，如采用全封闭光照方式来照明，则采用人工光照，明暗比值为 1.0～1.4；若借用自然光源，考虑到随着季节的交替自然光照不够，则需酌情补加人工光照。

1.5.2 噪声

除了外部环境影响屏障设施内噪声水平外，设施内部的噪声源主要是空调机、送排风机以及风管的振动所产生的各种噪声。噪声一般要求不得超过 60dB。

2 实验动物的局部微环境

单只或数只实验动物的生活区即构成此类动物的局部微环境。对于大型动物，通常指动物栏舍内或笼具内空间，对于中小型动物通常指笼盒内的空间。与设施内部环境相比，局部微环境由于受到笼器具、动物及其他因素的影响，会产生不同程度的变化。

2.1 温度与湿度

由于笼盒内饲养有实验动物，所以笼盒内温度及湿度均较高，而动物的密度越大，温度、湿度升高就越明显，笼盒位于室内不同位置，其温度、湿度也会有差异。

2.2 废气

由于实验动物会产生代谢产物和排泄物，从而使得局部微环境的氨浓度及臭气浓度高于外界环境，使空气臭气大增。

2.3 照度

由于笼具栅栏、笼盒壁及其他遮挡物的影响，使得笼具或笼盒内照度低于室内大环境。

2.4 二氧化碳和氧气含量

伴随实验动物的正常呼吸和新陈代谢活动，局部微环境内氧气含量少，而二氧化碳含量增加。

2.5 粉尘

给绝大多数实验动物使用垫料更容易实现动物福利，因此会导致局部微环境的粉尘含量高于设施内部大环境。

3 实验动物设施内部环境管理

在明确影响实验动物设施内环境的因素后，针对影响因素采取措施，便能做好管理工作。与其他实验室的管理一致，亦可从"人""机""料""法""环"等五方面来组织实现，只是此处对应的管理要素分别是"实验动物从业人员""笼器具及设备""物品、实验动物及其产生的废弃物""规章制度和SOP""设施环境卫生管理等"。

3.1 实验动物从业人员管理

进入实验动物设施内部的从业人员包括：兽医、兽医技术员、管理人员、研究与技术人员、动物饲养员。所有从业人员应经过专业知识和业务技能培训，熟悉实验动物法规和标准，持证上岗，执行本单位的各种规章制度和SOP，每年应进行一次身体健康检查，确定适合在实验动物岗位工作。管理人员应具备医学、生物学或畜牧兽医学等相关专业大专以上学历，具有扎实的实验动物专业知识和较丰富的管理经验，能够组织所属人员对实验动物设施进行科学管理。动物饲养员应该掌握实验动物学专业知识和动物繁育、饲养管理操作技能；能够根据不同动物的生物学特性，自觉执行本单位的各种规章制度和SOP，规范化地开展动物繁育和饲养管理工作。研究与技术人员应该掌握实验动物学专业知识和动物实验操作技能；能够根据不同动物的生物学特性和实验设计的要求，自觉执行本单位动物实验管理规章制度和SOP，规范开展动物实验工作。兽医应具备大专以上学历，熟练掌握各种实验动物疾病的防控知识和技能。

进出实验动物设施的所有人员应养成良好的卫生观念，经常洗澡、修剪指甲、勤洗换衣服，男士不蓄留长发和胡须，女士不化妆。进入设施时，不随身携带钥匙、手表、手机、饰物等与作业无关的物品；进入设施后，要随手关好每一道房门，不得解、脱工作服，更不得吸烟、饮食和嬉戏打闹。

3.2 物品进出实验动物设施管理

3.2.1 物品进入设施的要求

与实验动物生产、动物实验或实验动物设施管理无关的一切物品，均不得传入实验动物设施。必须传入实验动物设施的有关物品在进入设施之前，必须根据该设施的环境资料控制标准，进行必要的消毒或灭菌处理。

对于进入普通设施的物品，凡可能携带动物病原者，必须经过有效的消毒或灭菌处理后，方可传入普通环境设施内。

对于进入屏障设施的物品，凡能耐高温高压灭菌的，如垫料、工作服、笼具、饮水瓶、某些工具和未经钴^{60}照射灭菌的饲料等，均应经过高压蒸汽灭菌后传入，做到应高压灭菌尽高压灭菌；不宜用高压蒸汽灭菌但能用药物浸泡消毒的物品，如拖鞋、塑料容器、某些工具和经钴^{60}照射灭菌的饲料包等，可经过药物浸泡，由渡槽传入屏障环境；不宜用高压蒸汽灭菌也不能用药物浸泡消毒的物品，如记录用纸、笔、某些工具和实验材料等，需经传递窗/间消毒处理后传入屏障环境。对于进入隔离环境（隔离设备）的一切物品，均应先经高压蒸汽灭菌处理，再传入隔离器。

普通级实验动物饮水应符合《生活饮用水卫生标准》（GB 5749）的要求，即动物可以直接饮用合格的自来水；而 SPF 级以上动物的用水（包括动物饮用水、配制消毒液用水和其他用水）应为经过灭菌处理的无菌水。

3.2.2 设施内物品的储存

实验动物设施内所有物品应设置固定位置存放，摆放整齐，标示明确（至少包括灭菌或消毒日期），确保先灭菌处理的物品先用。对于笼架具、台架等固定物品，平时应整齐地摆放于适宜位置；对于饲喂器具、作业工具、生产或实验器材等频繁出入设施的物品，消毒后应用适当容器盛装，标明类别和消毒日期，整齐摆放于相应储存间内，不得就地摆放。物品使用后，应将储存间打扫干净。将更换下来的物品和其他废物，随时传出设施并及时实施分类处理。

3.2.3 废弃物的处理

在动物生产或实验工作中，每天都会产生大量的废气、动物粪尿、废弃垫料、一次性口罩和手套、动物尸体及组织等废物。为了避免这些废物对工作区域及周围环境的污染，必须按照相关要求对其进行无害化处理。

3.3 实验动物的管理

3.3.1 动物进入管理

实验动物由外环境进入实验设施前，应核对实验动物包装的完整性、来源、数量、规格、性别、包装、质量合格证明和 / 或检验检疫报告等基本情况，并根据动物等级分别实施相应的传递与检疫程序。

3.3.1.1 普通动物

对于大型动物，直接在运输笼内观察；对于中小型动物，从运输容器中取出后，肉眼观察评判动物质量。一般要求：精神状态良好，运动活泼；肢体匀称，四肢无残缺、畸形和外伤；被毛光亮、色正，紧贴身体；皮肤弹性良好，无创伤和异常物；发育良好，肥瘦适中，体质健壮；天然孔无异常分泌物。发现动物不健康时，应拒收整批动物；未见异常时，将动物转入检疫间进行检疫（有条件者，应为犬、猴等动物洗浴消毒）。检疫周期：本地购进的兔、豚鼠为 3～7 天，犬、猴为 7～14 天；国内异地购进动物的检疫期应延长 7～14 天；国外引进动物的检疫期不少于 30 天。检疫期间，饲养人员每天应参照上述标准，密切注意观察并记录动物的精神、运动、皮肤、被毛、饮食、粪尿等临床基本情况。兽医应参照相关国标，采用镜检、血清学检查等方法，对被检疫动物群的体内外寄生虫、病原微生物进行必要的抽检；对检疫期间死亡的动物，应进行解剖和 / 或实验室检验。根据检验结果，兽医判定被检疫动物群的质量是否合格。检疫合格者，方可转入饲养间进行饲养和实验。

3.3.1.2 SPF 级动物

应将运输容器通过屏障设施的传递窗 / 间传入。随后，清洁区的饲养人员打开运输容器，对动物进行外观检查。未见异常则将动物转入观察间进行 2～3 天的临床观察（国外引进动物的检疫期不少于 30 天）。未见异常情况者，方可将动物转入饲养间进行饲养和实验。

3.3.1.3 无菌级及悉生级动物（包括转入隔离设施的 SPF 级动物）

将动物传入隔离器进行 2～3 天的临床观察（国外引进动物的检疫期不少于 30 天）。未见异常情况者，方可进行饲养和实验。

3.3.2 日常管理

实验动物进行日常管理还应根据它们的生物学特性和习性，进行其他有针对性的管理。具体管理参见相关章节。

3.4 内环境的保洁与维持

3.4.1 设施启用前的保洁与消毒

3.4.1.1 卫生消毒

屏障设施建成后，首先要通过除垢、清扫、擦抹等方式，将设施内吊顶、墙面、地面、设备表面等所有区域的污垢和粉尘清除干净。然后，进行设施的整体消毒。

3.4.1.2 环境检测与验收

设施整体消毒后 48～72h，启动送、排风机组。通风后 24～48h，请具有实验动物环境检测资质的检测机构，按照有关国家标准，对该设施的各项内环境指标进行检测。检测结果合格后，方可向实验动物管理机构提出验收申请。设施验收合格后，方可投入使用。在正式使用前应重新进行整体消毒处理。

3.4.2 内环境日常维护

3.4.2.1 日常维护

一方面，应按照各种通风空调设备的操作和维护要求，进行规范操作，避免环境指标出现异常；另一方面，应每天观察内环境指标（主要包括温度、相对湿度、压差），如出现异常，应及时查找原因并解决。

3.4.2.2 日常保洁与消毒

日常工作完毕后，应先将所有更换下来的笼架具、用具等污物按照物品退出设施的路线传至洗消间；再将设施内所有笼架具、台架、门、窗、地面等部位打扫干净。每天定时将所有无动物区域的紫外线灯打开 30～60min，进行空气消毒，每周按照人员退出路线用消毒剂对地面进行两次以上的擦抹和拖地消毒，每周对于整个设施内的饲养架具、管理用具和环境进行 1～2 次擦拭或喷雾消毒工作，不留死角。对于实验设施，每批实验结束后还要进行一次彻底的清洗消毒。

3.4.3 内环境指标的动态检测

对于温度、相对湿度、压差等日常性监督指标，应每天进行观察记录，最好进行不间断的实时动态检测和记录；对于落下菌、氨浓度、噪声、照度等监督性检测指标，每年应由专业检测人员进行不少于一次的动态检测和记录；而空气洁净度、换气次数、气流速度等指标，应在必要时进行检测（用于评价设施的换气性能是否达标，即是否需要更新高效过滤器、更新高效过滤器后的调试等）。设施内环境指标的动态检测是一项容易忽视的工作，应引起足够的重视。

3.5 饲养设备的管理与维护

一般实验动物饲养设备的管理与维护按照设施日常保洁与消毒即可，但层流柜、IVC、隔离器等饲养设备有其特殊要求。在实际工作中必须保证这些设备的通风净化装置性能完好、电力供应的连续及实际操作（包括动物传递）的洁净化。为保证饲养设备内动物的安全，最好安装报警装置，以便及时发现并排除各种故障。在隔离器的日常使用中，还应每天观察手套、传递仓帽及隔离器软包是否膨隆，清洁时不要使用粗糙抹布和利器，以防隔离器的透明度降低甚至被划伤，每次操作完毕要把手套指部拉出或变动折叠部位，以防材料老化折断。以上饲养设备一般每 3～6 个月应进行一次内环境洁净度的检测，每半年保养 1 次送、排风机，初效滤材应每月检查清洗 1 次，高效滤材应每年更换 1~2 次（视其前端保护情况而定）或终阻力达到初阻力的两倍时更新 1 次。

3.6 管理制度与 SOP 的管理

3.6.1 实验动物设施（设备）运行管理制度

建立健全实验动物设施的管理制度，明确主体责任，贯彻"谁管理，谁负责"的原则。设施负责人对设施内的安全生产、劳动保护工作负全面领导责任。仪器设备管理员对所管辖的仪器设备及所有使用的工具、器材负直接的安全管理责任。动物饲养员对所饲养的动物负完全管理责任。

3.6.2 持续优化并严格执行 SOP

科技在发展，技术在进步，因此，SOP 并不是一成不变的，要根据行业发展及时更新和替代。

4 实验动物局部微环境管理

4.1 微环境的清洁和消毒

4.1.1 影响因素

清洁指去除过多的粪便、污垢和碎屑；消毒指减少或消除不可接受的微生物。在能够为动物提供健康环境的基础上决定清洁和消毒的频率及强度。微环境卫生控制方法和使用频率的选择受多种因素影响：

（1）动物的正常生理和行为特征。

（2）栏舍的类型、物理特性和尺寸。

（3）动物的种类、数量、大小、年龄和生育状况。

（4）是否使用垫料及垫料材质的类型。

（5）温度和相对湿度。

（6）需要进行卫生消毒材料的性质。

（7）栏舍被污染的程度。

一些饲养系统或实验方案可能需要特殊的饲养技术，如无菌操作或改变垫料更换频率。

动物饲养设施中不应使用用于掩盖动物气味的药剂。它们不仅不能代替良好的卫生习惯或提供足够的通风，还会使动物暴露于挥发性化合物中，这些化合物可能改变动物的基本生理和代谢过程。

4.1.2 清洁和消毒方式及频次

笼具、笼架和相关设备（如食槽和饮水装置）的卫生和消毒频率在一定程度上取决于所使用的笼盒类型和饲养方法。

如使用定期更换的接触或非接触垫料，定期冲洗悬挂式托盘，是否采用网底或打孔底笼。

一般来说，栏舍和附件（如顶部）应至少每 2 周消毒 1 次。实心底笼具、水瓶和饮水管通常需要至少每周清洁消毒 1 次。

某些类型的笼子和饲养系统可能需要较少的清洁或消毒；这种饲养模式可能包括动物密度非常低和经常更换垫料的大型笼具、饲养悉生级动物而频繁更换垫料的环境、独立通风笼具和用于特殊情况的笼具。

其他情况，如无强制通风的过滤顶笼具、排尿过度的动物（如糖尿病或肾病患者）或动物密集的围栏，可能需要更频繁地清洁消毒。

笼具可以用化学品、热水或两者的组合进行消毒。洗涤时间和条件以及洗涤后处理程序（如灭菌）应足以降低或消除条件致病菌和病原菌、外源病毒以及其他被认为可以通过卫生措施控制的生物体。

单独使用热水消毒是高温或给定温度（累积热系数）作用于物品表面时间长度的综合作用结果。同样的累积热系数可以通过将生物体短时间暴露在非常高的温度下或长时间暴露在较低的温度下获得。

洗涤剂和化学消毒剂可提高热水的有效性，但在设备再次使用前，应彻底冲洗表面。它们的使用可能是一些水生物种的禁忌，因为残留物可能是高度有害的。

用热水和洗涤剂或消毒剂手工清洁笼子和设备也可能有效，但需要相当注意细节。尤其重要的是，要确保表面没有残留的化学物质，并且工作人员有适当的设备来保护自己免受热水或过程中使用的化学试剂的伤害。

水瓶、吸管、塞子、料槽和其他小设备应使用洗涤剂和 / 或热水冲洗，并酌情使用化学剂来杀灭微生物。超声清洗是一种清洗小型设备的有效方法。

4.2　实验动物饲养密度

动物饲养密度应符合卫生标准，有一定的活动面积，不能过分拥挤，不然也会影响动物的健康，对实验结果产生直接影响。各种动物所需笼具的面积和体积因饲养目的而异，哺乳期所需面积较大，各种动物饲养所需面积和体积见表 4-1。

表 4-1　各种动物饲养通常所需面积及体积

项目	小鼠			大鼠			豚鼠		
	＜ 20g 单养时	＞ 20g 单养时	群养（窝）时	＜ 150g 单养时	＞ 150g 单养时	群养（窝）时	＜ 350g 单养时	＞ 350g 单养时	群养（窝）时
底板面积 /m²	0.0067	0.0092	0.042	0.04	0.06	0.09	0.03	0.065	0.76
笼内高度 /m	0.13	0.13	0.13	0.18	0.18	0.18	0.18	0.21	0.21

项目	地鼠			猫		猪		鸡	
	<100g 单养时	>100g 单养时	群养（窝）时	<2.5kg 单养时	>2.5kg 单养时	<20kg 单养时	>20kg 单养时	<2kg 单养时	>2kg 单养时
底板面积/m²	0.01	0.012	0.08	0.28	0.37	0.96	1.2	0.12	0.15
笼内高度/m	0.18			0.76（栖木）		0.6	0.8	0.4	0.6

项目	兔			犬			猴		
	<2.5kg 单养时	>2.5kg 单养时	群养（窝）时	<10kg 单养时	10~20kg 单养时	>20kg 单养时	<4kg 单养时	4~8kg 单养时	>8kg 单养时
底板面积/m²	0.18	0.2	0.42	0.6	1	1.5	0.5	0.6	0.9
笼内高度/m	0.35	0.4	0.4	0.8	0.9	1.1	0.8	0.85	1.1

4.3 环境微生物监测

4.3.1 浮游菌检测

4.3.1.1 自然沉降采样

将已制备好并且表面严格消毒的培养皿按照采样点布置要求放置，然后从里到外逐个打开培养皿，使培养基表面暴露于空气中。测量细菌总数一般用营养琼脂平皿采集，测量真菌总数一般用沙氏培养基平皿采集。

自然沉降采样法仅限于洁净环境或外界干扰小的环境采样。

4.3.1.2 撞击式采样

使用固体采样介质，如 TSA 平皿，借助撞击式采样器采样，采样时间宜 ≤ 15min。使用直径 90mm 的标准培养皿时，细菌菌落计数的最佳范围为 30 ~ 300CFU/ 皿。使用直径 90mm 的标准培养皿时，真菌菌落计数的最佳范围为 40 ~ 60CFU/ 皿。

使用液体采样介质，借助撞击式采样器采样，采样时间宜 ≤ 15min。液体采集样本在运输过程中应保持容器口朝上。

4.3.2 表面微生物检测

采用无菌棉拭子擦抹法对设施内维护结构、笼器具及设备表面的微生物进行采样，当表面积很大，硬且平时，也可采用接触皿法采样，可以计算表面染菌密度，也可以选择性培养和鉴定表面微生物种类。

4.3.3 哨兵动物检测

设置哨兵动物，定期对哨兵动物进行取样，检测病原微生物携带情况，从而反映出环境微生物现状。

4.3.4 动物生活环境样本病原微生物检测

4.3.4.1 饲料、垫料、饮用水及粪尿样本采集

采集动物剩余的饲料、饮用水、脏垫料及粪尿样本，分别收集到无菌小试管或一次性容器内待检测。

4.3.4.2 设备排风管道粉尘样本采集

选择房间排风口、IVC 排风总管、隔离器排风管等排风管道内壁吸附的粉尘，收集到无菌小试管或一次性容器内。

4.3.4.3 病原微生物检测

将采集的样本接种营养琼脂平皿或选择性培养皿，培养观察有无病原菌增生。参照相关标准和规范，对培养物进行生化鉴定，确定细菌的种属。

也可以将样本抽提核酸，分别通过 PCR 法检测病原微生物核酸。对 *16SrRNA* 基因测序，确定病原微生物种属。

4.4 环境丰富化

环境丰富化是一种在动物饲养过程中，通过提供复杂的刺激从而使动物表现出某种特定的行为和减少异常行为发生的方法。它是实验动物饲养管理的一个组成部分，通过提供必要的环境丰富以保持动物的生理及心理健康，从而提高实验动物的质量。在实际应用中，采用众多革新的、富于想象的技术、设施和方法，以保持动物的存栏量、增加动物的活动范围和多样性，以及提供更多的适应环境。国家标准《实验动物机构质量和能力的通用要求》（GB 27416—2014）给出了环境丰富化的确切定义，是指提供给实验动物尽量多的可以满足其天性的环境和物品。

对实验动物饲养小环境，应提供丰富的适合动物正常行为的物理环境。在确定环境丰富的方式或方法时，应考虑物种的差别，因此对于一个成功的环境丰富计划来说，首先需要弄清楚该物种的正常行为。环境的丰富包括：栖木、秋千、镜子、筑巢材料、蔽障和结构复杂的笼子；饲养员操作熟练；多样化的食物品种；动物交流机会；主动觅食或诱导式的喂养方法；一些供动物视听的环境，如为动物提供音乐和视频录像；饲养人员或有研究经验的符合生物安全的人与动物的交流。当然，提供预期的环境丰富需要周全考虑，要掌握该种动物正常行为的翔实资料、研究的限制、安全考虑，以及饲养人员的经验水平。表 4–2、表 4–3 列举了不同实验动物的环境丰富化需求案例。

表 4-2　实验动物环境丰富化产品

中国比较医学杂志 2015 年 8 月第 25 卷第 8 期　Chin J Comp Med，August 2015，Vol.25.No.8

主要品种	生理需求	丰富化产品
小鼠	钻洞、避难、磨牙、筑巢	通道、纸屋、木块、饲料、垫料、纸屑
大鼠	钻洞、避难、磨牙、筑巢	通道、纸屋、木块、饲料、垫料、纸屑
地鼠（仓鼠）	钻洞、避难、磨牙、筑巢	通道、纸屋、木块、饲料、垫料、纸屑
豚鼠	饮食、避难、筑巢、玩耍	草料、栖息板、木块、玩具
兔	饮食、避难、筑巢、玩耍	草料、栖息板、木块、玩具
犬	活动、社交、饮食、休息	公共场地、骨头、休息板、玩具
猪	拱地、啃食、挖掘、社交	橡胶轮胎、玩具球、公共场地
猴	饮食、跳跃、悬挂、色彩	水果、吊杆、休息板、镜子、彩绘、音乐

表 4-3　实验动物环境丰富的实例

主要品种	丰富实例
非人灵长类	栖息、木质啃块、不同的食品种类、咀嚼玩具、镜子、觅食板、益智馈线、视频、正面的人类接触、巢箱（适合某种动物）、音乐、梯子/秋千、冰块、香水样品、太阳灯（狨猴）
狗	玩具、笼外锻炼、友善的人类接触、偶尔的食物治疗、休息的架子、刨花或碎纸的铺垫
猫	多层次的休息面、爬杆、玩具、食物治疗、友善的人类接触、音乐、抓挠的杆、猫公寓、分组练习
兔子	玩具（如球、注射器、软的塑料饮水瓶）、食物治疗、友善的人类接触、区域锻炼、音乐、咀嚼的玩具、链笼
豚鼠	玩具（参考兔子）、食物治疗、友善的人类接触
大鼠、小鼠	PVC 管、尼龙长袜、供咀嚼的胡萝卜块、垫料、嚼块（龙猫）、蔽障
仓鼠、龙猫	条状的笼子里需要纸巾或一些物品
鸡、鸽子	栖息、啄食的对象、由于搜寻种子所导致的复杂的饮食、悬挂的玩具
青蛙、乌龟	大笼、干和湿的表面、攀爬的木棍
猪	玩具（如球、链子）、擦背装置、友善的人类接触、咀嚼的玩具

4.5　垫料

实验动物垫料是影响动物健康和动物实验结果的重要因素之一。良好的垫料在小鼠饲养过程中能吸附其排泄物，维持笼盒及自身的清洁卫生，降低氨气浓度，维持适宜的温度，保持笼盒内干爽，易于做窝而营造舒适的小环境等。因此，垫料也是实验动物福利、环境丰富化的重要手段。理想中的垫料应具有易获得、价廉、无灰尘、无毒性、无污染、无芳烃类气味、对人和动物无害、干燥、吸湿性好、保温性好、易于做窝、无营养并不被动物食用、易清理、不助长微生物、不诱导动物产生酶、不引起动物皮肤及黏膜损伤等特点。

目前可使用的垫料种类很多，玉米芯和刨花是目前国内常用的实验动物垫料，通过测试，在相同体积情况下，刨花垫料最轻，玉米芯垫料次之，这与材料的蓬松程度、颗粒间隙大小有关。因此，在相同鼠盒相同频率的更换下，刨花垫料的用量就相对来说更少（目前市场垫料是以重量进行计价的）。

从吸水性来判定，在相同环境条件下，相同体积时，玉米芯垫料的吸水性更强，干燥速度也优于刨花垫料。

从碎粉率上来判定，刨花垫料多为木材加工而成，木质硬而脆，易出现垫料过碎、碎粉量过大的情况，从这一点来讲，玉米芯垫料粉碎率就低很多，呈颗粒状，不易破碎。

从垫料造成的误食情况来看，玉米芯垫料可能会有些许的甜味，在小鼠更换饲料的过程中或者一些其他情况下，相较于无色无味的刨花垫料，更容易产生误食，从而对实验数据产生影响。

综上，每种垫料均有其优势和不足。玉米芯具有更好的吸水性（相同体积时）、干燥性、碎粉率低，动物的适应性更好的特点，对小鼠无毒。在常规饲养的情况下，可以以玉米芯垫料为主要使用，相对来说是一种较为理想的实验动物垫料。但是，在实验动物繁殖的时候，可以选用刨花垫料，刨花垫料呈块状，可以方便繁殖期动物做窝，满足其天性。这两种垫料均可用钴^{60}辐照灭菌，均适合 SPF 级实验动物环境使用。

第六节　配套设施与设备管理

实验动物等级越高，其对生存环境条件及所携带微生物要求也越高，因此对保障环境条件及控制微生物所需的设施设备也提出了更高的要求，需要在设计建造设施时就必须考虑到，并且要匹配。在日常管理中，通过相关设备的操作实现并维护了各种实验动物设施的环境指标，环境指标的值不断动态变化。设施的环境监测和维护通常在实验室动物设施中进行。

1　实验动物设施中的主要配套设备

1.1　空调净化系统

空调净化系统主要用于加热和冷却空气，去除空气中的粉尘及微生物，并保障设施内的压力梯度，其主要组成包括空调机组，送、排风机组，风管，风阀，过滤器（分初、中、高效过滤器，有时也设亚高效过滤器）。空调系统需要一年四季连续运行，若运转停止，则会造成空气流停止，导致动物缺氧而无法生存。为保障其连续运转，应设置应急或备用设备，至少要考虑到某些设备定期检修时的辅助运转设备，一般情况下，制冷、供热、电力、通风均要有备用体系。

1.2　热源设备

热源设备是提供蒸汽的设备，既可用于空调系统，也可用于消毒灭菌设备。一旦蒸汽停止，就可能会造成整个设施的运转停止。热源的提供方式南北方有差异，不同单位间也有差异，有的是集中供热，有的是设施内部独立供热，不管采用哪种方式，都必须长期运转。因此，提供热源的设备也要有两种交替使用的方式。

1.3　供电设备

供电设备是保障实验动物设施一切用电设备正常运转的必要条件，离开电一切用电设备都将处于瘫痪状态。因此，国家相关标准要求实验动物设施的供电设备必须采用双回路供电，有条件的还应配备备用电源或发电机。

1.4　节能设备

实验动物设施的空调系统长期运行，且多为全送全排的送排风模式，因此必须要考虑节能减排。一般可配置热交换器、自然能的利用设备，最大限度地降低运行成本。在能有效避免交叉污染的前提下，可适当利用部分区域的回风降低能量消耗，但是回风需经除臭后方能利用。

1.5　消毒灭菌设备

消毒灭菌设备主要用于对进入设施内的物品进行消毒灭菌处理，控制微生物对设施环境和实验动物的污染。消毒灭菌设备一般包括高压蒸汽灭菌器、传递窗、渡槽、熏蒸消毒设备、紫外线消毒装备等，可根据待消毒灭菌物品的属性选择适宜的消毒灭菌设备。

1.6　通信设备

考虑到进入设施的着装和微生物控制要求，个人通信设备一般不允许带入设施内使用，通常需要依靠电话联络，因此不同的工作区域相互之间以及与外界应该建立电话系统。此外，还建议安装闭路电视对设施内情况进行视频监控。

1.7　通气笼具系统及设备

随着科技的进步，在提高效率方面，通过优化笼器具及特殊设备获得了良好的效果，目前，中央排风通气笼具、独立通气笼具、微屏障、隔离器等设备获得广泛认可，并取得实效，在使用上述产品的同时可降低外环境的技术指标要求，从而降低能耗提高使用效率。

1.8 环境检测设备

实验动物设施内环境技术参数要求相对稳定，因此，需要建立一套技术性能可靠、自动化程度高的环境监测设备，特别是对关键指标如温度、湿度、压差、氨浓度等的测定。根据消防需求，还应安装烟感和自动喷淋设备等。

除上述设备外，还需有供、排水设备，污物处理及笼器具等。

2　配套设施和设备的维护与保养

2.1　空调净化系统的维护与保养

前面已经提到，空调净化系统包括空调机组（含冷热水机组、冷水机组）、水泵、冷热水管道、蒸汽管道、水阀、自动控制阀门、各类传感器、净化空调箱（包括送风机、表冷器、辅助电加热器、加湿器、初中效过滤器等）、排风机箱、净化风管、风量调节阀、变风量阀门、智能中央控制系统等。简单来说，空调净化系统的维护与保养就是对上述设备及元件的维护与保养。空调系统的维护与保养对实验动物设施内环境的技术指标至关重要。在启用设施前就应制定预防性的维修程序，一定要选用性能优良、备件充足、易于维护的型号。在当地没有维修站点的进口或国产机组要慎用。最好能与相关生产厂家或专业维修公司签订维修协议，条款中要规定在发生设备故障时应随叫随到。在设施启用后，也要做好定期维护与保养，并形成制度，尽量降低空调系统故障发生率。空调系统的维护保养主要针对空调系统中的冷却塔、压缩机、空调器、泵、管道及温湿度控制仪等，进行定期维修检查，确保空调机组长期处于良好的运行状态。具体的维护与保养工作可参考以下几点：

（1）对于全新风的空调机组，在采风口设有铝制滤网过滤器，应每周至少清洁1次，如遇飘絮和沙尘天气应每周清洗2次。抽出铝网前需关闭新风机组，清洗干净的过滤器需晾晒干后方可安装。

（2）定期检查风机的冷凝水管路有无堵塞以及气封内是否存有积水。在风机的表冷器下方有积水盘接收冷凝水，并通过带气封的管路排到地漏处。如果排冷凝水管路堵塞，会出现机柜内积水，导致细菌繁殖，影响净化效果。而气封的作用是通过排水管路弯曲处的积水使排水管外的空气不会倒灌到风机内（类似洗涤池的水封可用来防止臭气进入），所以在冬天无冷凝水时要注意检查气封内的积水是否干枯，如果干枯应及时加入清水使其保持水封状态。

（3）洁净空调机组电控柜内的元气件应定期紧固、清洁，每3个月应对电控柜内元气件的螺丝进行紧固，监测其满负荷时的工作电流及温度，并对元气件表面进行清洁，每年对接地进行检查。

（4）当机柜内的初、中效过滤器及空调系统末端的高效过滤器发生堵塞时，滤网前压力上升，室内静压差偏低，此时可调节变频器，提高风压，延长高效过滤器的使用寿命；当初、中效过滤器滤网前压力大于 2 倍初始压力时进行清洗或者更换，在必要时更换高效过滤器。

（5）空气经过空气处理机中的初、中效过滤装置过滤后，再经高效过滤器的过滤成为洁净空气送到实验室内。机柜内的初、中效过滤器应根据使用情况定期洗涤或更换过滤器，应视其外部环境及时检查过滤器表面洁净情况和压力差，做到定期更换初、中效过滤器。一般来说，北方地区空气中含尘量比较高，特别是全新风机组的初、中效过滤器要及时检查更换。这样不仅延长系统末端高效过滤器的使用寿命，而且还能避免因此而导致的风量不足从而难以保证各实验室内的正压建立。初、中效过滤器应每月定期检查有无破损或堵塞，如有破损堵塞应及时更换。同时，机柜内也应经常检查，如机柜内有积尘也应进行清洁，必要时对机柜内进行熏蒸消毒。过滤器的更换要求为：初效过滤器（机组内）每两周更换 1 次；中效过滤器（机组内）每季度更换 1 次；高效过滤器每年更换 1 次。

（6）每台空调机组的送风管和回风管上都安装有防火调风阀，为确保其安全可靠，应按国家有关规定由维护人员对其进行检查和试验。

（7）设备维护人员应定期按照维护保养手册对空调机组设备进行周期性的检查保养，其维护保养的时间根据具体保养项目分为日保养、月保养、季保养及年保养，并填表保存记录。如：设备内部清洁、水盘清洗、电极式加湿桶清洗、调整皮带松紧需每个月保养 1 次；每隔 3 个月检查灯及开关、检修门密闭性能，清洗蒸汽疏水阀，清洗水过滤器，更换中效过滤器，风机电机轴承加润滑油，检查风机减震弹簧，检查风机电机传动附件，检查风机电机是否顶紧螺丝；每年需要清洁、检查消音器，检查清洗冷热水盘管，检查风机接口帆布口，更换电极式加湿器加湿桶，清洗机组内部外部，清洗风机，更换皮带，更换滤筒式过滤器，更换风机轴承。

2.2 消毒灭菌设备的维护与保养

2.2.1 消毒灭菌系统运行前的测试

（1）实验动物屏障设施消毒灭菌系统包括高压蒸汽灭菌器、电热蒸汽发生器、传递窗、渡槽及物品洗刷间等部分。所有进入屏障设施内的物品都必须经过该系统进行清洗、消毒、灭菌处理，以保持进入设施的物品无菌，防止屏障设施内环境受病原微生物污染。

（2）消毒灭菌系统各部分安装完毕之后，要对其进行消毒灭菌及消毒灭菌效果的测试。测试前，检查设备的密封性，防止造成污染。

对高压蒸汽灭菌器和电热蒸汽发生器的测试内容包括电热蒸汽发生器达到上限和下限加热器自动闭合状况，缺水报警、断电保护及安全阀的工作状况，高压蒸汽灭菌器的各个压力表是否正常工作。灭菌效果一般采用细菌培养和高压灭菌检测试纸相结合的方法。

渡槽和传递窗的测试主要是观察渡槽内不同药液浓度、传递窗内紫外线灯不同的开启时间对微生物的杀灭效果，为以后的使用提供依据。另外，注意传递窗的内外门应设有互锁装置，以保证双侧门不可同时打开。

2.2.2　高压蒸汽灭菌器的使用与维护

高压蒸汽灭菌器是实验动物设施中最重要的物料灭菌器械，应随时注意其灭菌效果。最好每次灭菌都加指示剂，一次灭菌失败即可能导致微生物污染，从而导致严重后果。

2.2.2.1　高压蒸汽灭菌器的检查

每天使用前检查各压力表、内外门和水、电、气等管线是否正常。每月验证 1 次灭菌效果（灭菌指示卡法、灭菌参数检查法或微生物培养法）。检查真空泵及其动力传送系统有无异常。使用完毕，需将缸体内壁表面形成的水珠擦干。

2.2.2.2　高压蒸汽灭菌器的维护

每次使用前，彻底清扫灭菌器体内的杂质、灰尘，清洗各类过滤器，保证进、出蒸汽畅通。每周检查各类电磁阀的工作性能，且进行清洗、加高温润滑油，保证电磁阀工作自如。每周定期检查各类电器、进排气系统的接头，发现"跑、冒、滴、漏"接头松动等现象及时解除。定期检查各种仪表、安全阀的工作性能，保证其读数的准确性。定期测试灭菌效果，发现问题及时分析原因，排除故障。详细做好设备使用、保养、维修记录。

2.2.3　蒸汽发生器的使用与维护

（1）应使用无腐蚀性、无杂质并经水处理器处理的软化水。

（2）有时安全阀出现迟滞或卡死等失灵现象，必须更换安全阀。

（3）为保证筒体内不积水垢，每天对桶壁冲洗 1 次。

（4）定期检查各种仪表的可靠性及精度、压力表及压力控制器，将安全阀每年送计量部门校验，温度表每半年送计量部门校验。

2.2.4　空气压缩机的维护保养

（1）新开机 50h 后开启油缸螺旋盖更换机油，从油栓孔加注新的机油至油位观察窗的中位高度为标准，盖好螺旋盖。

（2）每运转 20h 需要将压缩空气储存缸的螺旋盖打开进行排水。

（3）每运转 500h 需更换空气过滤器。

（4）每运转 100h 用煤油清洗空气过滤器。

（5）每运转 500h 或者每 12 个月打开油缸的螺旋盖更换机油。

（6）发生各种故障时需请专业人员或按照随机附带的使用说明进行维修。

2.2.5　喷枪的使用与维护

（1）在每次喷雾消毒完毕之后，用清水将药液清洗干净并晾干。

（2）用粉末状消毒药配制消毒液时，必须使粉末消毒剂完全溶于水中，以免堵塞喷枪。

（3）喷枪每个季度拆洗 1 次，拆开后用有机溶剂将其各部件全面清洗干净，并涂上少量油脂。

2.2.6 传递窗的使用与维护

（1）不耐高压蒸汽灭菌的物品使用传递窗传递。

（2）传递的物品必须保证包装内"无菌"，否则禁止传入。禁止传递窗两侧门同时打开。

（3）传入物品时，必须保证物品在传递窗内停留足够的时间，以保证有效消毒。物品传出后，必须及时进行传递窗的消毒。

（4）每天由专人对传递窗的内、外侧表面进行清洁、消毒，每周检查两侧门的气密性及紫外线杀菌灯的工作情况。

（5）做好传递窗使用记录，无关人员不得打开、使用。

2.2.7 渡槽的使用与维护

（1）定期更换两扇门的密封橡胶垫，以增加密封性能。

（2）定期用乙醇或丙酮擦拭紫外线杀菌灯，以保证有效消毒效果。

（3）定期更换紫外线杀菌灯。

（4）对渡槽维护保养的重点在于使用腐蚀性小的消毒液并定期更换消毒液。

2.3 供、排水系统维护与保养

2.3.1 供、排水系统设计要求

（1）原则上实验动物屏障设施供排水管道应为暗藏式，即布置在技术夹层、技术竖井、地下管槽内，与洁净区相近的进水管端或洁净区内布置的管道应严格密封。

（2）SPF级以上小动物实验、饲育繁殖的设施原则上不设上、下供水管。应密封消防供水源，并在使用的同时能及时打开。

（3）设施内的排水系统应根据排水量和污水污染程度及水的性质等来设计施工，排水主管不能穿过有洁净要求的房间。地漏管要求材料内表面光洁，不易结垢，耐腐蚀并有密封盖，开启方便，能防止废水、废气倒灌，各个地漏必须设水封装置，并能消毒灭菌。

（4）洁净区内输水管道、贮水设备应用不污染水质的材料，阀门也应采用相应材料。

（5）SPF级以上设施内用水应采用灭菌水和酸化水或经生物、物理方法净化的水源供给系统。

（6）适用时，应考虑紧急喷淋等应急设备。

2.3.2 供、排水系统维护与保养

（1）应定期检查供、排水管道及阀门，保证管道牢固、不渗漏、不结露及不腐蚀。

（2）应定期对动物饮水系统进行冲洗，定期检测水质，确保符合相关国家标准要求。

（3）定期检测排水装置，确保排水系统通畅，检测水封等防回流措施是否正常，防止气体或污染物反流。

（4）定期检查热水、蒸汽等管道隔热系统的完好性，确保标识清晰完整，防止职业安全事故发生。

（5）定期检查紧急喷淋和洗眼装置等的运行状态，防止水质静态污染、管道生锈和结垢等，确保其正常使用。

2.4　实验动物饲养与护理设备的维护与保养

实验动物饲养与护理设备主要包括笼器具和保定、护理相关的设备。

2.4.1　实验动物笼器具的维护与保养

实验动物笼器具包括笼架、动物笼、饮水瓶、食槽、饲养操作车辆、超净工作台等，有大有小，有金属的，也有塑料的，有固定的，也有可移动的，通常要根据不同的动物品种、不同的使用目的配备不同的动物标准笼器具。

2.4.1.1　动物笼器具的选择

按照设施中动物饲养区的大小、相应动物品种的笼器具规格要求及系统送排风口的工艺选择，订购合适的动物标准笼器具。现在我国普遍采用无毒塑料盒、不锈钢丝笼盖、金属笼架。

笼盒既要保证动物有足够的活动空间，又要阻止其啃咬磨牙或逃逸，便于清洗消毒，制帽的笼具可减少微生物污染，但笼内氨气和其他有害气体浓度较高，单独使用有时会影响实验结果的准确性，故应与独立通风设备联合使用；笼架一般可移动，并可经受多种方法消毒灭菌。如果选择自动饮水系统，则需考虑自动饮水设备系统与饮水处理系统的配套问题。

用洁净层流架、隔离器或独立通风设备加小环境控制饲养 SPF 级以上的动物不失为一种较好的方法。

2.4.1.2　动物笼器具的清洗与消毒

无论是新购进的还是使用后的动物笼器具，在使用前都必须仔细清除污染物，洗净笼具盖和水瓶等。清洗时应注意选用适当的工具，特别重视清洗鼠盒的边角处、水瓶的边角处、颈部及水管、网状结构。洗涤的步骤一般包括用水冲洗→加洗涤剂刷洗→用水冲洗→晾干。

灭菌物品在准备时须做到包装严密、整齐，适于灭菌，所有物品的消毒灭菌都要有数量记录，笼器具一般选择高压灭菌法，121～123℃、20～30min；也可以选择80℃高温水冲洗法（通常是动物金属笼具的消毒），有些物品只能用紫外线照射等方法进行消毒灭菌。灭菌后的物品要妥善放置在清洁工作车上，传递时最好是双人传递。

2.4.1.3　动物笼器具的使用

消毒灭菌后暂时不用的物品要妥善放置在清洁准备间的清洁工作架/台上，并用布质灭菌材料包裹好待用；需要立即使用的，则把动物盒、饮水瓶等放在清洁工作车上分类摆整齐待用；使用后的笼器具分类放在污染工作车上，工作结束后立即转移到清洗消毒区处理，待消毒。

2.4.2 实验动物护理设备的维护保养

实验动物护理设备包括保定装置、手术台、术后恢复及保育装备等。在使用前都必须仔细清除污染物，洗净笼具盖和水瓶等，清洗时应注意选用适当的工具，特别重视清洗鼠盒的边角处、水瓶的边角处、颈部及水管、网状结构。使用后要同样消毒和清洗。

2.5 其他需要考虑的因素

（1）对实验动物设施运行过程中可能发生的突发事件，应事前进行风险分析与安全评估，制定应急预案及防范措施。

（2）设施与设备应定期维修维护，并制定相应的使用、清洁、维护等标准操作规程。

（3）设施和设备应有明确的功能指示标识，必要时，还应采取防止误操作的措施。

（4）严禁未经设计单位确认和有关部门的批准，擅自改动承重结构、建筑外观，如大型设备（高压蒸汽灭菌器）更换和进出，需要事前确认和批准。

第七节　实验动物设施"三废"管理

实验动物机构在依据实验动物管理规范开展实验动物生产和动物实验过程中，产生的废物、废水和废气（简称"三废"）等会污染环境。然而，如何对实验动物设施运行中产生的"三废"进行有效管理尚不完善，也亟须有效的指导。

1 实验动物设施"三废"类型

1.1 实验动物生产设施

实验动物生产过程中会产生废物、废水和废气。废物主要来自动物的粪便、垫料、散落的饲料；废水主要来自动物饮用水、粪尿、环境消毒液等；废气则是设施运转过程中排出的尾气，通常含有氨气和其他臭味气体。

1.2 动物实验设施

在动物实验设施里做实验，会经常产生废物和废水等废弃物。废物主要是污染的实验材料、一次性锐器、实验动物粪便及垫料、实验动物尸体等；废水则主要来源于笼具和栏舍冲洗用水、动物饮用水、动物尿液等，还有一部分是实验动物消毒用水。

1.3　特殊实验动物设施

特殊实验动物设施产生的"三废"类型与常规动物实验设施基本相同，不同之处在于具有生物安全要求的实验动物设施会产生带有生物危害的"三废"，具有辐射性的实验动物设施产生潜在辐射性危害的"三废"。

2　实验动物设施"三废"处理要求

2.1　常规"三废"处理要求

2.1.1　废气

常规实验动物设施产生的废气一般通过排风末端集中处理排放，处理方式可以采用活性炭、光触媒等措施，处理后均需达到排放标准（表4-4）。

表 4-4　恶臭污染物排放标准　　　　　　　　　　　　　单位：mg/m³

序号	控制项目	一级
1	氨	1.0
2	三甲胺	0.05
3	硫化氢	0.03
4	甲硫醇	0.004
5	甲硫醚	0.03

备注：来源于《恶臭污染物排放标准》（GB 14554—1993）。

2.1.2　废物

实验动物废弃物应集中做无害化处理。一次性工作服、口罩、帽子、手套及实验废弃物等应按医院污物处理规定进行无害化处理。注射针头、刀片等锐利物品应收集到利器盒中统一处理。感染动物实验所产生的废弃物需先行高压灭菌后再做处理。放射性动物实验所产生放射性沾染废弃物应按 GB 18871 的要求处理。

动物尸体及组织应装入专用尸体袋中存放于尸体冷藏柜（间）或冰柜内，集中做无害化处理。感染动物实验的动物尸体及组织需经高压蒸汽灭菌器灭菌后传出实验室再做相应处理。

2.1.3　废水

实验动物和动物实验设施应有相对独立的污水初级处理设备或化粪池，来自动物的粪尿、笼器具洗刷用水、废弃的消毒液、实验中废弃的试液等污水应经处理并达到 GB 8978 二类一级标准要求后排放。

2.2　特殊实验动物设施"三废"

对感染性动物实验过程中所产生的具有污染或潜在污染的"三废"进行处理时，必须严格按照《医疗废物管理条例》的要求进行无害化处理；对放射性动物实验过程中所产生的具有污染或潜在污染的所有"三废"进行处理时，还要兼顾《医用放射性废物管理卫生防护标准》（GBZ 133—2002）的有关规定。

2.2.1　废气

动物生物安全实验室产生的废气在"除臭"的前提下，还必须经过双重高效过滤器过滤处理，达到无菌排放要求。

2.2.2　废物

动物生物安全实验室产生的废物，必须先彻底灭菌后方可排出。辐射动物实验室产生的废物必须进行防辐射包装后采取特殊处理，消除辐射危害。

2.2.3　废水

动物生物安全实验室产生的废水，必须先彻底灭菌后方可排出。辐射动物实验室产生的废水必须采用防辐射容器盛装，采取无害化处理措施消除辐射危害后排放。

3　废弃物的处理方法

3.1　废气处理方法

3.1.1　活性炭吸附法

吸附是物质（主要是固体物质）表面吸住周围介质（液体或气体）中的分子或离子现象。利用多孔性固体吸附剂处理气态污染物，使其中的一种或几种组分，在分子引力或化学键力的作用下，被吸附在固体表面，从而达到排除的目的。利用吸附原理最简单方便的材料是活性炭。活性炭具有较高的效率，但活性炭吸附到一定量时会达到饱和，就必须再生或更换。因此，对于排气量大的实验动物设施，运行管理较烦琐。这种方法常用于低浓度废气和脱臭的后处理。

3.1.2　低温等离子体技术

等离子体是继固态、液态、气态之后的物质第4态，当外加电压达到气体的放电电压时，气体被击穿，产生包括电子、各种离子、原子和自由基在内的混合体。低温等离子体降解污染物是利用这些高能电子、自由基等活性粒子对废气中的污染物作用，使污染物分子在短时间内发生分解而去除污染物。该方法处理效果好，运行费用低，无二次污染。

3.1.3　紫外光催化氧化法

废气的紫外光解催化氧化机制包括两个过程：一是在产生高能离子群体的过程中，

一定数量的有害气体分子受高能作用，本身分解成单质或转化为无害物质；二是含有大量高能粒子和高活性的自由基的离子群体，与分子气体（如硫化氢、甲苯等）作用，打开了其分子内部的化学键，转化为无害物质。紫外光催化是常温深度反应技术。紫外光催化氧化可在室温下将水、空气和土壤中有机污染物氧化成无毒无害的产物。

3.2　废物处理方法

处理感染性或任何有危害的废弃物时，必须戴手套和穿防护服。对有多种成分混合的废弃物，应按危害等级较高者处理。处理含有锐利物品的感染性废物时应使用防刺破手套。废弃物的处理方法主要有以下几种：

3.2.1　压力蒸汽灭菌

感染性实验室废弃物、设备和玻璃器皿均可通过压力蒸汽灭菌去除污染。

3.2.2　干热处理

由于不使用蒸汽而需要更长的加热时间和更高的温度以达到去除污染的目的。必须对要处理的废物进行标准化分类，以适应不同物体的导热特性。

3.2.3　气体灭菌

使用化学蒸气如环氧乙烷也可达到灭菌效果，但费用较高，常用于不可进行压力消毒的器械或物品，并确保感染性废物能充分暴露于化学蒸气中，且持续一定的时间。

3.2.4　化学消毒

适用于处理液体废物和物体表面，对表面无孔和无吸附作用的废物，消毒效果较好。常用的化学消毒剂有酸、碱、醛、乙醇、过氧乙酸、过氧化氢等。消毒方法应根据污染种类、污染程度、蛋白含量等确定使用化学消毒剂的种类、浓度及消毒时间。

3.3　废水处理方法

3.3.1　经化粪池处理

动物源废水主要为洗刷污水、尿液、饲料残渣、夹杂粪便及圈舍冲洗水，含有大量的污染物（包括微生物、悬浮物、有机物），一般直接排放到化粪池，处理后集中排入城市排污管网。

3.3.2　压力蒸汽灭菌

感染性实验室废水均可通过压力蒸汽灭菌去除污染。

3.3.3　高温灭菌

将废水收集到特殊定制的锅炉内，通过加热煮沸，维持90℃以上足够时间，冷却后排放。锅炉上一般有采样口，排放前可取样检测。

3.3.4　化学消毒

采用耐腐蚀的消毒罐集中收集废水，加入足量的消毒剂达到有效浓度，作用一定时间后，稀释排放。常用的化学消毒剂有酸、碱、醛、乙醇、过氧乙酸、过氧化氢等。消毒方法应根据污染种类、污染程度、蛋白含量等确定使用化学消毒剂的种类、浓度及消毒时间。

第八节　实验动物设施紧急事件及应对措施

1　实验动物设施可能发生的紧急事件

1.1　意外事件

包括化学品漏出、停电、漏电、断水、通风不良、高压灭菌设备故障，以及人员意外伤害如触电、蒸汽、清洁剂、化学药品的烫伤，或被动物咬伤等。

1.2　天然灾害事件

有火灾、水灾与地震等。

1.3　人为灾害事件

实验动物中心可能因为工作人员的疏忽而造成人为的灾害事件。

动物设施生产管理人员不论何时、何地，不论在饲养室、实验室或洗涤室内，如遇到紧急事件，可以处理的应立即当场处理，无法处理者，立刻与主管、主要研究人员联络，并迅速向有关单位通报求援。

2　紧急状况通知联络系统

2.1　建立各级负责人、项目主管人员的联络系统

包括办公室电话、家庭电话、手机号码等，建立上班和下班后的联络方式，尤其是在国家法定节假日的轮值人员身边都应有这个紧急事件联络电话号码簿。

2.2　紧急情况社会公共联络系统

该类联络系统包括 119 消防队，110 报警中心，水、电管理物业公司，空调、通风维修中心，高压灭菌设备特约维修站和 120 急救中心等。

3 意外事件危机处理

3.1 化学品漏出与污染

每个动物中心、研究室都使用多种化学药品，如洗涤饲养盒、笼架、地面清洁剂、消毒剂和杀菌剂等，各实验室所使用的试剂、溶剂、酸、碱，有的易燃，有的有腐蚀性或蒸发性，如果发生漏出，可能导致意外灾害，应紧急处理，尽量降低灾害。各动物设施都准备一套处理化学污染的物品与工具，如用于吸水的纸、大块棉花、抹布、海绵、肥皂、洗涤剂，处理废物、化学品的桶和各种包装袋等。

3.2 动物咬伤

从事动物饲养与使用动物做实验、捉拿动物难免会有被咬伤事件的发生，不论伤度轻重程度，必须做到：

（1）做好应急处理，接受适当治疗与防治，严重者速送往医院。

（2）向上级报告。

（3）必备急救卫生箱，箱内装有紧急救护所需要的基本物品，如棉花、纱布、胶布、消毒水和清洁剂、75%乙醇、碘酒、双氧水和抗生素等。

（4）向有关医师与兽医报告，并采取相应的治疗措施。

3.3 高压灭菌柜

高压灭菌柜的灾害发生可能为意外事件，也可能与自然灾害如地震有关。当预感有危险时，及时切断电源、水源总闸，让人员、动物、贵重设备尽可能远离危险。

3.4 意外断电

直接影响到实验动物生产、使用单位的正常工作。中心应配有紧急备用发电系统，断电时，一方面通知单位内的电工或请电力公司紧急抢修，另一方面应始终保持备用发电机处于良好的工作状态，每月定日、定时人为断电，演练备用发电机是否正常，以做到常备不懈。当紧急备用发电系统无法立即启动时，应帮助实验和饲养管理人员迅速离开动物实验区或饲养区。屏障系统长时间停电可造成温度、湿度和空气异常，严重时，动物因缺氧、高温、高湿而死亡。

3.5 漏电

动物设施的电力设施应有接地线装置，以防漏电伤及工作人员。如不慎触电，抢救者应先关掉漏电电源再行抢救。平时所有人员应有安全用电知识。注意区分高、低压电，若为高压电，仅由具有专业知识的电工操作，非专业人员应避免触、碰或操作。以免因操作不当或了解不够而伤及自身安全或导致更大的漏电灾害。在操作开、关电源时，应注意本身及场所是否具备干燥、绝缘等不导电要素。

3.6 火灾

起火初期，应立即关闭电源，隔离易燃化学物品，选用适当灭火设备或器具进行扑灭。若火势蔓延，请求援助，并立即向消防报警。火灾时应避免人员搭乘电梯。

3.7 断水

断水时，以备用水经处理后供应动物饮用，并立即通知自来水公司派专职人员进行维修。平时做好维护和定时更换特殊过滤装置，定期检查水质，保证水质安全。

3.8 空调故障

通风不良主要是由空气滤网堵塞、空调系统故障或运转异常所造成。设施动物房屏障区是 24h 空调通风换气的，每小时通风换气 18～20 次，100% 新鲜空气。如通风不良，空气中氧气不足，二氧化碳、氨浓度、微生物增加，甚至可能导致动物窒息、死亡。平常要按时更换空气过滤网，饲养及管理人员应注意空气压差表是否保持在 20～50Pa。中央控制室的工作人员实行 24h 值班、监控，如发现通风不良现象，应速联络电气、空调专职人员处理。

3.9 其他

人员意外伤害包括意外触电、烫伤或重机器压伤等，视情况而定；严重者，立刻以人工呼吸急救，并同时拨打 120 送医院急诊。轻微者用急救箱内医药包处理。平时所有人员工作时保持警觉，操作高压或气体灭菌器及清洗机时，应避免工作时嬉戏、疏忽而造成意外。定时检查高温高压灭菌器及各种管道的维护及管理。

4 自然灾害危机处理

遇到自然灾害，如地震、洪水，导致灾害性事故发生，常造成停水、断电，蒸汽泄漏，空调、通风停止，各种动物房舍都应有一套应对突发事故的处理措施。遇强烈地震时，应迅速关闭电源开关，立即暂停工作，避免搭乘电梯，就近找掩避体或至安全空旷处所。平时做好防震准备，如固定好液氮瓶、二氧化碳瓶，确保固定饲育室笼架不易移动，确保笼架上饲养盒在地震时不易滑脱等。

5　人为灾害

为避免人为侵入偷盗，夜间必须登记人员出入情况，并设监视系统，以便 24h 监控管制。

第九节　实验动物设施环境质量监测

实验动物环境及设施是影响动物净化、生态反应、育种、保种、动物生产及动物实验等的重要基本条件。定期或不定期监测实验动物生长发育的环境条件是否维持在适应状态至关重要。因此，实验动物的环境设施监测与遗传监测、营养监测、微生物监测一样，是保证实验动物质量的基本手段。

1　实验动物设施环境技术指标

1.1　温度

环境温度是实验动物饲养中需控制的最关键的环境参数，除灵长类，大多数实验动物汗腺不发达或无汗腺，高温时散热困难，难以维持体温恒定。温度过高会导致雄性精子质量下降，数量减少；雌性的性周期紊乱，泌乳量不足，妊娠率降低，拒绝哺乳等。温度过低会导致性周期推迟，繁殖代数减少。

1.2　相对湿度

相对湿度与动物的体温调节有直接关系。当相对湿度偏高时，病原微生物易于繁殖，饲料、垫料易于霉变，动物易发生传染病；湿度过低，母鼠易出现食仔现象，乳鼠会发育不良，动物皮肤和黏膜容易发生干裂，而且使室内尘土飞扬，易引发动物呼吸道疾病。相对湿度低于 20% 时大鼠、小鼠容易发生尾根部坏死的坏尾症，死亡率甚高。

1.3　相通区域最小静压差

通过控制相通区域之间的压差，保证各个区域的独立环境，避免非洁净区空气进入洁净区。

1.4　换气次数和气流速度

提供足够的氧气，减少热应激；调节温度和湿度，降低室内粉尘和有害气体含量，控制传染病的流行。换气次数过少，饲养室内空气污浊；换气次数过多，动物易发生脱水现象。

1.5 空气洁净度和沉降菌

空气洁净度可以控制环境中粉尘数量及粒径，避免其作为过敏原及微生物载体对实验动物和人员健康造成影响。空气沉降菌可以通过菌落数直接反映环境中病原微生物的污染程度，并间接监测环境中空气洁净度及换气次数。

1.6 噪声

噪声会引起动物的刺激性紧张，并发生行为和生理上的反应。噪声过高会导致产仔数、离乳率降低，鼠群打架及食仔率升高，噪声越大，现象越明显。

1.7 工作照度及动物照度

保证工作人员的正常工作及动物正常的生理周期，避免影响代谢及繁殖。

1.8 氨浓度

不及时清理的含氮物质分解产生大量的氨，氨浓度升高可以刺激眼结膜、鼻黏膜和呼吸道黏膜从而引起流泪、咳嗽，甚至引起肺水肿和肺炎导致动物死亡；同时影响动物的产仔量、离乳率、胎次间隔及生长发育。

在动物饲养前必须对屏障设施的各项环境指标进行检测，保证符合要求后方可使用，随着动物饲养、环境变化及机组运行等因素的影响，对动物生存环境进行定期监测是十分必要的。

2 环境技术指标的标准要求

《实验动物环境及设施》（GB 14925—2010）是目前实验动物行业的强制性国家标准，其中对不同种属的不同洁净度等级的环境技术指标进行规定，并区分实验动物生产设施和动物实验设施。

2.1 实验动物生产设施

实验动物生产间的环境技术指标应符合表 4-5 所列要求。

表 4–5　实验动物生产间的环境技术指标

项目		指标								
		小鼠、大鼠		豚鼠、地鼠			犬、猴、猫、兔、小型猪			鸡
		屏障环境	隔离环境	普通环境	屏障环境	隔离环境	普通环境	屏障环境	隔离环境	屏障环境
温度 /℃		20 ~ 26	18 ~ 29	20 ~ 26			16 ~ 28	20 ~ 26		16 ~ 28
最大日温差 /℃ ≤		4								
相对湿度 /%		40 ~ 70								
最小换气次数 /（次 /h）≥		15^a	20	8^b	15*	20	8^b	15^a	20	—
动物笼具处气流速度 /（m/s）≤		0.20								
相通区域的最小静压差 /Pa ≥		10	50^c	—	10	50^c	—	10	50^c	10
空气洁净度 / 级		7	5 或 7^d	—	7	5 或 7^d	—	7	5 或 7^d	5 或 7
沉降菌最大平均浓度 /（CFU/0.5h · ⌀90 mm 平皿）≤		3	无检出	—	3	无检出	—	3	无检出	3
氨浓度 /（mg/m³）≤		14								
噪声 /dB（A）≤		60								
照度 /（lx）	最低工作照度 ≥	200								
	动物照度	15 ~ 20					100 ~ 200			5 ~ 10
昼夜明暗交替时间 /h		12/12 或 10/14								

注 1：表中"—"表示不做要求。

注 2：表中氨浓度指标为动态指标。

注 3：普通环境的温度、湿度和换气次数指标为参考值，可在此范围内根据实际需要适当选用，但应控制日温差。

注 4：温度、相对湿度、最小静压差是日常性检测指标；最大日温差、噪声、气流速度、照度、氨浓度为监督性检测指标；空气洁净度、最小换气次数、沉降菌最大平均浓度、昼夜明暗交替时间为必要时检测指标。

注 5：静态检测除氨浓度外的所有指标，动态检测日常性检测指标和监督性检测指标，设施设备调试和 / 或更换过滤器后检测必要时检测指标。

a 为降低能耗，非工作时间可降低最小换气次数，但不应低于 10 次 /h。

b 指可根据动物种类和饲养密度适当增加。

c 指隔离设备内外静压差。

d 根据设备的要求选择参数。用于饲养无菌动物和免疫缺陷动物时，空气洁净度应达到 5 级。

2.2　动物实验设施

动物实验间的环境技术指标应符合表 4–6 的要求。特殊动物实验设施动物实验间的技术指标除满足表 4–5 的要求外，还应符合相关标准的要求。

表 4-6 动物实验设施环境指标

项目	指标								
	小鼠、大鼠		豚鼠、地鼠			犬、猴、猫、兔、小型猪			鸡
	屏障环境	隔离环境	普通环境	屏障环境	隔离环境	普通环境	屏障环境	隔离环境	屏障环境
温度 /℃	20 ~ 26		18 ~ 29	20 ~ 26		16 ~ 26	20 ~ 26		16 ~ 26
最大日温差 /℃ ≤	4								
相对湿度 /%	40 ~ 70								
最小换气次数 / (次 /h) ≥	15[a]	20	8[b]	15*	20	8[b]	15[a]	20	—
动物笼具处气流速度 / (m/s) ≤	0.2								
相通区域的最小静压差 /Pa ≥	10	50[c]	—	10	50[c]	—	10	50[c]	10
空气洁净度 / 级	7	5 或 7[d]	—	7	5 或 7[d]	—	7	5 或 7[d]	5
沉降菌最大平均浓度 / (CFU/0.5h·Φ90mm 平皿) ≤	3	无检出	—	3	无检出	—	3	无检出	无检出
氨浓度 / (mg/m³) ≤	14								
噪声 /dB (A) ≤	60								
照度 / (lx) 最低工作照度≥	200								
照度 / (lx) 动物照度	15 ~ 20					100 ~ 200			5 ~ 10
昼夜明暗交替时间 /h	12/12 或 10/14								

注 1：表中"—"表示不做要求。

注 2：表中氨浓度指标为动态指标。

注 3：温度、相对湿度、最小静压差为日常性检测指标；最大日温差、噪声、气流速度、照度、氨浓度为监督性检测指标；空气洁净度、最小换气次数、沉降菌最大平均浓度、昼夜明暗交替时间为必要时检测指标。

注 4：静态检测除氨浓度外的所有指标，动态检测日常性检测指标和监督性检测指标，设施设备调试和 / 或更换过滤器后检测必要时检测指标。

a 为降低能耗，非工作时间可降低最小换气次数，但不应低于 10 次 /h。

b 指可根据动物种类和饲养密度适当增加。

c 指隔离设备内外静压差。

d 根据设备的要求选择参数。用于饲养无菌动物和免疫缺陷动物时，空气洁净度应达到 5 级。

2.3　屏障环境设施的辅助用房

屏障环境设施的辅助用房主要技术指标应符合表 4-7 的规定。

表 4-7　屏障环境设施的辅助用房主要技术指标

房间名称	洁净度级别	最小换气次数/（次/h）≥	相通区域的最小压差/Pa ≤	温度/℃	相对湿度/%	噪声/dB(A)≤	最低照度/lx ≥
洁物储存室	7	15	10	18～28	38～70	60	150
无害化消毒室	7 或 8	15 或 10	10	18～28	—	60	150
洁净走廊	7	15	10	18～28	30～70	60	150
污物走廊	7 或 8	15 或 10	10	18～28	—	60	150
入口缓冲间	7	15 或 10	10	18～28	—	60	150
出口缓冲间	7 或 8	15 或 10	10	18～28	—	60	150
二更室	7	15	10	18～28	—	60	150
清洗消毒室	—	4	—	18～28	—	60	150
淋浴室	—	4	—	18～28	—	60	100
一更室（脱、穿普通衣和工作服）	—	—	—	18～28	—	60	100

实验动物生产设施的待发室、检疫观察室和隔离室主要指标应符合表 1-2 的规定。
动物实验设施的检疫观察室和隔离室主要技术指标应符合表 1-3 的规定。
动物生物安全实验室应同时符合 GB 19489 和 GB 50346 的规定。
正压屏障环境的单走廊设施应保证生物生产区、动物实验区压力最高。正压屏障环境的双走廊或多走廊设施应保证洁净走廊的压力高于动物生产区、动物实验区；动物生产区、动物实验区的压力高于污物走廊。
注：表中"—"表示不做要求。

3　监测频率及要求

3.1　环境技术指标分类

依据 GB 14925—2010 规定，环境技术参数可分为动态指标和静态指标。同时，根据参数的特性进一步分为日常性检测指标、监督性检测指标和必要时检测指标，具体见表4-8。

表 4–8　环境技术指标分类

分类	日常性检测指标	监督性检测指标	必要时检测指标
静态指标	温度、相对湿度、压差	日温差、噪声、照度、气流速度	空气洁净度、换气次数、沉降菌最大平均浓度、昼夜明暗交替时间
动态指标	温度、相对湿度、压差	日温差、噪声、照度、气流速度、氨浓度	—

3.2　监测频率

3.2.1　日常性检测指标

实验动物设施主要功能区应安装必要的环境监测设备，用于每天观察记录日常性检测指标。建议在配置了环境监测系统的情况下，实验室仍安装温度计、湿度计和压差表，更有利于从业人员及时观察内环境的变化。

3.2.2　监督性检测指标

监督性检测指标通常用于不定期的环境检测，如季度检测和出现异常时检测。与静态环境不同，动态环境需要检测氨浓度。

3.2.3　必要时检测指标

必要时检测指标对设施而言，通常比较稳定，一般不会变化。在设施调试、更换高效过滤器、长期停用后启动时除日常性检测项目、监督性检测项目外，还应检测必要时检测项目。建议每年至少开展 1 次全部指标的检测。

3.3　结果评价

（1）日常性检测指标应随时读取随时判定是否符合国家标准要求；开展定期检测时，应形成检测报告，并对系统整体情况做出评估。所有的记录和检测报告均应按照档案管理要求进行存档。

（2）若检测指标不达标，立即通知设施保障负责人，检查空调设备及设施运转情况并直至检测合格，做好异常情况处理记录及评估报告。如果正在开展动物实验，应有各项目负责人进行环境影响情况评估，并列入实验记录中。

参考文献

[1] 卢静，孟霞，陈柏安 . 实验动物设施运行中"三废"管理 [J]. 实验动物科学 . 2019，36（04）：77–80.

[2] 薛康宁，李晓燕，荣蓉等 . 动物生物安全二级实验室实验活动管理要点探讨 [J]. 实验动物科学 . 2014（05）：42–45.

[3] GB 14925—2010 实验动物环境及设施 .

[4] 邹移海，黄韧等 . 中医实验动物学 [M]. 第 1 版 . 广州：暨南大学出版社，1999.

[5] 王建飞等 . 实验动物饲养管理和使用指南 [M]. 第 8 版 . 上海：上海科学技术出版社，2012.

[6] 科学技术部 . 关于善待实验动物的指导性意见 .2006–09–30.

[7] 国家食品药品监督管理总局 . 药物非临床研究质量管理规范 .2017–09–01.

（李文德、闵凡贵）

第五章　实验动物用品管理

第一节　实验动物饲料

1　实验动物饲料的营养控制

早期的实验动物营养研究主要目的在于保证动物正常的生长和繁殖，即营养因素对实验动物自身的影响。但近年来，人们越来越认识到动物的营养状况对动物实验的结果也产生很大影响，主要表现在以下几个方面。

1.1　进行非营养研究时的影响

在进行非营养研究时，由于动物的营养状况与其生化指标、免疫反应息息相关，进而会影响动物实验的实验结果。

1.1.1　对动物采食量的影响

实验动物的采食量以达到对能量的需求量为标准。实验动物饲料的原料组成影响饲料的能量浓度，也必然影响动物的采食量，而动物采食量的多少又对某些实验的结果产生影响。当饲料能量浓度高时，动物的采食量就减少，如果某些药物实验的药物是掺在饲料中给予的，这时动物采食量的变化就会影响动物所摄入药量的多少，最终影响实验结果。因此，在给药时，要考虑到饲料的情况和动物的采食量，以保证动物能够摄入所需的药量，达到实验目的。

1.1.2　对动物生长发育的影响

动物的生长情况与饲料中所含营养素是否全面、是否充足和平衡，有毒有害成分，适口性如何，甚至与饲料的软硬程度等有直接关系。动物的生长情况，包括体重增长情况、体型和组织器官的发育等，能够很直观地反映出饲料质量的好坏。

在生物医学研究中，将动物生长发育等作为衡量指标仍很常见。营养因素特别是日粮蛋白质水平不仅影响动物断奶体重、体长和尾长的生长曲线，而且影响各种脏器重量和脏器指数，因而必将影响实验结果的准确性和重复性。

1.1.3　对动物生理生化指标的影响

饲料中的营养素经过动物的消化、吸收对动物的生理状态产生影响。当饲料中的某种营养素含量发生改变时，必然导致动物血液、某些脏器及组织中该种营养素含量的改变，并对与之相关的生理生化指标造成影响。例如，低蛋白日粮导致大鼠血红蛋白、血细胞压积、血清总蛋白、人血白蛋白值均降低，同时降低血清中促甲状腺激素、胰岛素和类固醇皮质激素的水平。蛋白质水平过高，引起肝中谷草转氨酶和苏氨酸脱氢酶活性增高，并且这种变化往往不可逆转。目前，在生物医学研究中采用生化指标作为衡量标准的越来越多，因而营养素对与之相应的研究结果产生影响。不仅营养素的不足或过量影响生化指标，而且对营养素间的平衡也有影响。

1.1.4　对动物免疫功能的影响

动物的营养状况影响动物的健康状况，也必然会对其免疫系统和功能产生影响。饲料中的某些营养素，如维生素 A，维生素 E，微量元素锌、锰、硒等的含量，对动物的免疫系统和功能有着显著的影响。例如，饲料中维生素 A 不足时，动物的免疫功能明显下降，而此时对动物的生长发育，甚至生化指标也会产生影响。另外，饮用酸化水导致小鼠的网状内皮清除率及体重均明显降低。同时，对免疫功能也有一定影响。

研究表明，最佳免疫反应的营养需要高于以生长发育、生化指标为反应指标而得到的结果。因此，在进行与免疫反应有关的研究时，对营养因素的影响应予以重视。

1.1.5　对动物疾病的发生、发展和转归的影响

某些营养因素与癌、心血管病等非传染性疾病关系密切，营养对这些方面的研究有着直接的影响。例如，在家兔骨折实验中，使用全价营养颗粒料的家兔的骨骼如期愈合，而饲喂大麦青菜的家兔骨骼愈合速度较慢。在用树鼩进行乙型肝炎病毒动物实验时发现饲料营养配比不当，树鼩出现消瘦、被毛蓬乱、死亡率较高的现象，而均衡营养饲料能提高树鼩乙型肝炎病毒感染模型的存活率，取得较好效果。

1.1.6　对动物麻醉反应的影响

据报道，采食全价营养颗粒料的家兔，在麻药注射后约 10min，绝大部分反射虽遭到不同程度的抑制，但眼球活动、瞳孔的大小与麻醉前无显著变化，且手术后复苏快。而采食营养失衡饲料的家兔，在麻药注射后 10min 左右，绝大多数都处于深度的抑制状态。

1.1.7　饲料中其他因素的影响

抗营养因子、毒素或农药残留、重金属污染等均可对研究结果造成直接、间接的影响。例如，豆饼中抗营养因子存在不仅影响蛋白质、氨基酸的作用，而且使体内蛋白质丢失，严重影响实验动物的生长，特别是在生命早期这种影响是不可逆的。

1.2　进行营养研究时的影响

在进行营养研究时，饲料中的营养因素及动物的营养状况对研究结果的影响更大、更直接。主要表现在以下几个方面。

（1）动物早期的营养状况对营养研究的影响　众多研究表明，动物早期的营养对其后期营养状况有影响。动物妊娠和哺乳阶段的营养水平不仅影响子代断奶前的生长发育，而且对其断奶后的生长发育特别是营养状况有影响，当这种影响较为严重时，即使以后给予充足的营养也无济于事。因此，在进行营养研究时，动物早期的营养状况将影响实验结果。在选择实验动物时，必须监测与研究课题有关的营养状况指标。

（2）动物实验时的营养对所研究营养问题的影响。在动物体内各种营养素之间存在着非常复杂的关系，了解它们之间的关系对于营养研究至关重要。研究时，不仅要控制除研究因素以外的其他因素，使之保持一致，而且要特别重视其中的与所研究因素密切相关的因素。例如，维生素 D 和钙、磷之间密切相关，当我们研究维生素 D 的需要量时，不仅要控制除维生素 D、钙及磷以外的其他营养素水平，而且要特别注意钙、磷水平及钙、磷比例。

（3）动物日粮对营养研究的影响。与营养相关研究中，动物日粮的控制问题日益受到重视，特别是营养与免疫、营养与癌症、营养与衰老已成为研究热点。在进行这方面的研究时，涉及多方面的营养因素，因此除研究因素以外的其他因素应加以控制，尤其要注意那些与研究因素相关的因素。如研究维生素 E 与免疫功能的关系时，要注意控制日粮中维生素 A，微量元素硒、锰等的水平。

另外，动物日粮的种类对实验结果也有一定影响。例如，铅在纯养分日粮中的毒性比在天然组分日粮中的毒性更强，即使同为天然养分日粮，因其组分不同，也会得到不同的试验结果。因此，研究人员应根据自己的试验目的和性质，在选择实验动物的同时，正确地选择和配合实验动物日粮，确保试验取得成功。

实验动物饲料标准化是实验动物营养科学理论和实际应用相结合的产物，是与实验动物质量密切相关的支撑条件，没有实验动物营养科学标准化根本不可能获得高度可靠、高度精确、高度可重复的科学实验结果。

2　实验动物的营养需要

动物营养是指动物摄取、消化、吸收利用饲料中营养物质的过程，是一系列化学、物理及生理变化过程的总称。它是动物一切生命活动（生存、生长、繁殖、产奶、产蛋、免疫等）的基础，整个生命过程都离不开营养。

实验动物营养需要是指满足动物维持正常生长和繁殖所需要的各种养分的基本需要。

具体来说，是指每只动物对能量、水分、蛋白质、脂肪、碳水化合物、维生素和矿物质的需要量。

实验动物的营养需要，因动物种类、品种、年龄、性别以及生长发育、妊娠、泌乳等生理状态的不同而有较大差别。在饲养实践中，应根据动物生长繁殖的特点、合理配制日粮，进行科学饲养，以满足动物不同生理时期对营养物质的需要。

我国在实验动物营养需要研究方面起步较晚，但可喜的是，这种情况已引起国家广泛的重视，在参考国外有关资料的基础上，结合我国实际及近年的研究成果，1994年国家技术监督局首次颁布了我国第一部《实验动物全价营养饲料》。经过多次修订，2010年改版为《实验动物　配合饲料营养成分》(GB 14924.3)，规定了模型动物特殊要求饲料之外的实验动物配合饲料营养成分的要求。但各个指标往往比实际需求更高，以保证满足动物的营养需要。

2.1　实验动物饲料的分类

凡能被动物采食又能提供给动物某种或多种营养素的物质，称为饲料。从广义上讲，能强化饲养效果的某些非营养物质如各种添加剂，现今也划归饲料之列。

饲料是实验动物饲养的物质基础，约占整个生产费用的70%。因此，了解饲料的科学分类和营养特点非常重要，合理利用饲料资源，对实验动物的饲养具有重要意义。

饲料从来源方面可分为植物性和动物性的天然饲料，也有矿物性和人工合成的产品。从形态方面可分为固态的和液态的，固态饲料又有粉状、粒状、块状以及整株或切碎的植物，肢解并加工的各种动物性饲用品。从所提供营养素的种类和数量方面，又可分成精饲料、粗饲料以及富含某种营养素的饲料等。以上这些都是习惯性与经验性划分饲料种类的方法，不能适应现代化动物饲养和饲料工业所提出的要求。

根据动物营养科学的进展，为适应饲料工业和养殖业生产的需要，由美国L.E.Harris提出的国际饲料分类原则和编码体系，已被世界多数国家承认并接受。1987年，由农业农村部正式批准筹建中国饲料数据库，迄今正不断将中华人民共和国成立以来积累的有关饲料各种成分分析和营养价值资料，经过整理、核对和筛选后输入数据库。在数据库中，按饲料的营养特性分为粗饲料、青绿饲料、青贮饲料、能量饲料、蛋白饲料、矿物质饲料、维生素饲料和添加剂八大类，其命名数字化，各类饲料均有编码，并与国际接轨。

2.2　实验动物饲料中的养分及其营养作用

动物为了维持自身的生命活动和生产，必须从外界环境中摄取所需要的各种营养物质或含有这些营养物质的饲料。植物及其产品是动物饲料的主要来源，了解动物与饲料，特别是植物性饲料的化学组成与动物之间的相互关系，是学习实验动物营养学的重要基础。

在饲料概略养分分析方案中，将动物饲料养分归纳为六大成分，包括：水分、粗灰分、粗蛋白质、粗脂肪、粗纤维（Crude Fiber，CF）和无氮浸出物（Nitrogen Free Extract，NFE）。

2.2.1　水分

各种饲料均含有水分，其含量差异很大，最高可达95%以上，最低可低于5%。水分含量越多的饲料，干物质含量越少，营养浓度越低，相对而言，营养价值也越低。水分含量多不利于饲料的贮存和运输，一般保存饲料的水分以不高于14%为宜，实验动物饲料要求更加严格，兔、豚鼠饲料不高于11%，其他饲料不高于10%。

饲料中的水分常以两种状态存在。一种是含有动植物体细胞间、与细胞结合不紧密、容易挥发的水，称为游离水或自由水；另一种是与细胞内胶体物质紧密结合在一起、形成胶体水膜、难以挥发的水，称结合水或束缚水。构成动植物体的这两种水分之和，称为总水分。

2.2.2　粗灰分（Ash）

粗灰分是饲料、动物组织和动物排泄物样品在550～600℃高温炉中将所有有机物质全部氧化后剩余的残渣。主要为矿物质氧化物或盐类等无机物质，有时还含有少量泥沙，故称粗灰分。

2.2.3　粗蛋白质（Crude Protein，CP）

粗蛋白质是常规饲料分析中用以估计饲料、动物组织或动物排泄物中一切含氮物质的指标，它包括了真蛋白质和非蛋白质含氮物（Nonprotein Nitrogen，NPN）两部分。NPN包括游离氨基酸、硝酸盐、氨等。

常规饲料分析测定粗蛋白质，是用凯氏定氮法测出饲料样品中的含氮量后，用含氮量乘以6.25计算粗蛋白质含量。6.25称为蛋白质的换算系数，代表饲料样品中粗蛋白质的平均含氮量为16%（100/16=6.25）。因此，一般测定粗蛋白质都用6.25进行计算。计算公式如下：

粗蛋白质 = 饲料样品含氮量（g）× 6.25/ 饲料样品重（g）× 100%

2.2.4　粗脂肪（Ether Extract，EE）

粗脂肪是饲料、动物组织、动物排泄物中脂溶性物质的总称。常规饲料分析是用乙醚浸润样品所得的乙醚浸出物。粗脂肪中除真脂肪外，还含有其他溶于乙醚的有机物质，如叶绿素、胡萝卜素、有机酸、树脂、脂溶性维生素等物质，故称粗脂肪。

粗脂肪含量 = 乙醚浸出物重（g）/ 饲料样品重（g）× 100%

2.2.5　粗纤维

粗纤维是植物细胞壁的主要组成成分，包括纤维素、半纤维素、木质素及角质等成分。常规饲料分析方法测定的粗纤维，是将饲料样品经1.25%稀酸、稀碱各煮沸30min后，所剩余的不溶解碳水化合物。其中纤维素是由β-1，4-葡萄糖聚合而成的同质多糖；半纤维素是葡萄糖、果糖、木糖、甘露糖和阿拉伯糖等聚合而成的异质多糖；木质素则是一种苯丙基衍生物的聚合物，它是动物利用各种养分的主要限制因子，该方法在分析过程中，有部分半纤维素、纤维素和木质素溶解于酸、碱中，使测定的粗纤维含量偏低，同时又增加了无氮浸出物的计算误差。为了改进粗纤维分析方案，Van Soest（1976）提出了用中性洗涤纤维（Neutral Detergent Fiber，NDF）、酸性洗涤纤维（Acid Detergent Diber，ADF）、酸性洗涤木质素（Acid Detergent Lignin，ADL）作为评定饲草中纤维类物质的指标。同时将饲料粗纤维中的半纤维素、纤维素和木质素全部分离出来，能更好地评定饲料粗纤维的营养价值。

粗饲料中粗纤维含量较高，粗纤维中的木质素对动物没有营养价值。反刍动物能较好地利用粗纤维中的纤维素和半纤维素，非反刍动物借助盲肠和大肠微生物的发酵作用，也可利用部分纤维素和半纤维素。

2.2.6 无氮浸出物（Nitrogen Free Extract，NFE）

无氮浸出物主要由易被动物利用的淀粉、菊糖、双糖、单糖等可溶性碳水化合物组成。

常规饲料分析不能直接分析饲料中无氮浸出物含量，而是通过计算求得的：

无氮浸出物（%）=100%–（水分 + 灰分 + 粗蛋白质 + 粗脂肪 + 粗纤维）%

常用饲料中无氮浸出物含量一般在 50% 以上，特别是植物籽实和块根、块茎饲料中含量高达 70%~85%。饲料中无氮浸出物含量高，适口性好，消化率高，是动物能量的主要来源。动物性饲料中无氮浸出物含量很少。

无氮浸出物中除碳水化合物外，还包括水溶性维生素等其他成分。随着营养科学的发展和饲料养分分析方法的不断改进，分析手段越来越先进，如氨基酸自动分析仪、原子吸收光谱仪、气相色谱分析仪等的使用，使饲料分析的劳动强度大大减轻，效率提高，各种纯养分皆可进行分析，促使动物营养研究更加深入细致，饲料营养价值评定也更加精确可靠。

2.3 饲料中各种营养物质的基本功能可归纳为 3 个方面

2.3.1 作为动物体的结构物质

营养物质是动物维持生命和正常生产过程中不可或缺的物质，是动物肌体每个细胞和组织的构成物质，如骨骼、肌肉、皮肤、结缔组织、牙齿、羽毛、角、爪等组织器官。

2.3.2 作为动物生存和生产的能量来源

在动物生命和生产过程中，维持体温、随意活动和生产产品，所需要的能量皆来源于营养物质。饲料中三大养分，碳水化合物、脂肪和蛋白质都可以为动物提供能量，但以碳水化合物供能最经济。脂肪除供能外还是动物肌体贮存能量的最好形式。

2.3.3 作为动物肌体正常功能获得的调节物质

营养物质中的维生素、矿物质以及某些氨基酸和脂肪酸等，在动物肌体内有着不可或缺的调节作用。如果缺乏，动物肌体正常生理活动将出现紊乱，甚至死亡。

2.4　实验动物饲料营养成分的代谢物质及其营养作用

除以上功能外，营养物质在动物肌体内，经过一系列代谢过程后，还可以形成各种各样的离体产品。以下将对各种养分的营养作用进行简单的阐述。

2.4.1　水的营养

实验动物饲养过程中，水一般比较容易获得，因此容易被忽视。事实上水也是一种重要的营养成分。无论动物或植物，没有水都不能生存或存活。大多数动物对水的摄入量远比三大营养素（碳水化合物、脂肪和蛋白质）多，成年动物体成分中 1/2～2/3 由水组成，初生动物体成分中高达 80%。因此，充分认识水的营养生理作用，保证实验动物水的供给和饮水卫生，对实验动物的健康具有十分重要的意义。

2.4.1.1　水的性质和生理作用

水无色无味，是一种结构不对称而具有偶极离子的极性分子，化学反应活性较差。水与动物营养生理有关的性质如下：

（1）水有较高的表面张力，水与动物体蛋白质的活性基或碳水化合物的活性基以氢键相结合，形成胶体；胶体具有一定的稳定性，使组织细胞具有一定的形态、硬度和弹性。

（2）水的比热大，对动物调节体内热平衡起着十分重要的作用。

（3）水的蒸发热度高，对无汗腺动物在热环境条件下，通过呼吸散热维持正常体温，是一种有效的方法。

（4）动物肌体内与细胞和组织中蛋白质结合的水，不能自由移动，即使冷却到 −40～−30℃，也不会结冰。但在特定条件下，遇到强冷过程或解冻不慎，则有细胞破裂和动物死亡的危险。

2.4.1.2　水的营养生理

水的营养生理很复杂，动物生命活动过程中许多特殊生理功能都有赖于水的存在，以下为水的生理作用：

（1）水是动物肌体的重要组成部分，水和空气一样，是动物生命绝对不可缺少的一种物质，水是动物肌体细胞的一种主要结构物质。早期发育的胎儿，含水高达 90% 以上，初生幼畜 80% 左右，成年动物 50%～60%。一般规律是随着年龄和体重的增加而减少。

（2）水是一种理想的溶剂，体内各种营养物质的吸收、转运和代谢废物的排出必须溶于水后才能进行。

（3）水是一切化学反应的介质。水是惰性物质，离解作用较弱，在动物体内酶的作用下，水参与很多生物化学反应，动物体内所有聚合和解聚合作用都伴有水的结合和释放。

（4）调节体温。

（5）润滑作用。

（6）维持组织器官的形态。

此外，水对神经系统如脑脊髓液具有保护性缓冲作用。

2.4.1.3　水的来源

实验动物获取水的来源有 3 条途径。

（1）饮水：饮水是动物获得水的重要来源。动物饮水的多少与动物种类、生理状况、生产水平、饲料或饲粮构成成分、环境温度等有关。在环境温度不至于引起热应激的前提下，饮水量随采食量增加而直线上升。在热应激时，饮水量大幅度增加。

（2）饲料中的水：饲料水是动物获取水的另一个重要来源。动物采食不同性质的饲料，获取水分的多少各异。成熟的牧草或干草，水分可以低到 5% ~ 7%；幼嫩青绿多汁饲料水分可高达 90% 以上；实验动物配合饲料水分一般为 7% ~ 11%，动物采食饲料中水分含量越多，饮水越少。

（3）代谢水：代谢水是动物体细胞中有机物质氧化分解或合成过程中所产生的水，又称为氧化水，其量在大多数动物中占摄水量的 5% ~ 10%。

动物缺水，不仅危害健康，而且严重影响生产力。当动物体内水分减少 8% 时，就会出现严重干渴，食欲丧失，消化功能减退，黏膜干燥，抗病力下降，使组织中蛋白质、脂肪分解加强，泌乳动物乳量急剧下降。当肌体缺水 10% 时，就会引起代谢紊乱。当其缺水 20% 时，就会引起死亡。因此，肌体缺水比缺饲料对动物的健康危害更为重要。在炎热的夏季和动物运输过程中，一定要供给充足的饮水，以免动物受到损害。

2.4.1.4　饮水的品质

水的品质直接影响动物的饮水量、饲料消耗、健康和生产水平。《实验动物环境及设施》（GB 14925）对实验动物饮用水做了明确规定，普通级实验动物的饮水应符合《生活饮用水卫生标准》（GB 5749）的要求。SPF 级以上级别实验动物的饮水应达到无菌要求。检测方法参照《实验动物　无菌动物生活环境及粪便标本的检测方法》（GB/T 14926.41）。

2.4.2　蛋白质的营养

蛋白质是细胞的重要组成成分，在生命过程中起着重要的作用，涉及动物代谢的大部分和生命攸关的化学反应。动物在组织器官的生长和更新过程中，必须从食物中不断获取蛋白质等含氮化合物。因此，把食物中的含氮化合物转变为肌体蛋白质是一个重要的营养过程。

2.4.2.1　蛋白质的组成结构

（1）组成蛋白质的元素：蛋白质的主要组成元素是碳、氢、氧、氮，大多数的蛋白质还含有硫，少数含有磷、铁、铜和碘等元素。各种蛋白质的含氮量虽不完全相等，但差异不大，一般蛋白质的含氮量按 16% 计，动物组织和饲料中的真蛋白含氮量的测定比较困难，通常只测定其中的总含氮量，并以粗蛋白表示。

（2）氨基酸：蛋白质是氨基酸的聚合物。由于构成蛋白质的氨基酸的数量、种类和排列顺序不同而形成各种各样的蛋白质，因此可以说蛋白质的营养实际上是氨基酸的营养。目前，各种生物体中发现的氨基酸已有 180 多种，但常见的构成动植物体蛋白的氨基酸只有 20 种。植物能合成自己全部所需的氨基酸，动物蛋白质虽然含有与植物蛋白质同样的氨基酸，但动物不能全部自己合成。

氨基酸有 L 型和 D 型两种构型，除蛋氨酸外，L 型的氨基酸生物学效价比 D 型高，而且大多数 D 型氨基酸不能被动物利用或利用率很低。天然饲料中仅含易被利用的 L 型氨基酸，微生物能合成 L 型和 D 型两种氨基酸，化学合成的氨基酸多为 D、L 型混合物。

2.4.2.2　蛋白质的分类

蛋白质通常按照其结构、形态和物理特性进行分类，一般可分为纤维蛋白、球状蛋白和结合蛋白三大类。

（1）纤维蛋白包括胶原蛋白、弹性蛋白和角蛋白。

（2）球状蛋白包括清蛋白、球蛋白、谷蛋白、醇溶蛋白、组蛋白和鱼精蛋白。

（3）结合蛋白是蛋白部分再结合一个非氨基酸的基团（辅基），如核蛋白（脱氧核糖核酸核蛋白、核糖体）、磷蛋白（酪蛋白、胃蛋白酶）、金属蛋白（细胞色素氧化酶、铜蓝蛋白、黄嘌呤氧化酶）、脂蛋白（卵黄球蛋白、血中 $\beta 1-$ 脂蛋白）、色蛋白（血红蛋白、细胞色素 C、黄素蛋白、视网膜中与视紫质结合的水溶性蛋白）及糖蛋白（$\gamma-$ 球蛋白、半乳糖蛋白、甘露糖蛋白、氨基糖蛋白）。

2.4.2.3　蛋白质的营养生理作用

蛋白质在动物的生命活动中具有重要的营养作用：

（1）蛋白质是构建肌体组织细胞的主要原料。动物的肌肉、神经、结缔组织、腺体、精液、皮肤、血液、毛发、角、喙等都以蛋白质为主要成分，起着传导、运输、支持、保护、链接、运动等多种作用。肌肉、肝、脾等组织器官的干物质含蛋白质 80% 以上。蛋白质也是乳、蛋的主要组成部分。除了反刍动物外，食物蛋白质几乎是唯一可用以形成动物体蛋白质的氮来源。

（2）蛋白质是肌体内功能物质的主要成分。在动物的生命和代谢活动中起催化作用的酶、某些调节作用的激素、具有免疫和防御技能的抗体（免疫球蛋白）都是以蛋白质为主要成分。另外，蛋白质对维持体内的渗透压和水分的正常分布，也起着重要的作用。

（3）蛋白质是组织更新、修补的主要原料。在动物的新陈代谢过程中，组织和器官的蛋白质的更新、损伤组织的修补都需要蛋白质。据同位素测定，全身蛋白质 6～7 个月可更新一半。

（4）蛋白质可供能和转化为糖、脂肪。在肌体能量供应不足时，蛋白质也可分解供能，维持肌体的代谢活动。当摄入蛋白质过多或氨基酸不平衡时，多余的部分也可能转化成糖、脂肪或分解产热。正常条件下，鱼等水生动物体内亦有相当数量的蛋白质参与供能作用。

（5）构成畜禽产品的重要原料。蛋白质是形成奶、肉、皮、毛等畜产品的重要原料。

总之，蛋白质是生命的物质基础，它在动物营养上起着非常重要的作用。

2.4.2.4 必需氨基酸、半必需氨基酸及条件性必需氨基酸

（1）必需氨基酸。必需氨基酸是指动物自身不能合成或合成的量不能满足动物的需要，必须由饲粮提供的氨基酸。各种动物所需必需氨基酸的种类大致相同，但因为各自遗传特性的不同，也存在一定的差异。

（2）半必需氨基酸。半必需氨基酸是指在一定条件下能代替或节省部分必需氨基酸的氨基酸。半胱氨酸或胱氨酸以及酪氨酸，在体内可分别由蛋氨酸、苯丙氨酸转化而来，其需要可完全由蛋氨酸、苯丙氨酸满足，但动物对蛋氨酸和苯丙氨酸的特定需要却不能由半胱氨酸或胱氨酸以及酪氨酸满足，营养学上把这几种氨基酸称为半必需氨基酸。通过实验证明，非反刍动物总含量氨基酸（蛋氨酸＋胱氨酸）需要量的50%可由胱氨酸（或半胱氨酸）代替。芳香族氨基酸（苯丙氨酸＋酪氨酸）至少50%的需要量可由酪氨酸满足。

（3）条件性必需氨基酸。条件性必需氨基酸则是指在特定情况下，必须由饲粮提供的氨基酸。猪能合成部分精氨酸，可满足任何时期的维持需要；在生长的早期，合成的量却不能满足需要；而性成熟后及妊娠母猪却能合成足够的精氨酸，不需要饲粮提供。妊娠母猪必须由饲粮提供一定的组氨酸，但成年母猪能通过体内合成满足维持需要。猪的许多阶段都不需要饲粮提供脯氨酸，但幼仔猪（1～5kg）却需要额外补充。

限制性氨基酸是指一定饲料或饲粮所含必需氨基酸的量与动物所需的蛋白质必需氨基酸的量相比，比值偏低的氨基酸。由于这些氨基酸的不足，限制了动物对其他必需和非必需氨基酸的利用。其中比值最低的称第一限制性氨基酸，以后依次为第二、第三、第四……限制性氨基酸。不同的饲料，对不同的动物，限制性氨基酸的顺序不完全相同。

以饲料所含可消化（可利用）氨基酸的量与动物可消化（可利用）的氨基酸的需要量相比，确定的限制性氨基酸的顺序更准确，与生长实验的结果也更接近。在生产实践中，饲料或饲粮限制性氨基酸的顺序可指导氨基酸的平衡和合成氨基酸的添加。常用谷物类及其他植物性饲料对于啮齿类动物来说，赖氨酸常为第一限制性氨基酸；对于家禽，蛋氨酸一般为第一限制氨基酸。表5-1为美国国家科学研究委员会中列出的几种实验动物的必需氨基酸种类及其需要量。

2.4.2.5 理想蛋白质

（1）理想蛋白质的概念。所谓理想蛋白质是指这种蛋白质的氨基酸在组成和比例上与动物所需蛋白质的氨基酸的组成和比例一致，包括必需氨基酸之间以及必需氨基酸和非必需氨基酸之间的组成和比例，动物对该种蛋白质的利用率应为100%。

表 5-1　几种实验动物的必需氨基酸

营养成分	大鼠维持	大鼠生长繁殖	小鼠	豚鼠
精氨酸	ND	4.3	3	12
苯丙氨酸 + 酪氨酸	1.9[a]	10.2[a]	10.8[b]	7.6[c]
组氨酸	0.8	2.8	2	3.6
异亮氨酸	3.1	6.2	4	6
亮氨酸	1.8	10.7	7	10.8
赖氨酸	1.1	9.2	4	8.4
蛋氨酸 + 胱氨酸	2.3[d]	9.8[d]	5[e]	6[f]
苏氨酸	1	6.2	4	6
色氨酸	0.5	2	1	1.8
缬氨酸	2.3	7.4	5	8.4

注：单位为 g/kg，"ND" 表示不能确定是否需要。
a：酪氨酸的供应量应该达到 50%；
b：酪氨酸的供应量应该达到 100%；
c：酪氨酸可以替代 50%；
d：胱氨酸可以替代 50%；
e：蛋氨酸占 100%；
f：胱氨酸可以替代 40%。

　　由于对理想蛋白质和可消化氨基酸的认识和研究有一个逐渐完善的过程，蛋白质的质量问题实际上是必需氨基酸的数量和比例是否恰当的问题。而在实际生产中，常用饲料的蛋白质及必需氨基酸含量和比例与动物需要相比，大多不够理想，有的还相差甚远。因此，如何平衡饲粮氨基酸是一个重要的问题，它直接涉及饲粮蛋白质的质量和利用率。

　　表 5-2 列出了中国实验动物国家标准《实验动物　配合饲料营养成分》（GB 14924.3）中几种实验动物必需氨基酸模式。

表 5-2　几种实验动物理想蛋白质必需氨基酸模式（单位：g/kg）

营养成分	小鼠、大鼠 维持	小鼠、大鼠 生长繁殖	豚鼠 维持	豚鼠 生长繁殖	兔 维持	兔 生长繁殖	犬 维持	犬 生长繁殖	猴 维持	猴 生长繁殖
赖氨酸	8.2	13.2	7.5	8.5	7	8	7.1	11.1	8.5	12
蛋氨酸 + 胱氨酸	5.3	7.8	5.4	6.8	5	6	5.4	7.2	6	7.9
精氨酸	9.9	11	8	10	7	8	6.9	13.5	9.9	12.9
组氨酸	4	5.5	3.4	4	3	3.5	2.5	4.8	4.4	4.8

续表

营养成分	小鼠、大鼠		豚鼠		兔		犬		猴	
	维持	生长繁殖	维持	生长繁殖	维持	生长繁殖	维持	生长繁殖	维持	生长繁殖
色氨酸	1.9	2.5	2.4	2.8	2.2	2.7	2.1	2.3	2.3	2.7
苯丙氨酸＋酪氨酸	11	13	12	15	11	13	10	15.6	13.1	15.4
苏氨酸	6.5	8.8	6.5	7.5	5.6	0.5	6.5	7.8	6.3	7.9
亮氨酸	14.4	17.6	12.5	13.5	11.5	13	8.1	16	13.5	15.9
异亮氨酸	7	10.3	7.2	8	6	7.2	5	7.9	7.2	8.2
缬氨酸	8.4	11.7	8	9.3	7.5	8.3	5.4	10.4	9	10.9

（2）氨基酸的缺乏。一般在低蛋白质饲粮情况下，可能有一种或几种必需氨基酸含量不能满足动物的需要。氨基酸缺乏不完全等于蛋白质缺乏。某些情况下，如我国南方常使用机榨菜籽饼作为猪的主要蛋白质饲料，有可能饲粮蛋白质水平超过标准，而个别氨基酸（如赖氨酸）含量仍不能满足需要；或者蛋白质不足，但个别氨基酸并不缺乏。

（3）氨基酸的不平衡。氨基酸的不平衡主要指饲粮氨基酸的比例与动物所需氨基酸的比例不一致。一般不会出现饲粮中氨基酸的比例都超过需要的情况，往往是大部分氨基酸符合需要的比例，而个别氨基酸偏低。不平衡主要是比例问题，缺乏主要是量不足。在实际生产中，饲粮氨基酸不平衡一般都同时存在氨基酸的缺乏。

（4）氨基酸的互补。氨基酸的互补是指在饲粮配合中，利用各种饲料氨基酸含量和比例的不同，通过两种或两种以上饲料蛋白质配合，相互取长补短，弥补氨基酸的缺陷，使饲粮氨基酸比例达到较理想状态。在生产实践中这是提高饲粮蛋白质品质和利用率的经济有效的方法。

（5）氨基酸的拮抗。某种氨基酸在量多情况下，有可能在肠道和肾管吸收时与另一种或几种氨基酸产生竞争，增加肌体对这种（些）氨基酸的需要，这种现象称为氨基酸的拮抗。例如，赖氨酸可干扰精氨酸在肾小管的重吸收而增加精氨酸的需要；缬氨酸与亮氨酸、异亮氨酸之间存在拮抗作用；苯丙氨酸与缬氨酸、苏氨酸，亮氨酸与甘氨酸，苏氨酸与色氨酸之间也存在拮抗作用。存在拮抗作用的氨基酸之间，比例相差愈大，拮抗作用愈明显。拮抗往往伴随着氨基酸的不平衡。

（6）氨基酸中毒。在自然条件下几乎不存在氨基酸中毒，只有在使用成品氨基酸大大过量时才有可能发生。例如，在含酪蛋白的正常饲粮中加入 5% 的赖氨酸或蛋氨酸、色氨酸、亮氨酸、谷氨酸，都可导致动物采食量下降和体重的生长障碍。就过量氨基酸的不良影响而言，蛋氨酸的毒性大于其他氨基酸。

（7）饲粮氨基酸的平衡。生产中，畜禽饲粮常以植物性饲料为主，而植物性饲料蛋白质的质量一般都比动物性饲料蛋白质差，禾谷类饲料必需氨基酸的含量远远低于动物的需要。以赖氨酸为例，动物性蛋白质中赖氨酸含量占粗蛋白质的比例都在 6% 以上，而谷物类通常只有 4% 左右。饲粮必需氨基酸的不足或比例不当，将严重影响动物对蛋白质的利用、生长速度或其他生产成绩。玉米 – 豆饼型饲粮补充缺乏的必需氨基酸后，动物的采食量、增重和每克蛋白质增重均明显改善。

2.4.3　碳水化合物的营养

碳水化合物（Carbohydrates）是多羟基的醛、酮或其简单衍生物以及能水解产生上述产物的化合物的总称。这类营养素在常规营养分析中包括无氮浸出和粗纤维，它是一类重要的营养素，在动物饲粮中占一半以上。因来源丰富、成本低而成为动物生产中的主要能源。

目前，在生物化学中常用糖类（Saccharides）这个词作为碳水化合物的同义语。不过，习惯上所谓糖（Sugar），通常只指水溶性的单糖和低聚糖，不包括多糖。动物营养中把木质素也归入粗纤维和碳水化合物一并研究。

2.4.3.1　碳水化合物的营养

碳水化合物由碳、氢、氧 3 种元素组成，其来源最为广泛，是植物性饲料中含量最多的营养物质，是动物饲料的重要组成部分。其主要营养作用为：碳水化合物是动物体内能量的主要来源，饲料中的碳水化合物被动物采食后，在酶的作用下分解为葡萄糖，被动物吸收。在正常生理状态下，大部分葡萄糖被氧化分解，产生热能。动物维持状态和一系列运动所需的热能主要来源于饲料中的碳水化合物。碳水化合物在动物体内被分解吸收后，一部分在肝脏形成肝糖原，在肌肉中形成肌糖原，贮备起来以备不时之需。饲料中的碳水化合物在供给动物活动所需的能量之外，有多余部分时，则可转化为肌体脂肪，贮存于体内。在能量不足时，则消耗肌体脂肪，以保证能量的供给，在动物的泌乳期是合成乳糖、乳脂的原料。

碳水化合物在动物体内形成组织，为组织器官不可缺少的成分。碳水化合物还为动物体合成非必需氨基酸时提供碳架。

2.4.3.2　粗纤维的营养

尽管学术界对饲料纤维的测定和研究已有 100 多年的历史，但迄今为止对饲料纤维的定义尚未达成共识。重要原因之一是：分析方法的差异以及对纤维生理作用认识的不断更新。不过从生理角度考虑，可将纤维视为不能被动物自身所分泌的消化酶消化的饲粮组成成分，主要是纤维素、半纤维素、果胶物质、β – 葡聚糖、木质素、阿拉伯木聚糖等。

各种动物利用粗纤维很大程度上是利用微生物酶的分解产物或微生物的代谢产物。植物细胞壁越成熟，木质化程度越高，越不易被微生物消化，这是动物利用粗纤维的一大限制因素。其主要营养作用为：

（1）供给动物营养物质。粗纤维中的纤维素和半纤维素，在草食动物的消化道中，经纤维素分解菌的作用进行酵解，使一部分变为挥发性脂肪酸被动物消化吸收，主要作为能源或转化为肌体脂肪，被动物利用。另一部分变为二氧化碳和甲烷排出体外。

（2）粗纤维体积较大，吸水量强，进入胃肠道后，其体积膨胀增大，起到填充作用，使动物有饱腹的感觉。同时，粗纤维对动物肠道黏膜有刺激作用，促进肠胃蠕动和粪便的排出。

（3）粗纤维中的木质素，是动物不能消化、没有营养价值的物质，它与纤维素、半纤维素一同存在，不易分开。由于木质素的存在，可妨碍细菌分解纤维素，并能阻碍其他营养物质与酶的接触，使消化率降低。

2.4.4 脂肪的营养

脂肪是一类存在于动植物组织中，不溶于水，但溶于乙醚、苯、氯仿等有机溶剂的物质。它能量价值高，是动物营养中重要的一类营养素，其种类繁多，化学组成各异。常规饲料分析中将这类物质统称为粗脂肪。粗脂肪包括真脂、蜡、磷脂、糖脂、固醇等。

2.4.4.1 肪类与动物营养密切相关的特性

（1）脂类的水解特性：脂类分解成基本结构单位的过程除在稀酸或强碱溶液中进行外，微生物产生的脂酶也可催化脂类水解，这类水解对脂类营养价值没有影响，但水解产生某些脂肪酸有特殊异味或酸败味，可能影响适口性。脂肪酸碳链越短（特别是 4~6 个碳原子的脂肪酸），异味越浓。动物营养中把这种水解看成是影响脂类利用的因素。

（2）脂类氧化酸败：这一类变化分自动氧化和微生物氧化，氧化酸败既降低脂类营养价值，也产生不适宜气味。

脂质自动氧化是一种由自由基激发的氧化。先形成脂质过氧化物，这种中间产物并无异味，但脂质"过氧化物"明显升高，此中间产物再与脂肪分子反应形成氢过氧化物，当氢过氧化物达到一定浓度时则分解形成短链的醛和醇，使脂肪出现不适宜的酸败味，最后经过聚合作用使脂肪变成黏稠、胶状甚至固态物质。自动氧化是一个自身催化加速进行的过程。

微生物氧化是由酶催化的氧化。存在于植物饲料中的脂氧化酶或微生物产生的脂氧化酶最容易使不饱和脂肪酸氧化。催化的反应与自动氧化一样，但反应形成的过氧化物在同样温、湿度条件下比自动氧化多。

（3）脂肪酸氢化：在催化剂或酶作用下不饱和脂肪酸的双键可以得到氢而变成饱和脂肪酸，使脂肪硬度增加，不易氧化酸败，有利于贮存，但也损失必需脂肪酸。

2.4.4.2 脂肪的营养生理作用

2.4.4.2.1 脂肪的供能贮能作用

（1）脂肪是动物体内重要的能源物质。脂肪是含能最高的营养素，生理条件下脂肪含能是蛋白质和碳水化合物的 2.25 倍左右，直接来自饲料或者体内代谢产生的游离脂肪酸、甘油酯，是动物维持和生产的重要能量来源。动物生产中常基于脂肪适口性好、含能高的特点，用补充脂肪的高能饲粮提高生产效率。饲粮脂肪作为供能营养素，热增耗最低，消化能和代谢能转化为净能的效率比蛋白质和碳水化合物高 5%～10%。鱼、虾类等水生动物由于对碳水化合物特别是多糖利用率低，故脂肪作为能源物质的作用显得特别重要。

（2）脂类的额外能量效应。研究表明，禽饲粮添加一定水平的油脂替代等能值的碳水化合物和蛋白质，能提高饲粮代谢能，使消化过程中能量消耗减少，热增耗降低，使饲粮的净能增加，当植物油和动物脂肪同时添加时效果更加明显，这种效应称为脂肪的额外能量效应或脂肪的增效作用。这种作用在其他非反刍动物中同样存在。基于此，为提高固态脂肪的利用效果，有人建议将它们和植物油按一定比例〔通常为 1：（0.5～1）〕一起应用。脂肪中饱和脂肪酸和不饱和脂肪酸的最佳比例，幼禽为 1：（2～2.2），产蛋禽为 1：（1.4～1.5），在这种情况下，不仅脂肪的能量价值提高，而且给家禽提供的亚油酸也增加。

导致上述的脂肪额外能量效应的机制可能有：第一，饱和脂肪和不饱和脂肪间存在协同作用，不饱和脂肪酸键能高于饱和脂肪酸，促进饱和脂肪酸分解代谢。第二，脂肪能适当延长食糜在消化道的时间，有助于其中的营养素更好地被消化吸收。研究表明，添加不饱和脂肪使鸡对肉骨粉氨基酸消化率提高 5%。另外，因脂肪的抗饥饿作用使动物更安静，休息时间更长，用于活动的维持需要减少，用于生产的净能增加。第三，脂肪酸可直接沉积在体脂内，减少由饲粮碳水化合物合成体脂的能量消耗。

脂肪的额外能量效应受很多因素影响，如脂肪水平、脂肪结构、饱和与不饱和脂肪酸之间的比例、动物年龄、蛋白质氨基酸含量、脂肪与碳水化合物之间的相互作用、评定脂类营养价值的方法等。

实验证明，奶牛饲粮通过添加脂肪，可提高奶产量和乳脂含量。母猪饲粮添加脂肪可提高繁殖成绩。生长猪和小猪饲料每添加 1% 的脂肪，在适宜环境条件下，可提高随意采食量 0.2%～0.6%，在等代谢能摄入条件下，每增加 1g 可消化脂肪增加体脂 0.42g，增重 0.47g。

（3）脂肪是动物体内主要的能量贮备形式。动物摄入的能量超过需要量时，多余的能量则主要以脂肪的形式贮存在体内。某些动物体中沉积脂肪具有特别的营养生理意义。初生的哺乳动物（猪除外）如初生羔羊、犊牛、人类婴儿等颈部、肩部、腹部有一种特殊的脂肪组织，称为褐色脂肪（Brown Fat），是颤抖生热的能量来源，这种脂肪含有大量线粒体，这种线粒体的特点是含有大量红褐色细胞色素，且线粒体内膜上有特殊的氢离子通道，由电子传递链"泵"出的氢离子直接通过这种通道流回线粒体内，这样一来，氧化、磷酸化作用之间的耦联被打断，电子传递释放的自由能不能被 ADP 捕捉形成 ATP，只能形成热能，由血液输送到肌体的其他部位起维持体温的作用。若通过 F0F1 ATP 酶（亦称 ATP 合成酶系统，是 ADP 磷酸化形成 ATP 所必需的）分子上特殊的通道返回线粒体基质，则不具有这一作用。

2.4.4.2.2　脂类在体内物质合成中的作用

除简单脂类参与体组织的构成外大多数脂类，特别是磷脂和糖脂是细胞膜的重要组成成分。糖脂可能在细胞膜传递信息的活动中起着载体和受体作用。脂类也参与细胞内某些代谢调节物质的合成。肺表面活性物质是由肺泡Ⅱ型细胞产生的，覆盖在肺泡细胞表面，起着防止肺泡萎缩、减少呼吸做功和保持肺泡干燥、防止肺水肿的作用，而棕榈酸是合成肺表面活性物质的必需成分。

2.4.4.2.3　脂类在动物营养生理中的其他作用

（1）作为脂溶性营养素的溶剂：脂类作为溶剂对脂溶性营养素或脂溶性物质的消化吸收极为重要。鸡饲料含 0.07% 的脂肪时，胡萝卜素吸收率仅 20%，饲料中脂肪增到 4% 时，胡萝卜素吸收率提高到 60%。

（2）脂类的防护作用：高等哺乳动物皮肤中的脂类具有抵抗微生物侵袭保护肌体的作用。禽类尤其是水禽，尾脂腺中的脂肪对羽毛的抗湿作用特别重要。沉积于动物皮下的脂肪具有良好绝热作用，在冷环境中可防止体热散失过快，对生活在水中的哺乳动物显得更重要。

（3）脂类是代谢水的重要来源：生长在沙漠的动物氧化脂肪既能供能又能供水。每克脂肪氧化比碳水化合物多生产水 67% ~ 83%，比蛋白质产生的水多 1.5 倍左右。

（4）磷脂的乳化特性：磷脂分子中既含有亲水的磷酸基团，又含有疏水的脂肪酸链，因而具有乳化剂特性。可促进消化道内形成适宜的油水乳化环境，并对血液中脂质的运输以及营养物质的跨膜转运等发挥重要作用。动植物体中最常见的磷脂是卵磷脂，用作幼小哺乳动物代乳料中的乳化剂，有利于提高饲料中脂肪和脂溶性营养物质的消化率，促进生长。磷脂是鱼虾饲料中一种不可缺少的营养成分。虾一般不能合成磷脂，鱼虾饲料中天然存在的磷脂一般不能满足需要。

（5）胆固醇的生理作用：胆固醇是甲壳类动物必需的营养素。蜕皮激素的合成需要胆固醇，而甲壳类动物包括虾，体内不能合成胆固醇，需要由饲料供给。胆固醇有助于虾转化合成维生素 D、性激素、胆酸、蜕皮素和维持细胞膜结构完整性，促进虾的正常蜕皮、消化、生长和繁殖。

（6）脂类也是动物必需脂肪酸的来源。

2.4.4.3　必需脂肪酸及其生物学作用

2.4.4.3.1　必需脂肪酸的概念

通常将具有两个或两个以上双键的脂肪酸称为高度不饱和或多不饱和脂肪酸（Polyunsaturated Fatty Acid，PUFA）。凡体内不能合成，必须由饲料供给，或能通过体内合成，对肌体正常功能和健康具有重要保护作用的脂肪酸称为必需脂肪酸（Essential Fatty Acids，EFA）。必需脂肪酸是多不饱和脂肪酸，但并非所有多不饱和脂肪酸都是必需脂肪酸。EFA 双键都是顺式构型即双键同侧的两个原子或原子团是相同或相似的。通常认为亚油酸、α–亚麻油酸和花生四烯酸为 EFA。亚油酸和 α–亚麻油酸动物体内不能合成。花生四烯酸和 γ–亚麻油酸在动物体内虽可由特定的前体（亚油酸）合成，但合成过程中 △–6 去饱和步骤为限速反应，合成的量可能很少，故饲粮中的供应对动物大有好处。自 1930 年首次发现在几乎不含脂肪的饲料中亚油酸对大鼠的健康具有保护作用以来，大量的证据表明 EFA 也是鸡、猪、犊牛和山羊、鱼所必需的。尽管反刍动物瘤胃将大量由青粗饲料和谷物提供的亚油酸和亚麻油酸进行了生物氢化，使可利用的 EFA 减少，但反刍动物出现 EFA 缺乏症的可能性仍然很小，因为反刍动物能有效保留饲粮中一定量的EFA。

营养学上对于多不饱和脂肪酸的命名多采用 ω 编号系统（或 n 编号系统），即从脂肪酸碳链的甲基端开始计数为碳原子编号。按 ω 编号系统，根据第一个双键所处的位置可将多不饱和脂肪酸分为 4 个系列，即 ω–3、ω–6、ω–7 和 ω–9 系列，其中 ω–6 和 ω–3 系列 PUFA 不能从头合成，EFA 分属这两个系列。

ω–6 系列（或 n–6 系列）：该系列 PUFA 中第一个双键位于"ω"第 6 和第 7 位碳原子之间。该系列的第一个成员为亚油酸，由亚油酸可合成该系列的其他 PUFA，如下所示：

C18：2ω–6（亚油酸）→ C18：3ω–6（γ–亚麻油酸）→ C20：3ω–6 → C20：4ω–6（花生四烯酸）→ C22：4ω–6 → C22：5ω–6

ω–3 系列（或 n–3 系列）：该系列 PUFA 中第一个双键位于"ω"第 3 和第 4 位碳原子之间。该系列的第一个成员为 α–亚麻油酸，由 α–亚麻油酸可合成该系列的其他 PUFA，如下所示：

C18：3ω–3（α–亚麻油酸）→ C18：4ω–3 → C20：4ω–3 → C20：5ω–3 → C22：5ω–3 → 3 C22：6ω–3

这两个系列中，ω–6 系列对高等哺乳动物和禽最重要。畜禽营养需要只考虑 ω–6 系列中亚油酸的需要，但冷水鱼对 ω–3 系列的需要比 ω–6 系列更重要。

2.4.4.3.2　必需脂肪酸缺乏及判断

动物缺乏必需脂肪酸会表现出一系列病理变化。鼠、猪、鸡、鱼、幼年反刍动物缺乏EFA，主要可见表现是：皮肤损害，出现角质鳞片，体内水分经皮肤损失增加，毛细管变得脆弱，动物免疫力下降，生长受阻，繁殖力下降，产奶减少，甚至死亡。幼龄、生长迅速的动物反应更敏感。

EFA 缺乏的生化水平变化，各种动物都有近似的变化规律，表现出体内亚油酸系列脂肪酸比例下降，特别是一些磷脂的含量减少。ω–6 系列的 C20：4 显著下降，ω–9 系列分子内部转化增加，ω–9 系列的 C20：3 显著积累，C20：3ω–9/C20：4ω–6 的比值显著增加，这个比值被称为三烯酸四烯酸比（Triene-tetraene Ratio）。研究表明，此比值在一定程度上可反映体内 EFA 满足需要的程度，故已被广泛地用作判定 EFA 是否缺乏的指标。鼠的这个比值接近 0.4 即反映了 C18：2ω–6 能满足最低需要。用猪做的实验也得到了相似的结果。因此，有人建议把 0.4 作为确定鼠和其他动物亚油酸最低需要的标识。

细胞水平的代谢变化表明，EFA 缺乏，影响磷脂代谢，造成膜结构异常、通透性改变、膜中脂蛋白质的形成和脂肪的转运受阻。

2.4.4.3.3　EFA 的生物学功能

（1）EFA 是细胞膜、线粒体膜和质膜等生物膜脂质的主要成分，在绝大多数膜的特性中起关键作用，也参与磷脂的合成。磷脂中脂肪酸的浓度、链长和不饱和程度在很大程度上决定着细胞膜流动性、柔软性等物理特性，这些物理特性又起着影响生物膜发挥其结构功能的作用。

（2）EFA 是合成类二十烷（Eicosanoids）的前体物质。类二十烷的作用与激素类似，但又无特殊的分泌腺，不能贮存于组织中，也不随血液循环转移，而是几乎所有的组织都可产生，仅在局部作用以调控细胞代谢，所以是类激素。类二十烷包括前列腺素（Prostaglandin）、凝血恶烷（Thromboxame）、环前列腺素（Prostacyclin）和白三烯（Leukotrienes）等，它们都是 EFA 的衍生物。前列腺素有三大系列，系列 1 和系列 2 由 $\omega-6$ 系列的亚油酸和花生四烯酸衍生而来，系列 3 则由 $\omega-3$ 系列的 $\alpha-$ 亚麻油酸和二十碳五烯酸（C20：$5\omega-3$）衍生而来。不同结构的前列腺素作用不同，如前列腺素 PGE 使支气管和血管扩张，有降血压作用，前列腺素 PGF 则使血管收缩，刺激子宫收缩和肠道蠕动。前列腺素对神经递质的活动有调节作用，PGE 对大脑皮质有镇静作用，抑制肾上腺素引起的反应，PGF 则与其相反，有促进的作用。凝血恶烷促进血小板的凝集，同时有使动脉收缩的作用，而环前列腺素则可使血管舒张。白三烯可能是不同的过敏反应和炎症的介导物，当组织发炎时，白三烯浓度增加，可使平滑肌、冠状动脉、肺脉管收缩。白三烯还可调控人类过敏反应中体液和细胞的组分，其效率比组胺高 1000 倍。

二十碳五烯酸（C20：$5\omega-3$）不仅自身可衍生为类二十烷物质，而且对花生四烯酸衍生类二十烷物质具有调节作用，鱼油中富含 C20：$5\omega-3$。

（3）EFA 能维持皮肤和其他组织对水分的不通透性。正常情况下，皮肤水分和其他许多物质是不通透的，这一特性是由于 $\omega-6$ EFA 的存在。EFA 不足时，水分可迅速通过皮肤，使饮水量增加，生成的尿少而浓。许多膜的通透与 EFA 有关，如血 - 脑屏障、胃肠道屏障。

（4）降低血液胆固醇水平。$\alpha-$ 亚油酸衍生的前列腺素 PGE1 能抑制胆固醇的生物合成。血浆脂蛋白质中 $\omega-3$ 和 $\omega-6$ 多不饱和脂肪酸的存在，使脂蛋白质转运胆固醇的能力降低，从而使血液中胆固醇水平降低。研究表明，成年人每日摄入脂肪校正乳（通过饲喂保护性不饱和脂肪酸生产的富含 $\omega-3$ 和 $\omega-6$ 脂酸的牛乳）与每日摄入常规牛乳相比，血液总胆固醇水平及低密度脂蛋白（胆固醇随血液转运的主要载体）中胆固醇含量均显著下降。

2.4.4.4　**动物 EFA 的来源和供给**

非反刍动物和幼龄反刍动物能从饲料中获得所需要的 EFA。常用饲料中主要 EFA 亚油酸比较丰富。饲粮中亚油酸含量达 0.9% 能满足禽的需要。一般以玉米燕麦为主要来源或以谷类籽实及其副产品为主的饲料都能满足亚油酸需要。幼龄、生长快和妊娠动物可能不足，表现出缺乏症。

瘤胃微生物合成的脂肪能满足宿主动物脂肪需要的 20%，其中细菌合成占 4%，原生动物合成占 16%，后者合成的脂肪中亚油酸含量可高达 20%，加上饲料脂肪在瘤胃中未被氢化部分，以及反刍动物能有效地利用 EFA，在正常饲养条件下，反刍动物不会产生 EFA 缺乏。

2.4.5　能量

能量可定义为做功的能力。动物的所有活动，如呼吸、心跳、血液循环、肌肉活动、神经活动、生长、生产产品和使役等都需要能量。动物所需的能量主要来源于饲料中三大养分中的化学能。在三大养分的化学键中贮存着动物所需的化学能，动物采食饲料后，三大养分经消化吸收进入体内，在糖酵解、三羧酸循环或氧化磷酸化过程中可释放出能量，最终以 ATP 的形式满足肌体需要。在动物体内，能量转换和物质代谢密不可分，动物只有通过降解三大养分才能获得能量，并且只有利用这些能量才能实现物质合成。在体内，化学能可以转化为热能（脂肪、葡萄糖或氨基酸氧化）或机械能（肌肉活动），也可以贮存在体内。能量是饲料的重要组成部分，饲料能量浓度起着影响动物采食量的重要作用，动物的营养需要或营养供给均以能量为基础表示。饲料中的能量不能完全被动物利用，其中可被动物利用的能量称为有效能。饲料中的有效能含量即反映了饲料能量的营养价值，简称能值。研究动物对饲料能量的利用、动物对有效能的需要量及影响饲料能量转化效率的因素是实验动物营养学的重要研究内容。

实验动物饲料中三大养分的能量计算：

能量 =（蛋白质 ×4 ＋脂肪 ×9 ＋碳水化合物 ×4）/100kcal/g（营养成分百分比）。

2.4.6　矿物质营养

矿物元素是动物营养中的一大类无机营养素。现已确认动物体组织中含有约 45 种矿物元素，但是并非动物体内的所有矿物元素都在体内起营养代谢作用。随着科学技术的发展，发现越来越多的矿物元素对动物的正常生长和生产有重要作用，同时又不断地发现矿物元素新的营养生理功能。以下讲述动物体内必不可少的矿物元素的营养生理功能、缺乏和中毒的危害。

2.4.6.1　必需矿物元素

体内存在的矿物元素，有一些是动物生理过程和体内代谢必不可少的，这一部分就是营养学上常说的必需矿物元素。必需矿物元素在体内具有重要的营养生理功能：有的参与体组织的结构组成，如钙、磷、镁以其相应盐的形式存在，是骨和牙齿的主要组成部分；有的作为酶（参与辅酶或辅基的组成）的组成成分（如锌、锰、铜、硒等）和激活剂（如镁、氯等）参与体内物质代谢；有的作为激素组成（如碘）参与体内的代谢调节等；还有的元素以离子的形式维持体内电解质平衡和酸碱平衡，如 Na^+、K^+、Cl^- 等。

必需矿物元素必须由外界供给，外界供给不足，不仅影响生长或生产，而且引起动物体内代谢异常、生化指标变化和缺乏症。在缺乏某种矿物元素的饲粮中补充该元素，相应的缺乏症会减轻或消失。

动物矿物元素的必需性根据试验判定。通过饲喂不含待判定元素的纯合饲粮，根据动物是否出现缺乏症和在缺乏饲粮中补充该元素，缺乏症是否减轻或消失来确定。目前证明动物一般都需要钙、磷、钠、钾、氯、镁、硫、铁、铜、锰、锌、碘、硒、钼、钴、铬、氟、硅、硼等19种矿物元素。饲料中还存在一些矿物元素，在生产上并不表现缺乏症，但可能在体内有一定的营养生理功能。已发现铝、镉、砷、铅、锂、镍、钒、锡、溴等9种矿物元素，在实验条件下可出现实验性缺乏症或具有某些生理功能，这些元素也可能是动物必需的矿物元素。

必需矿物元素和有毒有害元素对动物而言是相对的。一些矿物元素，在饲粮中含量较低时是必需矿物元素，在含量过高情况下则可能是有毒有害元素。在20世纪70年代以前，把硒归类为有毒有害元素，因为在动物的饲料中硒含量超过 $5\sim6mg/kg$ 会导致动物中毒。但是，当饲粮硒缺乏时，既影响动物的生长或生产，又出现典型的缺乏症，所以它又是必需矿物元素。其他的矿物元素如砷、铅、氟等，一般情况下都称为有毒有害元素，但现在已发现这些元素具有一定营养生理功能，发现了实验性的缺乏症，因此这些矿物元素可能也是动物必需的矿物元素。动物对这些元素的需要量都非常低，一般不会出现缺乏不足，生产上最容易出现的是中毒问题，其必需性因而被忽视。几乎所有的必需矿物元素摄入过量后都会出现中毒，但中毒剂量存在很大差异。

必需矿物元素的分类。必需矿物元素按动物体内含量或需要不同，分成常量矿物元素和微量矿物元素两大类。常量矿物元素一般指在动物体内含量高于0.01%的元素，主要包括钙、磷、钠、钾、氯、镁、硫等7种元素。微量矿物元素一般指在动物体内含量低于0.01%的元素，目前查明必需的微量元素有铁、锌、铜、锰、碘、硒、钴、钼、氟、铬、硼、硅等12种元素。铝、钒、镍、锡、砷、铅、锂、溴等8种元素在动物体内的含量非常低，在实际生产中基本上不出现缺乏症，但实验证明可能是动物必需的微量元素。

2.4.6.2　常量元素

2.4.6.2.1　钙和磷

钙和磷是动物体内必需的矿物元素，钙、磷已经成为现代配合饲料中添加量较大的重要营养素。钙和磷是体内含量最多的矿物元素，平均占体重的1%～2%，其中98%～99%的磷存在于骨和牙齿中，其余存在于软组织和体液中。骨中钙约占骨灰的36%，磷约占17%。正常的钙∶磷为2∶1左右，由于动物种类、年龄和营养状况不同，钙磷比有一定变化。钙、磷主要以两种形式存在于骨中：一种是结晶型化合物，主要成分是羟基磷灰石 $[Ca_{10}(PO_4)_6(OH)_2]$；另一种是非结晶型化合物，主要

含 $Ca(PO_4)_2$、$CaCO_3$ 和 $Mg_3(PO_4)_2$。血液中钙几乎都存在于血浆中。血钙正常含量为 $0.09 \sim 0.12mg/mL$，但鸡在产蛋期要高 3 ~ 4 倍。血钙以离子或与蛋白质结合或与其他物质结合的形式存在，以这 3 种形式存在的钙量分别占总血钙的 50%、45% 和 5%。血磷含量较高，一般为 $0.35 \sim 0.45mg/mL$，主要以 $H_2PO_4^-$ 的形式存在于血细胞内。而血浆中磷含量较少，一般为 $0.04 \sim 0.09mg/mL$，生长期动物稍高，主要以离子状态存在，少量与蛋白质、脂类、碳水化合物结合存在。

钙、磷吸收受很多因素影响。第一，溶解度对钙、磷吸收起决定性作用，凡是在吸收细胞接触点可溶解的，不管以任何形式存在都能吸收。第二，钙、磷与其他物质的相互作用对吸收影响也较大，在肠道大量存在铁、铝和镁时，这些物质可与磷形成不溶解的磷盐降低磷的吸收率；饲料中过量脂肪酸可与钙形成不溶钙皂，大量草酸和植酸可与钙形成不溶的螯合钙，降低钙的吸收；饲料中乳糖能增加吸收细胞通透性，促进钙吸收。第三，钙、磷本身的影响，钙含量太高抑制钙的吸收，钙、磷之间比例不合理（高钙低磷或低磷高钙）也可抑制钙、磷的吸收。第四，维生素的含量，也可能影响钙、磷的吸收。

钙、磷的缺乏和过量。钙、磷缺乏症不是动物生长过程中任何阶段都可能出现的。食草动物最容易出现磷缺乏，猪和禽最容易出现钙缺乏。一般常见缺乏症表现为：食欲降低，异食癖；生长减慢，生产力和饲料利用率下降；骨生长发育异常，已骨化的钙、磷也可能大量游离到骨外，造成骨灰分降低、骨软化，严重则不能维持骨的正常形态，从而影响其他生理功能。动物典型的钙、磷缺乏症有佝偻病、骨疏松症和产后瘫痪。

佝偻病是幼龄生长动物钙、磷缺乏所表现出的一种典型营养缺乏症。其表现为：动物行走步态僵硬或跛脚，甚至骨折；骨骼生长发育明显畸形，长骨末端肿大；骨矿物质元素含量减少，血钙、血磷下降。由饲粮低钙高磷引起血钙降低、血磷正常的佝偻病叫低钙佝偻病，由饲粮低磷高钙引起血磷降低、血钙正常的佝偻病叫低磷佝偻病；饲粮钙磷都低引起血钙、血磷相应降低的佝偻病叫真佝偻病。生长牛主要出现低磷佝偻病，而出现低钙佝偻病较少；生长猪两者均可能出现。

骨软化症是成年动物钙、磷缺乏所表现出的一种典型营养缺乏症。饲粮钙、磷、维生素 D_3 缺乏或不平衡，高产动物（产奶、产蛋等）过多动用骨中矿物元素均可引起此病。患骨软化症动物的肋骨和其他骨骼因大量沉积的矿物质分解而形成蜂窝状，容易造成骨折、骨骼变形等。

骨疏松症是成年动物的另一种钙、磷营养代谢性疾病。患骨疏松症的动物，骨中矿物元素含量均正常，只是骨中矿物元素的绝对总量减少而造成的功能不正常。引起骨疏松症的根本原因大致有两个：一是骨基质蛋白质合成障碍，减少矿物元素沉积，使骨的绝对总量减少；二是长期低钙摄入，使骨的代谢功能减弱、骨总灰分减少和骨强度降低。后一种原因引起的骨疏松症可通过增加饲粮供给而消除。动物生产中出现骨疏松症的情况很少见。

在实际生产中，对成年动物钙、磷营养缺乏症往往不严格区别骨软化症和骨疏松症，两种叫法可互换。

产后瘫痪（又名产乳热）是高产奶牛因缺钙引起内分泌功能异常而产生的一种营养缺乏症。在分娩后，产奶对钙的需要突然增加，甲状旁腺素、降钙素的分泌不能适应这种突然变化，在缺钙时则引起产后瘫痪。

钙、磷的需要和供给：钙磷的适宜需要和供给量受多种因素的影响。其中维生素 D 的影响最大。维生素 D 是保证钙、磷有效吸收的基础，供给充足的维生素 D 可降低动物对钙、磷比的严格要求，保证钙、磷有效吸收和利用。长期舍饲的动物，特别是高产奶牛和蛋鸡，因钙、磷需要量大，维生素 D 显得更重要。

不同钙、磷来源和不同动物对其利用情况不同。非反刍动物利用无机和动物性来源的钙、磷比植物性来源的钙、磷更有效，对植酸盐的利用较低。反刍动物对各种来源的钙、磷（包括植酸盐）利用都有效，反刍动物瘤胃微生物产生酶能将植酸盐水解成磷酸和肌醇。钙、磷之间或与其他营养素和非营养物质之间的平衡也影响钙、磷的利用。

动物对钙、磷有一定的耐受力，在一般情况下，由于过量直接造成中毒很少见，但超过一定限度可降低生产成绩。过量钙与其他营养素之间的相互作用则可造成有害影响。高钙与磷、镁、铁、碘、锌、锰等相互作用可导致这些元素缺乏而出现缺乏症，如高钙低锌可导致缺锌产生皮肤不完全角化症。高磷与高钙类似，长期摄入高于正常需要 2～3 倍的磷会引起钙代谢变化或其他继发性机能异常，高磷使血钙降低，继而刺激甲状旁腺分泌增加（为了调节血钙），引起甲状旁腺功能亢进。猪、禽、产蛋禽、牛、绵羊、兔和马饲粮中钙的耐受量分别为 1.0%、1.2%、4.0%、2.0%、2.0%、2.0%、2.0%，磷的耐受量分别为 1.5%、1.0%、0.8%、1.0%、0.6%、1.0%、1.0%。早期断奶动物的饲粮和高能饲粮，应增加钙、磷浓度，才能满足需要。

2.4.6.2.2　镁

动物体约含 0.05% 的镁，其中 60%～70% 存在于骨骼中，占骨灰分的 0.5%～0.7%。骨骼中镁元素 1/3 以磷酸盐形式存在，2/3 吸附在矿物元素结构表面。存在于软组织中的镁占总体镁的 30%～40%，主要存在于细胞内亚细胞结构中，线粒体内镁浓度特别高，细胞质中绝大多数镁以复合形式存在，其中 30% 左右与腺苷酸结合。肝细胞质中复合形式的镁达 90% 以上，细胞外液中镁的含量很少，占动物体总体镁的 1% 左右。血中 75% 镁在红细胞内。

镁作为一个必需元素有如下功能：第一，参与骨骼和牙齿组成；第二，作为酶的活化因子或直接参与酶组成，如磷酸酶、氧化酶、激酶、肽酶和精氨酸酶等；第三，参与DNA、RNA 和蛋白质合成；第四，调节神经肌肉兴奋性，保证神经肌肉的正常功能；第五，镁有一定的轻泻作用。

动物消化道中镁主要经前胃壁吸收，非反刍动物主要经小肠吸收。镁可以以两种形式吸收：一种是以简单的离子扩散吸收；另一种是形成螯合物或与蛋白质形成络合物经易化扩散吸收。

镁的吸收率受许多因素的影响。第一，动物种类，不同种类动物镁的吸收率不同，猪、禽一般可达60%，奶牛只有5%~30%；第二，动物年龄，同种动物幼龄阶段比成年阶段吸收更有效；第三，饲料中的拮抗物，饲料中的钾、钙、氨等影响镁的吸收；第四，镁的存在形式，镁的不同存在形式吸收率不同，硫酸镁的利用率较高；第五，饲料的类型，粗饲料中镁的吸收率比精饲料低。镁的代谢随动物年龄和组织器官不同而变化。成年动物体内贮存和动用镁的能力低，生长动物则较高，必要时可动用骨中80%的镁用于周转的需要。

镁缺乏和过量。非反刍动物需镁低，约占饲粮0.05%，一般饲料均能满足需要。小猪饲粮中镁低于125mg/kg可导致镁缺乏。反刍动物需镁量高，一般是非反刍动物的4倍左右，而且饲料中镁含量变化大和吸收率低，容易出现缺乏症。

动物缺镁主要表现：厌食、生长受阻、过度兴奋、痉挛和肌肉抽搐，严重的导致昏迷死亡。血液学检查表明：血镁降低，也可能出现肾钙沉积和肝中氧化磷酸化强度下降，外周血管扩张和血压体温下降等症状。

实际生产条件下可能出现的缺乏症是产奶母牛在采食大量生长旺盛的青草后出现的"草痉挛"，主要是由于成年产奶牛体镁储存量低、草中的镁含量和吸收率低引起的。其主要表现为：神经过敏、肌肉发抖、呼吸弱、心跳过速、抽搐和死亡。痉挛与缺钙的临床表现近似，但血镁含量有差异。"产乳热"牛血镁正常，血钙、血磷和可溶性钙含量大幅度下降，而出现"草痉挛"，牛血钙、血无机磷正常，血镁下降。镁过量引起动物中毒，主要表现为：采食量下降、生产力降低、昏睡、运动失调和腹泻，严重可引起死亡。当鸡饲粮中镁高于1%时生长速度减慢、产蛋率下降和蛋壳变薄。实际生产中使用含镁添加剂混合不均时也可能导致中毒。

2.4.6.2.3 钠、钾、氯

高等哺乳动物体内钠、钾、氯含量按无脂干物质计算分别含0.15%、0.30%和0.1%~0.15%，血浆中每100mL分别含330mg、2mg和370mg。3种元素主要分布在体液和软组织中。钠主要分布在细胞外，大量存在于体液中，少量存在于骨中；钾主要分布在肌肉和神经细胞内；氯在细胞内外均有。

体内钠、钾、氯的主要作用：作为电解质维持渗透压，调节酸碱平衡，控制水的代谢；钠对传导神经冲动和营养物质吸收起重要作用；细胞内钾与很多代谢有关；钠、钾、氯可为酶提供有利于发挥作用的环境或作为酶的活化因子。

缺乏或过量。各种动物饲料钠都较缺乏，其次是氯、钾一般不缺乏。但在实际生产中，当育肥肉牛饲喂精料或非蛋白氮物质比例过高或高产奶牛大量使用玉米青贮等饲料时也可能出现缺钾症。3种元素中任何一个缺乏均可表现食欲差、生长慢、失重、生产力下降和饲料利用率低等，同时可导致血浆中含量和粪尿中含量降低。因此，粪尿中3种元素

的含量下降可以敏感地反映 3 种元素的缺乏。

动物缺钠初期有严重的异食癖，对食盐特别有食欲，随缺钠时间延长则产生厌食、被毛粗糙、体重减轻、仔鼠增重慢等症状。啮齿类动物缺钠可导致相互咬尾巴或者同类相残。动物缺钾，食欲明显变差。

一般情况下，动物能自身调节钠摄入，食盐任食也不会有害，各种动物耐受食盐的能力都比较强，在供水充足时耐受力更强。但较长时间缺乏食盐的动物，任食食盐可导致中毒，其表现症状为腹泻、极度口渴、产生类似于脑膜炎样的神经症状。饲粮中钾过量，降低镁吸收率，因此当牧草大量施钾肥时可引起反刍动物低镁性"痉挛"。奶牛、猪、马、鸡和鸭、火鸡等饲粮中食盐的耐受量分别为 5.0%、5.0%、3.0%、3.0%、3.0%。大鼠和小鼠可以耐受 8% 的高盐饲料，长期喂养高盐饮食可以导致啮齿类动物高血压。

电解质平衡与营养。体内正负离子平衡是保证动物发挥正常生产性能的重要条件，电解质营养、饲粮酸碱度或电解质平衡与体内电解质平衡之间、酸碱平衡与营养物质利用率之间的关系颇受动物营养学家重视，在设计饲料配方时，必须考虑电解质平衡。

电解质平衡有利于调节水的代谢和摄入，电解质平衡失调对动物有相当大的危害。电解质平衡失调会打破离子平衡、酸碱平衡和体内的缓冲系统，其危害包括生产性能下降，腹泻，胫骨粗短症，导致酸中毒或碱中毒，动物抗应激反应能力下降等。

2.4.6.2.4 硫

动物体内约含 0.15% 的硫，少量以硫酸盐的形式存在于血液中，大部分以有机硫形式存在于肌肉组织、骨骼和牙齿中。有些蛋白质如毛、羽等含硫量高达 4% 左右。

动物缺硫表现消瘦，角、蹄、爪、毛、羽生长缓慢，反刍动物利用纤维素的能力降低，采食量下降。自然条件下硫过量的情况少见。用无机硫作添加剂，用量超过 0.3% ~ 0.5% 时，可能使动物产生厌食、失重、便秘、腹泻、抑郁等毒性反应，严重时可导致死亡。

2.4.6.3 微量元素

2.4.6.3.1 铁

各种动物体内含铁 30 ~ 70mg/kg，平均 40mg/kg。随动物种类、年龄、性别、健康状况和营养状况不同，体内铁含量变化大。铁在所有动物不同的组织和器官分布差异很大，60% ~ 70% 分布于血红蛋白质中。2% ~ 20% 分布于肌红蛋白质中，0.1% ~ 0.4% 分布于细胞色素中，约 1% 存在于转运载体化合物和酶系统中。肝、脾和骨髓是主要的贮铁器官。

铁主要有三方面的营养生理功能。第一，参与载体组成、转运和贮存营养素；第二，参与体内物质代谢；第三，生理防卫功能。

缺乏和过量。缺铁的典型症状是贫血。其临床症状表现为：生长慢、昏睡、可视黏膜变白、呼吸频率增加、抗病力弱，严重时死亡率高。血液检查表明：血红蛋白质比正常值低。血红蛋白质的含量可以作为判定贫血的标识，当血红蛋白质低于正常值 25% 时表现贫血，低于正常值 50% ~ 60% 时则可能表现出生理功能障碍。补铁即可防止贫血现象。某些营养物质如高铜虽然可促进生长和提高饲料利用率，但可抑制铁吸收，造成低色素小红细胞性贫血。

各种动物对过量铁的耐受力都较强，而猪比禽、牛和羊更强。猪、禽、牛和绵羊对饲粮中铁的耐受量分别为 3000mg/kg、1000mg/kg、1000mg/kg 和 500mg/kg。当饲粮中铁利用率降低时，耐受量则更大。

2.4.6.3.2　锌

多数哺乳动物和禽类体内含锌为 10 ~ 100mg/kg，平均 30mg/kg，大鼠为 20 ~ 30mg/kg，兔子较高，约 50mg/kg。锌在体内的分布不均衡，骨骼肌中约占体内总锌的 50% ~ 60%，骨骼中约占 30%，皮和毛中锌含量随动物种类不同而变化较大，其他组织器官含锌较少；而按单位干物质浓度计算，眼角膜最高（达14%），其次是毛、骨、雄性器官、心和肾等。

锌作为必需微量元素主要有以下营养生理作用：第一，参与体内酶组成。第二，参与维持上皮细胞和皮毛的正常形态、生长和健康，其生化基础与锌参与胱氨酸和黏多糖代谢有关，缺锌使这些代谢受影响，从而使上皮细胞角质化和脱毛。第三，维持激素的正常作用。第四，维持生物膜的正常结构和功能，防止生物膜遭受氧化损害和结构变形，锌对膜中正常受体的功能有保护作用。

各种动物锌的吸收率为 30% ~ 60%。有机酸、氨基酸等低分子量配位体可与锌形成螯合物促进锌吸收，而钙、植酸、铜和葡萄糖硫苷等与锌有拮抗作用，降低锌吸收。

缺乏和过量。动物缺锌可产生食欲低、采食量和生产性能下降、皮肤和被毛损害、雄性生殖器官发育不良、母畜繁殖性能降低和骨骼异常等临床症状。

皮肤不完全角质化症是很多种动物缺锌的典型表现，出现此症的动物，皮肤变厚角化，但上皮细胞和核未完全退化。鼠缺锌时，四肢下部、眼、嘴周围和阴囊最容易出现此症，白化鼠比黑鼠更容易出现，可能在各个部位出现皮肤不完全角质化损害，也可能出现脱毛、关节僵硬、肿大。

各种动物对高锌都有较强耐受力，但耐受力随动物种类、饲粮中与锌拮抗的物质含量不同而异。

2.4.6.3.3　铜

体内平均含铜 2 ~ 3mg/kg，其中约一半在肌肉组织中。肝是体内铜的主要贮存器官。以干物质基础计算，猪、禽、鼠、兔中肝铜含量为 10 ~ 50mg/kg，而牛、羊、鸭和鱼中肝铜含量高达 100 ~ 400mg/kg。

铜的主要营养生理功能有 3 个方面。第一，作为金属酶组成部分直接参与体内代谢。第二，维持铁的正常代谢，有利于血红蛋白合成和红细胞成熟。第三，参与骨形成。铜是骨细胞、胶原和弹性蛋白形成不可缺少的元素。

吸收的铜主要与铜蓝蛋白结合，少量与清蛋白和氨基酸结合转运到各组织器官。铜的吸收率低，为 5% ~ 10%。铜的吸收方式受饲粮铜含量的影响，当饲粮铜浓度低时，吸收效率高。锌、硫、钼、铁、钙等可能与铜拮抗，可能影响铜的吸收。

缺乏和过量。自然条件下缺铜与地区和动物种类有关。草食动物常出现缺铜，猪、禽基本上不出现，只有在纯合日粮或其他特定日粮条件下可能出现缺铜。各种动物长时间缺铜可表现贫血，与缺铁性贫血类似，但不能通过补铁消除。大鼠耐受量为 1000mg/kg，超过这水平，可产生毒性反应。毒性反应为：生长受阻、贫血、肌肉营养不良和繁殖障碍。

2.4.6.3.4　锰

动物体内含锰低，为 0.2 ~ 0.3mg/kg，骨、肝、肾、胰腺含量较高，为 1 ~ 3mg/kg，肌肉中含量较低，为 0.1 ~ 0.2mg/kg。骨中锰占总体锰量的 25%，主要沉积在骨的无机物中，有机基质中含少量。

锰的主要营养生理作用是在碳水化合物、脂类、蛋白质和胆固醇代谢中作为酶活化因子或组成部分。此外，锰是维持大脑正常代谢功能必不可少的物质。

缺乏和过量。动物缺锰可导致采食量下降、生长减慢、饲料利用率降低、骨异常、共济失调和繁殖功能异常等。骨异常是缺锰典型的表现，主要为骨短粗症或者软骨营养障碍，严重者不愿走动、不能走动，甚至死亡。锰过量可引起动物生长受阻、贫血和肠道损害，有时会出现神经症状。

2.4.6.3.5　硒

硒最重要的营养生理作用是参与谷胱甘肽过氧化物酶组成，对体内氢或脂过氧化物有较强的还原作用，保护细胞膜结构完整和功能正常。硒对胰腺组成和功能有重要影响。硒有保证肠道脂肪酶活性，促进乳糜微粒正常形成从而促进脂类及其脂溶性物质消化吸收的作用。

缺乏和过量。猪、鼠缺硒主要表现肝坏死，3 ~ 15 周龄动物易发生，死亡率高。实际生产条件下可单独出现肝坏死，也可与肌肉营养不良（Nutritional Muscular Dystrophy，NMD）或白肌病（White Muscle Disease，WMD）及桑葚心（Mulberry Heart Disease，MHD）同时出现。

硒缺乏明显影响繁殖性能，产仔数减少。

实际生产中缺硒具有明显地区性。一般是缺硒的土壤引起人畜缺硒。我国从东北到西南的狭长地带内均发现不同程度缺硒。其中黑龙江省克山县和四川凉山缺硒比较严重。

硒的毒性较强，各种动物长期摄入 5 ~ 10mg/kg 硒可产生慢性中毒，其表现是消瘦、贫血、关节强直、脱蹄（趾甲）、脱毛和影响繁殖等。摄入 500 ~ 1000mg/kg 硒可出现急性或亚急性中毒，轻者盲目蹒跚，重者死亡。我国湖北恩施和陕西紫阳（属高硒地区）可能出现自然条件下的硒中毒。

2.4.6.3.6　碘

碘的最主要功能是参与甲状腺组成，调节代谢和维持体内热平衡，对繁殖、生长、发育、红细胞生成和血液循环等起调控作用。体内一些特殊蛋白质（如皮毛角质蛋白质）的代谢和胡萝卜素转变成维生素 A 都离不开甲状腺素。

缺乏和过量。动物缺碘，甲状腺肿大，生长受阻，繁殖力下降。妊娠动物缺碘可导致胎儿死亡和重吸收，产死胎或新生胎儿无毛（豚鼠）、体弱、重量轻、生长慢和成活率低。母牛缺碘发情无规律，甚至不育。生化检查表明：缺碘动物血中甲状腺素浓度下降，细胞氧化能力下降，基础代谢率降低。

缺碘可导致甲状腺肿，但甲状腺肿不全是缺碘。十字花科植物中的含硫化合物和其他来源的高氯酸盐、硫脲或硫脲嘧啶等都能造成类似缺碘一样的后果。

超过碘耐受量可造成不良影响，血红蛋白水平下降，产仔率下降。

2.4.6.3.7　钴

动物营养中钴是一个比较特殊的必需微量元素。动物不需要无机态的钴，只需要体内不能合成而存在于维生素 B_{12} 中的有机钴。

动物缺钴表现为食欲差、生长慢或失重、严重消瘦、异食癖和极度贫血死亡。亚临床缺钴，一般表现为生长不良、产奶量下降、初生幼畜体弱和成活率低等。

各种动物对钴的耐受力都比较强，达 10mg/kg。饲料中钴含量超过需要 300 倍可产生中毒反应。主要表现是血细胞增多，采食量和体重下降、消瘦和贫血。

2.4.6.3.8　钼

钼的主要营养生化作用是作为黄嘌呤氧化酶或脱氢酶、醛氧化酶和亚硫酸盐氧化酶等的组成，参加体内氧化还原反应。钼对食草动物刺激胃肠道微生物活动、提高粗纤维消化起重要作用。

很少出现缺钼症状。实验条件下缺钼，表现为阻碍生长、繁殖力下降、流产等。

不同种类的动物对钼的耐受力不同。钼中毒表现为腹泻、失重、贫血和精神萎靡不振等。

2.4.6.3.9　氟

体内氟的主要作用是保护牙齿健康（氟的杀菌作用），增加牙齿强度，预防成年动物产生骨疏松症和增加骨强度。

一般生产条件下不易出现缺氟。动物在氟摄入量很低时，可通过增加肾脏的重吸收、提高骨对氟的亲和力和减少排泄来保证体内的需要。

氟中毒可能出现，但急性中毒不易出现。骨有积累大量氟的能力，只有摄入量超过沉积能力时，才进入软组织引起生理代谢紊乱或功能异常。氟中毒表现是：牙齿变色，齿形态发生变化，永久齿可能脱落；软骨内骨生长减慢，骨膜肥厚，钙化程度降低；血氟含量明显增高。实际条件下的中毒具有明显地区性。

2.4.6.3.10　铬

铬的营养生理作用有两个：一是与烟酸、甘氨酸、谷氨酸、胱氨酸形成有机螯合物

（也叫葡萄糖耐受因子），具有类似胰岛素的生物活性，对调节碳水化合物、脂肪和蛋白质代谢有重要作用；二是有助于动物体内代谢，抵抗应激影响。

实验性缺铬，动物对葡萄糖耐受力降低，血中循环胰岛素水平升高，生长受阻，繁殖性能下降，甚至表现出神经症状。

各种动物对铬的耐受力都较强。可耐受铬的氧化物 3000mg/kg，铬的氯化物可耐受1000mg/kg。超过此限量发生中毒。六价铬毒性比三价铬大。

中毒的主要表现为：接触性皮炎、鼻中隔溃疡或穿孔，甚至可能产生肺癌。急性中毒主要表现是胃发炎或充血，反刍动物瘤胃或皱胃产生溃疡。

2.4.6.3.11 其他微量元素

（1）镉：部分实验证明哺乳动物需要少量镉。实验动物缺镉表现为生长慢、受胎率低和初生死亡率高。

（2）镍：体内含镍非常少，实验性镍缺乏表现为生长降低和繁殖性能降低，红细胞比容下降，肝亚细胞结构异常，反刍动物瘤胃尿素酶减少。镍的主要生物学作用是作为酶的结构成分或活化因子，也可能在体内作为生物配位体的辅助因子使肠道三价铁更易吸收。

（3）钒：部分实验证明钒是一种必需微量元素。实验性缺钒，血浆中胆固醇和三酰甘油含量降低，生长减慢，骨骼发育不良。母鼠流产率高。钒有类似胰岛素的作用。

（4）硅：实验证明硅是高等动物的必需元素。缺硅鼠补充 500mg/kg，可提高日增重25% ~ 34%。体内硅与钼互相拮抗。

（5）锡：作为必需微量元素有促进实验鼠增重的作用。三甲基锡的氢氧化物、二丁基锡的顺丁烯二酸盐、硫酸锡和锡酸钾对实验动物有促进生长作用。缺锡动物供给维生素B_{12}有缓解锡缺乏的作用。

（6）砷：鼠的实验证明，缺砷生长减慢，损害繁殖性能。砷的毒性比硒低。

（7）铅：毒性大，少量对动物有生长促进作用。实验动物缺铅导致生长减慢，红细胞比容、血红蛋白和平均红细胞比容减少，补铅可消除。钙可降低铅的毒性。

（8）锂：鼠的实验证明，缺锂不影响生长，而对繁殖性能有影响。母鼠缺锂导致产活仔数减少，初生体重降低。

（9）硼：已有实验证明动物需要硼。硼有调节甲状旁腺素的作用，间接对钙、磷、胆钙化醇代谢有影响。

（10）溴：是生物圈中较丰富的元素之一，动物体内含量比碘高 50 ~ 100 倍。目前尚无确切证据说明在体内执行何种功能，但发现鸡饲粮可用部分溴化物代替氯化物。

2.4.7 维生素

维生素是一类动物代谢所必需而需要量极少的低分子有机化合物，体内一般不能合成，必须由饲粮提供，或者提供其先体物。食草动物瘤胃（或盲肠）的微生物能合成肌体所需的 B 族维生素和维生素 K。

维生素不是形成肌体各种组织器官的原料，也不是能源物质。它们主要以辅酶和催化剂的形式广泛参与体内代谢的多种化学反应，从而保证肌体组织器官的细胞结构和功能正常，以维持动物的健康和各种生产活动。维生素缺乏可引起肌体代谢紊乱，产生一系列缺乏症，影响动物健康和生产性能，严重时可导致动物死亡。维生素的需要受其来源、饲粮（料）结构与成分、饲料加工方式、贮藏时间、饲养方式（如集约化饲养）等多种因素的影响。

目前已确定的维生素有14种，按其溶解性可分为脂溶性维生素和水溶性维生素两大类。

2.4.7.1　脂溶性维生素

脂溶性维生素包括维生素 A、维生素 D、维生素 E 和维生素 K。它们只含有碳、氢、氧 3 种元素可从食物及饲料的脂溶物中提取。在消化道内随脂肪一同被吸收，吸收的机制与脂肪相同，凡有利于脂肪吸收的条件，均有利于脂溶性维生素的吸收。

2.4.7.1.1　维生素 A

维生素 A 是含有 β - 白芷酮环的不饱和一元醇。它有视黄醇、视黄醛和视黄酸 3 种衍生物，每种都有顺、反两种构型，其中以反式视黄醇效价最高。维生素 A 只存在于动物体中，植物中不含维生素 A，而含有维生素 A 原（先）体——胡萝卜素。胡萝卜素也存在多种类似物，其中以 β - 胡萝卜素活性最强，玉米黄素和叶黄素无维生素 A 活性。维生素 A 和胡萝卜素易被氧化破坏，尤其是在湿热和与微量元素及酸败脂肪接触的情况下。在无氧黑暗处较稳定，在 0℃以下的暗容器内可长期保存。一个国际单位（IU）的维生素 A 相当于 0.3 μg 的视黄醇、0.55 μg 维生素 A 棕榈酸盐和 0.6 μg β - 胡萝卜素。饲粮中 50% ～ 90% 维生素 A 可被吸收，胡萝卜素的吸收率为 50% ～ 60%。

维生素 A 与视觉、上皮组织、繁殖、骨骼的生长发育、脑脊髓液压、皮质酮的合成以及癌的发生都有关系。维生素 A 对于防止某些癌症有一定的作用。

维生素 A 缺乏症。当维生素 A 缺乏时，对弱光的敏感度降低而产生夜盲症；消化道、呼吸道、生殖泌尿系统、眼角膜及其周围软组织等的上皮组织细胞都可能发生鳞状角质化；出现腹泻、眼角膜软化、混浊、干眼、流泪和分泌脓性物等多种症状；膀胱和肾形成结石，动物易患感冒、肺炎、肾炎和膀胱炎等；动物可发生胎儿吸收、畸形、死胎、睾丸退化等症状；出现运动不协调、步态蹒跚、麻痹及痉挛、先天畸形等。T 细胞和 B 细胞的胸腺（鸡为法氏囊）发生萎缩，鸡的法氏囊过早消失。维生素 A 缺乏的动物其抗原抗体的应答下降，黏膜免疫系统功能减弱，病原体易于入侵。

维生素 A 的过量。维生素 A 过量容易引起中毒。症状可表现为骨畸形、器官退化、生长缓慢、失重、皮肤受损以及先天畸形。对于非反刍动物，包括禽和鱼类，维生素 A 的中毒剂量是需要量的 4 ～ 10 倍以上，反刍动物则 20 倍于需要量。据报道，人一次服用 50 万 ～ 100 万 IU 的维生素 A 可致死。

2.4.7.1.2　维生素 D

维生素 D 有 D_2（麦角钙化醇）和 D_3（胆钙化醇）两种活性形式。麦角钙化醇的前体是来自植物的麦角固醇。胆钙化醇来自动物的 7- 脱氢胆固醇。前体经紫外线照射而转变成维生素 D_2 和 D_3。7- 脱氢胆固醇在动物体中可由胆固醇和鲨烯（三十碳）转化而来。后两者大量存在于皮肤、肠壁和其他组织中。人经常晒太阳可以降低血液中胆固醇的含量。

1IU 的维生素 D 相当于 0.025 μg 维生素 D_3 的活性。对于大部分动物，维生素 D_3 的效价比维生素 D_2 高。

维生素 D 缺乏症和过量。缺乏维生素 D 最典型的症状是佝偻病，佝偻病的产生除了钙、磷代谢障碍的影响外，维生素 D 也是一个重要的因素。在孕期维生素 D 过度缺乏会造成新生幼仔先天骨畸形，母体本身骨也受损害。

维生素 D 过量会产生毒性，主要症状为骨损伤，动脉中钙广泛沉积，各种组织和器官都发生钙质沉着，出现跛脚、骨硬化和软组织钙沉积。

2.4.7.1.3　维生素 E

维生素 E（又称生育酚）是一组化学结构近似的酚类化合物。自然界中存在 α- 生育酚、β- 生育酚、γ- 生育酚等 8 种具有维生素 E 活性的生育酚，其中以 d-α- 生育酚活性最高，1IU 的维生素 E 相当于 1mg d-α- 生育酚乙酸酯或 1mg dl-α- 生育酚乙酸酯。合成 d-α- 生育酚 1mg 相当于 1.1IU 维生素 E；天然存在的 α- 生育酚和 d-α- 生育酚 1mg 相当于 1.49IU 的维生素 E，其乙酸盐为 1.36IU。

α- 生育酚是一种黄色油状物，不溶于水，易溶于油、脂肪、丙酮等有机溶剂。维生素 E 易被饲粮中的矿物质和不饱和脂肪酸氧化破坏，因此它本身是一种很好的生物抗氧化剂。

维生素 E 的功能与缺乏症。维生素 E 有几个方面的作用：① 生物抗氧化作用；② α- 生育酚通过影响膜磷脂的结构而影响生物膜的形成；③ 促进前列腺素的合成；④ 维生素 E 和硒缺乏可降低肌体的免疫力和对疾病的抵抗力；⑤ 在氧化还原系统中是细胞色素还原酶的辅助因子；⑥ 参与细胞 DNA 合成的调节；⑦ 可以降低镉、汞、砷、银等重金属和有毒元素的毒性；⑧ 可以节约硒，减轻缺硒带来的影响；⑨ 维生素 E 也涉及磷酸化反应、维生素 C 和泛酸以及含硫氨基酸和维生素 B_{12} 的代谢等。

维生素 E 缺乏时，其症状很多都与硒的缺乏相似，主要表现为肌肉营养不良。幼年动物发生白肌病、雄性睾丸退化、肝坏死、营养性肌肉障碍以及免疫力降低。

维生素 E 的过量　在饲料中添加高剂量的维生素 E，可以提高肉的品质和延长贮藏时间，小鼠、大鼠配合饲料的维生素 E 含量要求 60～120IU/kg，《实验动物　配合饲料营养成分》（GB 14924.3—2010）允许在生长、繁殖饲料使用不超过 240IU/kg 的含量。相对于维生素 A 和维生素 D，维生素 E 几乎是无毒的，大多数动物能耐受 100 倍于需要量的剂量。

2.4.7.1.4　维生素 K

维生素 K 的名字在丹麦语中是"凝结"的意思。天然存在的维生素 K 活性物质有叶绿醌（维生素 K_1）和甲基萘醌（维生素 K_2）。前者为黄色油状物，由植物合成；后者是淡黄色结晶，可由微生物和动物合成。维生素 K 耐热，但对碱、强酸、光和辐射不稳定。香豆素可以降低维生素 K 的活性。维生素的吸收率一般为 10%～70%。维生素 K_3 几乎可全部吸收，而维生素 K_1 的吸收较差，仅为 50% 左右，但在体内存留时间较长，主要从粪中排出。维生素 K_2 是动物组织中的主要维生素 K 形式。

维生素 K 的功能主要是参与凝血活动，是激活凝血因子和凝血酶所必需的物质，维生素 K 缺乏，凝血时间延长。维生素 K_1 和维生素 K_2 相对于维生素 A 和维生素 D，几乎无毒。但大剂量的维生素 K_1 可引起溶血、正铁血红蛋白尿和卟啉尿症。

2.4.7.2　水溶性维生素

目前已确定的水溶性维生素共有 10 种，大多数动物能在体内合成一定数量的维生素 C，人、猴和豚鼠因肝脏中缺少 L- 古洛糖酸内酯氧化酶，故不能在体内合成维生素 C。相对于脂溶性维生素而言，水溶性维生素一般无毒性。

2.4.7.2.1　硫胺素（维生素 B_1）

硫胺素在肝脏经 ATP 作用被磷酸化而转变成活性辅酶焦磷酸硫胺素（羧辅酶），硫胺素在细胞中的功能是作为辅酶（羟辅酶），硫胺素的主要功能是参与碳水化合物代谢，需要量也与碳水化合物的摄入量有关。

硫胺素缺乏表现为食欲和体重下降、呕吐、脉搏慢、体温偏低、神经症状、心肌水肿和心脏扩大及外周神经受损引起的症状，如多发性神经炎、角弓反张、强直和频繁的痉挛，补充硫胺素能使之迅速恢复，还可能出现运动不协调，也可引起两性繁殖力的丧失或降低。

硫胺素的缺乏症，人可出现脚气病，B 族维生素缺乏的影响首先是在生化方面，然后才是组织的病变和缺乏症状的表现。酵母是硫胺素最丰富的来源，谷物含量也较多，胚芽和种皮是硫胺素主要存在的部位。瘦肉、肝、肾和蛋等动物产品也是硫胺素的丰富来源。成熟的干草含量低，加工处理后比新鲜时少。小鼠、大鼠对核黄素的需要量一般为 10～13mg/kg，兔和豚鼠为 7～10mg/kg，犬为 6～13mg/kg，猴为 4～16mg/kg。硫胺素的中毒剂量是需要量的数十倍到数百倍。

2.4.7.2.2　核黄素（维生素 B_2）

核黄素是一种橙黄色的结晶，主要以辅基的形式和特定的酶蛋白结合形成多种黄素蛋白酶，这些酶与碳水化合物、脂肪和蛋白质的代谢密切相关。

如果缺乏维生素 B_2，会出现关节变形、腿弯曲、僵硬、皮厚、皮疹、背和侧面的皮肤有渗出物，晶状体混浊和白内障。

小鼠、大鼠对核黄素的需要量一般为 10～12mg/kg，兔和豚鼠为 8～15mg/kg，犬为 4～5mg/kg，猴为 5～16mg/kg，幼年动物生长速度快，相对需要量比成年动物多。核黄素的中毒剂量是需要量的数十倍到数百倍。

2.4.7.2.3　烟酸（尼克酸、维生素 B₃、维生素 PP）

烟酸是吡啶的衍生物，很容易转变成烟酰胺。烟酸主要通过烟酸胺腺嘌呤二核苷酸（Nicotinamide Adenine Dinucleotide，NAD）和烟酸胺腺嘌呤二核苷酸磷酸（Nicotinamide Adenine Dinucleotide Phosphate，NADP）参与碳水化合物、脂类和蛋白质的代谢，尤其在体内供能代谢的反应中起重要作用，也参与视紫红质的合成。

烟酸缺乏，动物表现为生长缓慢、失重、腹泻、呕吐、皮炎和正常血细胞贫血。鸡的口腔症状类似于狗的黑舌病。食草动物瘤胃（或盲肠）微生物能合成烟酸。小牛饲喂低色氨酸的饲料可产生烟酸缺乏症。

饲料中亮氨酸、精氨酸和甘氨酸过量、色氨酸不足、能量浓度高以及含有腐败的脂肪等，都增加动物对烟酸的需要。

小鼠、大鼠对烟酸的需要量一般为 45～60mg/kg，兔和豚鼠为 40～45mg/kg，犬为 50mg/kg，猴为 50～60mg/kg，每日每千克体重摄入的烟酸超过 350mg 可能引起中毒。

2.4.7.2.4　维生素 B₆

维生素 B₆ 包括吡哆醇、吡哆醛和吡哆胺 3 种吡啶衍生物。合成的吡哆醇是白色结晶，易溶于水。维生素 B₆ 的拮抗物有羟基嘧啶、脱氧吡哆醇和异烟肼。

维生素 B₆ 的功能主要与蛋白质代谢的酶系统相联系，也参与碳水化合物和脂肪的代谢，涉及体内 50 多种酶。维生素 B₆ 对肉食动物具有更重要的意义。

维生素 B₆ 缺乏，动物表现为食欲差、生长缓慢、小红细胞异常的血红蛋白过少性贫血，类似癫痫的阵发性抽搐或痉挛，神经退化，尸检可见有规律性的黑黄色色素沉着，肝发生脂肪浸润、腹泻和被毛粗糙。

高温增加大鼠对维生素 B₆ 的需要。例如，在 33℃时维生素 B₆ 需求量是 19℃时的 2倍，因此在动物运输过程中，需要控制运输车厢内的温度，以减少动物的应激反应。

小鼠、大鼠对维生素 B₆ 的需要量一般为 6～12mg/kg，兔和豚鼠为 6～9mg/kg，犬为 5～6mg/kg，猴为 5～13mg/kg。狗和大鼠维生素 B₆ 的中毒剂量是需要量的 1000 倍以上。

2.4.7.2.5　泛酸（维生素 B₅）

泛酸是一种酸性物质，游离的泛酸是一种黏性油状物，不稳定，易吸潮，也易被酸碱和热破坏。泛酸钙是泛酸的纯品形式，为白色针状物。

泛酸是辅酶 A 和酰基载体蛋白质（Acyl Carder Protein，ACP）的组成成分，饲料中的泛酸大多是以辅酶 A 的形式存在的，辅酶 A 是碳水化合物、脂肪和氨基酸代谢中许多乙酰化反应的重要辅酶，在细胞内的许多反应中起重要作用。ACP 在脂肪酸碳链的合成中有相当于辅酶 A 的作用。

如果缺乏泛酸，皮肤皮屑增多，毛细，眼周围有棕色的分泌物，胃肠道疾病，生长缓慢并表现为典型的臀大肌步态。尸检可发现神经退化和实质性器官的病变。

小鼠、大鼠对泛酸的需要量一般为 17~24mg/kg，兔和豚鼠为 12~19mg/kg，犬为 9~27mg/kg，猴为 13~42mg/kg。泛酸中毒只在饲喂需要量的 100 倍以上的大鼠中发现。

2.4.7.2.6　生物素

生物素有多种异构体，但只有 d-生物素才有活性。合成的生物素是白色针状结晶，在常规条件下很稳定，酸败的脂和胆碱能使它失去活性，紫外线照射可使之缓慢破坏。

在动物体内，生物素以辅酶的形式广泛参与碳水化合物、脂肪和蛋白质的代谢，例如丙酮酸的羧化、氨基酸的脱氨基、嘌呤和必需脂肪酸的合成等。

许多动物的生物素缺乏症都因饲喂生蛋清、无生物素的饲粮或加磺胺药（抑制肠道微生物的合成）引起。缺乏的症状一般表现为生长不良、皮炎以及被毛脱落。

猪表现为后腿痉挛、足裂和干燥及以粗糙和棕色渗出物为特征的皮炎。家禽的脚、喙以及眼周围发生皮炎，类似泛酸缺乏症。胫骨粗短症是家禽缺乏生物素的典型症状。

小鼠、大鼠对生物素的需要量一般为 0.1~0.2mg/kg，兔和豚鼠为 0.2~0.45mg/kg，犬为 0.2mg/kg，猴为 0.1~0.4mg/kg。相对于需要量的 4~10 倍的计量范围内，生物素对于大部分动物都是安全的。

2.4.7.2.7　叶酸

叶酸也叫蝶酰谷氨酸。它是橙黄色的结晶粉末，无臭无味。叶酸有多种生物活性形式。

叶酸参与嘌呤、嘧啶、胆碱的合成和某些氨基酸的代谢，对于维持免疫系统功能的正常是必需的，同时叶酸也是保证动物繁殖性能的必要维生素。

小鼠、大鼠对叶酸的需要量一般为 4~6mg/kg，兔和豚鼠为 1~3mg/kg，犬为 0.16~1mg/kg，猴为 0.2~2mg/kg。妊娠期动物和幼仔应该需要更多的叶酸，叶酸可认为是一种无毒性的维生素。

2.4.7.2.8　维生素 B_{12}（钴胺素）

维生素 B_{12} 是一个结构最复杂的、唯一含有金属元素（钴）的维生素，故又称钴胺素（Cobalamin）。它有多种生物活性形式，呈暗红色结晶，易吸湿，可被氧化剂、还原剂、醛类、抗坏血酸、二价铁盐等破坏。

维生素 B_{12} 重要的功能是促进红细胞的形成和维持神经系统的完整。

维生素 B_{12} 缺乏，猪、鸡、大鼠及其他动物最明显的症状是生长受阻，继而表现为步态的不协调和不稳定。猪的繁殖也可受影响。小牛表现为生长停止、食欲差，有时也表现为动作不协调。人缺乏维生素 B_{12} 会发生恶性贫血和神经退行性病变。

小鼠、大鼠对维生素 B_{12} 的需要量一般为 20~22μg/kg，兔和豚鼠为 20~30μg/kg，犬为 30~60μg/kg，猴为 30~50μg/kg。维生素 B_{12} 的中毒剂量至少是数百倍于需要量。

2.4.7.2.9 胆碱

胆碱是 β - 羟乙基三甲胺羟化物，常用为氯化胆碱和酒石酸胆碱。胆碱参与卵磷脂和神经磷脂的形成，在肝脏脂肪的代谢中起重要作用，能防止脂肪肝的形成。胆碱是神经递质——乙酰胆碱的重要组成部分。

所有动物缺乏胆碱都表现为生长迟缓。饲喂缺乏胆碱和蛋氨酸饲料（表 5-3）的小鼠可引起胆碱缺乏症，表现为生长慢、行动不协调，病理分析明确：从第 8 天起小鼠肝脏即出现脂肪肝性变，2 周即可出现稳定非酒精单纯性脂肪肝（Nonalcoholic Simple Fatty Liver, NAFL），并且病变阶段控制在 NAFL 阶段，即可制备蛋氨酸饲料饮食诱导的非酒精性脂肪性肝炎（non-alcoholic steatohepatitis, NASH）小鼠模型。该模型自 1978 年由 Shinozuka 等提出以来，被国内外的学者广泛应用于药物筛选。小鼠、大鼠对胆碱的需要量一般为 1250mg/kg，兔和豚鼠为 1000 ~ 1200mg/kg，犬为 1400 ~ 2000mg/kg，猴为 1300 ~ 1500mg/kg。

表 5-3　蛋氨酸缺乏饲料和对照饲料（单位：g/kg）

原料（Product）	MCD	MCS
L- 丙氨酸	3.5	3.5
L- 精氨酸	12.1	12.1
L- 天门冬酰胺	6	6
L- 天门冬氨酸	3.5	3.5
L- 胱氨酸	3.5	3.5
L- 谷氨酰胺	40	40
甘氨酸	23.3	23.3
L- 组氨酸	4.5	4.5
L- 异亮氨酸	8.2	8.2
L- 亮氨酸	11.1	11.1
L- 赖氨酸	18	18
L- 苯丙氨酸	7.5	7.5
L- 脯氨酸	3.5	3.5
L- 丝氨酸	3.5	3.5
L- 苏氨酸	8.2	8.2
L- 色氨酸	1.8	1.8
L- 酪氨酸	5	5

续表

原料（Product）	MCD	MCS
L- 缬氨酸	8.2	8.2
氨基酸总量	171.4	171.4
蔗糖	455.3	452.3
玉米淀粉	150	150
麦芽糖糊精	50	50
纤维素	30	30
玉米油	100	100
复合矿物质	35	35
碳酸氢钠	7.5	7.5
复合维生素	10	10
L- 蛋氨酸	0	3
酒石酸胆碱	0	2
红色色素	0.05	0
黄色色素	0	0.05
合计	1009.25	1011.25

2.4.7.2.10　维生素 C（抗坏血酸）

维生素 C 是一种含有 6 个碳原子的酸性多羟基化合物，因能防治坏血病而又称为抗坏血酸。它是一种无色的结晶粉末，加热很容易被破坏。结晶的抗坏血酸在干燥的空气中比较稳定，但金属离子可加速其破坏。

由于维生素 C 具有可逆的氧化性和还原性，所以它广泛参与肌体的多种生化反应。最主要的功能是参与胶原蛋白质合成。此外，还有以下几个方面的功能：① 在细胞内电子转移的反应中起重要的作用；② 参与某些氨基酸的氧化反应；③ 促进肠道铁离子的吸收和在体内的转运；④ 减轻体内转运金属离子的毒性作用；⑤ 能刺激白细胞中吞噬细胞和网状内皮系统的功能；⑥ 促进抗体的形成；⑦ 是致癌物质——亚硝基胺的天然抑制剂；⑧ 参与肾上腺皮质类固醇的合成。

抗坏血酸缺乏可引起非特异的精子凝集，以及因叶酸和维生素 B_{12} 利用不力而导致贫血。

柑橘类水果、番茄、绿色蔬菜、马铃薯和大多数的水果都是维生素 C 的重要来源。

牛奶中维生素 C 含量也较多，但加热消毒易大量损失。

除人、灵长类、豚鼠、鱼、食果子的蝙蝠、昆虫和某些鸟类外，畜禽一般都能合成维生素 C。在妊娠、泌乳和甲状腺功能亢进情况下，维生素 C 的吸收减少，排泄增加。在高温、寒冷、运输等逆境和应激状态下，以及食物中能量蛋白质、维生素 E、硒和铁等不足时，动物对维生素 C 的需要则大大增加。

动物对维生素 C 的需要一般没有规定，人的推荐剂量为 35～100mg，豚鼠为 1500～1800mg/kg，猴为 1700～2000mg/kg。维生素 C 的毒性很低，动物一般可耐受需要量的数百倍，甚至上千倍的剂量。

2.4.7.2.11　类维生素物质

除前面所讨论的 14 种维生素外，还有一些物质，已被证明在某些方面具有维生素的生物学作用，少数动物必须由饲粮提供，但没有证明大多数动物都必须由饲粮提供。属于这一类的类维生素物质有肌醇、卡尼汀、硫辛酸、辅酶 Q 和多酚。还有一类物质，有促进动物肌体代谢的作用或某方面的效益，但还没有被证明对哪种动物是必须由饲粮提供的。这一类物质包括"维生素 B_{13}（乳清酸）""维生素 B_{15}（Pangamic Acid）""维生素 B_{17}（苦杏仁苷）""维生素 H_3（Gerovital）""维生素 U"以及"葡萄糖耐受因子"，这类还不能确定是动物所必需的，又称为假维生素。关于这些物质是否属于维生素还有待进一步证明，也涉及维生素概念及定义的进一步阐明。

3　实验动物全价配合饲料

在天然饲料和工农业副产品中可以单独满足动物营养需要的物质种类极少，严格地说几乎是不存在的。动物体为维持自身生命活动及从事各种生产活动需要各种营养物质。粗放饲养情况下，动物的生产水平不高，加之其所处的生活环境给它提供了广泛的自我调节条件，动物体可以通过寻觅、采食，进行营养物质摄取的自我调控。在此种情况下，对动物供给的营养物质品种、数量问题并不突出。在实验环境中，实验动物处于基本上与自然环境隔绝的条件下。因而其所需营养物质完全取之养殖者所提供的饲料，所以全价营养供应是必然的选择。实验动物标准化，也使动物对营养物质供应的要求更加苛刻。为此，必然需要全价营养的完善日粮搭配，以期全面满足实验动物对各种营养物质的要求。

3.1　日粮、饲料、饲料配方和全价配合饲料

所谓日粮（Ration），是指满足一头动物一昼夜所需各种营养物质而采食的各种饲料总量。在畜牧生产实践中，除极少数动物尚保留个体单独日粮饲养外，通常均采用群饲。为便于饲料生产工业化及饲养管理操作机械化，常将按群体中"典型动物"的具体营养需

要量配合成的日粮中的各原料组分换算成百分含量，而后配制满足一定生产水平类群动物要求范围的混合饲料。在饲养业中为区别于日粮，将这种按百分比配合成的混合饲料称为饲粮（Diet）。依据营养需要量所确定的饲粮中各饲料原料组分的百分比构成，称为饲料配方（Formula）。饲料生产厂家可按照不同的饲料配方生产出符合各种动物不同需要的系列配合饲料（Formula Feed）。

日粮、饲料及配合饲料间存在着极其密切的关系，都以具体饲喂对象的营养需要量（饲养标准）为依据，日粮、饲料和配合饲料必须符合某饲养对象或其类群的具体营养需求。饲料配方就是以具体饲喂对象的营养需要量为依据，考虑所用饲料组分的具体情况进行科学搭配、补充并计算出各个构成组分含量所占百分数量的配合方单。

3.2　日粮及配合饲料

国标《实验动物　配合饲料营养成分》（GB 14924.3）中规定了实验动物对各种营养物质的需要量。其表达方式以各种营养物质在单位重量（常为 kg）中的浓度表示。为了保证实验动物所采食的饲料含有国标中所规定的全部营养物质量，就必须对饲用原料进行相应的选择和搭配，即配合日粮、配合饲料或饲粮。

3.2.1　按配合饲料或日粮组分的精细程度分类

3.2.1.1　天然原料日粮

是指用经过适当机械加工的谷物、牧草、水果、蔬菜、鱼粉、骨粉等原料和适当的添加剂配成的日粮或全价配合饲料。在正常情况下，繁育生产各种实验动物都是使用这类饲料。

3.2.1.2　纯化日粮

原料经精炼后配制的日粮称纯化日粮（或称纯化全价配合饲料）。如酪蛋白作蛋白质来源，糖或淀粉作碳水化合物来源，植物或动物油作脂肪的来源，纤维素作粗纤维的来源再加上化学纯的无机盐和维生素。这类饲料只适用于做某种研究实验的动物。

3.2.1.3　化学成分确切的日粮

采用化学上纯净的化合物如氨基酸、糖、三酸甘油酯必需脂肪酸、无机盐和维生素制备的日粮，称化学成分确切的日粮或称化学成分确切的配合饲料。这类饲料只适用于有特殊营养素限定的试验。

纯化日粮和化学成分确切的日粮在用于试验研究时，均可按试验要求，通过变更配合原料，制成某种特定原料物质或缺乏或过剩的饲料配方，便于营养研究。

3.2.2　按饲料的物理性状分类

3.2.2.1　粉状饲料

是把所用原料按需要粉碎成大小均匀的颗粒，再按比例混合好的一种料型。这种饲料加工简单、成本低，便于试验时随时加入一些药品。但容易引起动物挑食，造成浪费，比重不同的原料在运输中容易分离。

3.2.2.2　颗粒饲料

是以粉料为基础经过蒸汽加压处理而制成的块状饲料，其密度大、体积小，可改善动物的适口性，因而增加动物的采食量，避免挑食，保证了饲料的全价性，提高了饲料报酬。且压制过程中能破坏部分有毒成分，起到一定的杀虫灭菌作用。但成本较高，一部分维生素和酶等的活性受到破坏。

3.2.2.3　碎粒料

是将加工的颗粒饲料再经破碎加工提供一种小颗粒饲料的方法，多用于鱼料或雏鸡料。

3.2.2.4　膨化饲料

是在高温、高压下强迫湿粉通过模孔而形成的。这种料对鱼类、非人灵长类、犬、猫的适口性很好。其他动物不宜使用。

3.2.2.5　烘烤饲料

烘烤的成本较高，但可起到一定消灭微生物的作用。

3.2.2.6　半湿或胶状饲料

这类饲料是在粉料中加入水和琼脂、明胶或其他凝胶剂。当试验中加入有毒化合物或粉尘成为问题时，可采用这类日粮，其适口性比干日粮好，而且便于测量动物的采食量。但易受微生物生长的影响，必须冷藏。生酮饮食饲料为此类饲料。

3.2.2.7　液体饲料

是为适应实验动物特定需要而加工配制的。如过滤灭菌和剖宫产幼仔及非人灵长类新生儿等。酒精性脂肪肝饲料常为这类饲料。

3.2.2.8　罐装饲料

这类饲料含水量较高（通常为 72% ~ 78%），其营养一般是调配完全的，或者是充作调味但营养并不完全的"补充剂"，多用于猫、犬的饲料。

3.3　饲粮的概念及意义

饲粮的概念：饲粮是针对某一种类生产性质或水平相近的动物的营养需要，按百分比配合的平衡饲料。它不同于日粮，但与日粮有密切关系。它是以日粮组成为基础，将构成日粮的各种饲料组分的数量换算成百分比，而后扩大配合成的，是通用化了的日粮。在实际生产中，饲粮所含营养物质水平并不完全符合饲喂对象中每个个体每日的具体营养需要，它是针对一定生产类别的动物群体的。

配合饲料工业所生产的产品——全价配合饲料，实际上是饲料。它不是针对具体饲喂对象的要求，但在群体饲养实践中，靠饲喂对象自身的采食量调节即可保证每个动物的生产营养需要。饲粮给养殖实践和饲料生产的工业化提供了极大的方便，也极大减少了实验动物饲养员的工作量。

由于饲粮是扩大的群体日粮，因而其营养指标就不能用每只每日需要量来表示。通常饲粮的营养水平表示方法为营养浓度。营养浓度是指单位重量饲料中含有的各种营养物质量。如每 kg 饲粮中含有多少 MJ、g、mg 等。有时也用相对指标表示，饲粮中每 MJ 能量对应的蛋白质、氨基酸、维生素等的 g、mg 等。

3.4 饲料配方的设计

不论日粮、饲料或者配合饲料，都是由多种饲料原料根据动物的营养需要及饲养特点按相应的比例组成的，而这里所确定的各种饲料原料的搭配比例，就是饲料配方。

饲料配方是工业生产配合饲料的必要前提和遵循依据。对相同种类、生产性质和水平的动物，根据其营养需要，用不同的饲料原料，可以拟制出无数个各具特点的饲料配方。

饲料配方是根据动物的营养需要、饲料的营养价值、原料的状况及价格等条件合理地确定各种饲料原料的配合比例。

3.4.1 配方设计的原则

进行饲料配方设计，必须选用合适的动物饲养标准，掌握饲料成分及营养价值表和原料的种类、来源及价格。选用适宜的原料（包括品质、体积的适口性），充分利用当地的原料资源，做到因地制宜和因时制宜，尽量选用营养价值较高而价格低廉的原料，并注意原料的搭配，使各种原料之间的营养物质互相补充，以提高饲料的利用效果。

3.4.2 配方的计算方法

饲料配方计算技术是近代应用数学和动物营养学相结合的产物。它是实现原料合理搭配，获得高效益、低成本饲料配方的根本手段；是生产全价饲料，实现实验动物标准化饲养的一项重要的基础工作。

饲料配方的常规计算方法有交叉法、联立方程法、试差法。目前用电子计算机优选饲料主要配方已很普遍，有线性规划法和多目标选择法。

3.4.3 设计配方的基本流程

首先确定动物饲养标准，选用合适的原料；根据原料的具体情况，确定部分饲料给量，用玉米、豆粕、鱼粉等原料，按多边形交叉法或联立方程法，首先补足能量及粗蛋白两项指标；接着补足其他指标，比如钙、磷、盐、氨基酸、矿物质和维生素。

3.5 标准化饲料配方（表 5–4、表 5–5）

国内有很多实验动物饲料生产厂家，各家公司对饲料配方保密，国内研究单位选择的饲料也各有差别，因此造成实验动物的差别。而我国现执行的实验动物配合饲料标准（GB 14924.3—2008），对各项营养成分只有很粗略的规定（大部分只指出上限或者下限），不同生产者根据此标准会生产出差异很大的产品，严重影响科学研究，影响科研成果的可信度，成为我国科学研究走向世界的障碍，严重制约着我国实验动物饲料标准化的进程。而实验动物饲料的饲料配方、原料组成、营养物质是否全面，有毒有害物质的含量等因素直接影响实验动物的采食量、生长发育情况及健康状况，最终影响动物实验结果的准确性。不同实验室之间或同一实验室不同研究阶段都应该使用符合标准、质量可靠和稳定性好的实验动物饲料。合理的饲料配方不仅可以使动物发挥最大的生产性能，提高动物的质量，而且可以降低饲料成本，提高经济效益。

饲料标准化是保持动物正常状态所使用的所有饲料，而且是在广泛的研究中普遍采纳的饲料营养素含量及其他有关质量的控制措施。使用统一标准的饲料，有利于研究在同一平台上开展。因此，推行标准化的实验动物经典配方，是势在必行的大事。表 5-4 根据我国目前实验动物饲养应用的具体情况，介绍部分经典饲料配方，供不同动物、不同试验要求选用。

表 5-4　几个经典实验动物饲料配方

原料	NIH41	NIH31	NIH07
全麦粉	34.9	35.5	23
玉米	21	21	24.25
全燕麦	10	10	
小麦麸	10	10	10
鱼粉	9	9	10
豆粕	5	5	12
豆油	2	1.5	2.5
苜蓿草粉	2	2	4
玉米蛋白粉	2	2	3
磷酸氢钙	1.5	1.5	1.25
啤酒酵母	1	1	2
预混料	0.6	0.5	0.5
石粉	0.5	0.5	0.5
盐	0.5	0.5	0.5
脱脂奶粉			5
干糖蜜			1.5

注：以上 3 个配方是美国国立卫生研究院（National Institutes of Health，NIH）推荐使用的大、小鼠饲料。NIH41 为辐照饲料，NIH31 为高压灭菌饲料，NIH07 为普通级饲料。

表 5-5　纯化饲料配方的介绍

原料	AIN-93M	AIN-93G	AIN-76A
玉米淀粉	465.7	397.5	150
酪蛋白	140	200	200
麦芽糖糊精	155	132	
蔗糖	100	100	500
豆油	40	70	
玉米油			50
纤维素	50	50	50
混合矿物质	35	35	35
混合维生素	10	10	10
L- 胱氨酸	1.8	3	
DL- 蛋氨酸			3
酒石酸胆碱	2.5	2.5	2

注：单位为 g/kg，这是由美国营养学会（American Institute of Nutrition，AIN）推荐的大、小鼠纯化日粮。AIN-93M 适用于大、小鼠维持阶段；AIN-93G 适用于包括生长、繁殖阶段全生命周期，以改善动物生产性能；AIN-76A 适用于大、小鼠整个生命周期，为科研界提供了一个新的方案，很多模型饲料是在 AIN-76A 基础上开发出来的。

4　饲料的加工及其质量控制

饲料的营养价值不仅决定于饲料本身的成分，而且也受加工调制的影响。饲料经过加工调制，能改变饲料原来的理化性状，增加适口性；消除饲料中有害有毒的因素，提高饲料的消化率；同时便于饲喂和贮存。因而饲料的加工调制是充分利用各种饲料、科学地饲养实验动物的有效途径。

饲料加工调制的方法很多，因加工调制的目的不同，方法也各异。这里仅就与实验动物饲料调制有关的方法简述于后。

4.1　粉碎、切碎

各种饲料原粮都要进行粉碎，其目的首先在于配制饲料时使各种原料能充分混合均匀，便于动物采食，减少浪费。

4.2 蒸煮、焙炒或烘烤

豆类籽实中含有一种抗胰蛋白酶，经蒸煮处理，可使其破坏，从而提高蛋白质的消化率。禾谷类籽实经 130 ~ 150℃焙炒后其中一部分淀粉变为糊精，产生一种香味，可刺激食欲，增加适口性，对消化率也有提高。也可杀灭一部分病原微生物。

犬和猫的饲料，一般经过蒸煮可增加采食量，但饲料在加热过程中，会使饲料中原有的胡萝卜素等多种维生素遭到破坏，而且长时间高温会使蛋白质凝固，降低利用率，因此温度不宜过高。对长期饲喂蒸煮后饲料的动物，应注意维生素的添加。

4.3 颗粒饲料的调制

颗粒饲料是根据动物营养需要配制的混合粉料，经颗粒饲料机或膨化颗粒饲料机压制成颗粒形状的饲料。根据不同动物的采食特点，使其具有不同大小的颗粒和硬度。一般来说，小鼠、大鼠、仓鼠的颗粒料直径以 8 ~ 12mm 为宜。豚鼠、家兔的颗粒料以 3 ~ 5mm 为宜，颗粒料能使饲料充分混匀，防止动物挑食，适口性良好，便于饲喂和贮存等。

4.4 发芽饲料的调制

发芽饲料是将禾谷类籽实在适宜的温、湿度下，使其发芽而成，是一种优良的维生素补充饲料。籽实在发芽过程中，部分淀粉转化为麦芽糖，蛋白质部分分解为氨化物，有较多的维生素。发芽饲料中最常见的是麦芽，麦芽中含有多种维生素和多糖类。

5 实验动物饲料的营养监测

主要对全价营养饲料进行营养成分的检测。经常监测常规养分与混合均匀度，定时监测微量元素、维生素和氨基酸及有毒有害成分。全价营养饲料中不得掺入抗生素、驱虫剂、防腐剂、色素、促生长剂以及激素等添加剂。

5.1 实验动物饲料的营养监测

实验动物配合饲料按 GB 149249.9 ~ GB 14924.12 规定的测定方法进行检验。出厂产品应符合本标准的各项规定，并附有产品质量合格证。产品检验分出厂检验和型式检验。

5.1.1 出厂检验

出厂产品的检验以同批原料生产的产品为一批，出厂检验的项目为感官指标和常规营养指标。

5.1.2 型式检验

有下列情况之一时一般应进行型式检验：

(1) 老产品转厂生产的试制定型鉴定。

(2) 正式生产后，如配方、工艺有较大改变，可能影响产品性能时。

(3) 正式生产时，定期或积累一定产量后，应周期性进行一次检验。

(4) 产品长期停产后，恢复生产时。

(5) 出厂检验结果与上次型式检验有较大差异时。

(6) 国家质量监督机构提出进行型式检验的要求时。

型式检验的项目为感官指标、常规营养指标、氨基酸以及卫生指标。

开发新产品时，还应增检的项目为维生素、矿物质及微量元素指标。

采样方法按《饲料 采样》（GB/T 14699.1）的规定执行。

判定规则。质量检验中如单项营养指标不符合标准规定可取同批样品复验。复检不合格，则该批产品为不合格。判定值范围以检测方法误差的 2 倍计。微生物检验中的不合格指标不得复检。

5.2 实验动物饲料的污染控制

饲料污染影响实验动物健康和动物实验结果。国家实验动物配合饲料卫生标准 GB 14924.2—2001，对化学污染物（包括农药六六六、DDT，重金属矿物质砷、铅、镉、汞，黄曲霉毒素 B_1）和微生物（致病菌沙门氏菌、大肠菌群、霉菌、酵母菌等）指标进行了限定。实际上，由于种种原因饲料原料中重金属等超标现象较为常见，储存和加工过程中也可能发生微生物等污染。

饲料中的有机氯农药残留六六六、DDT 等进入动物体后，不能被有效分解，积累或贮存在细胞、组织、器官内，危害动物的生命与健康。有毒矿物元素砷、铅、镉、汞等及其化合物在全身各组织器官的蓄积量达到一定水平时，产生相应的胃肠炎、肾炎、神经系统等疾病，引起肌体生物酶失活，代谢障碍，产生组织病变，可使动物体致癌、致畸、致突变。微生物的危害：一是含有致病性细菌如沙门氏菌、志贺氏菌、肉毒梭菌等的饲料使动物产生中毒性疾病；二是霉菌及其代谢产物可使饲料感官性状恶化，适口性下降，还能引起肠炎、消化功能降低、淋巴功能下降，特别是毒性最强的黄曲霉毒素 B_1 对各种动物都是一种强烈的肝毒性毒素，可使动物致癌、致畸，甚至死亡。

5.2.1 污染来源、污染途径和污染控制

实验动物饲料中的六六六、DDT，主要来源于植物性饲料中的农药残留，如玉米、饼粕、糠麸等。这些曾经使用过的农药本身及其代谢产物化学性质稳定，在农作物及环境中消解缓慢，分散在土壤、大气、水等环境中残存的农药，一部分又会被植物吸收造成农药残留，通过饲料进入动物体内。

矿物质污染的主要原因及主要途径：一是工业"三废"的排放和砷、汞、镉、铅等高残留、毒性强的农药和化肥的过度使用，以及公路两旁的铅污染，使这些有毒矿物质及其化合物进入环境且长期残存，并转移到饲料中；二是养殖业使用的砷制剂，95%的砷通过粪便排泄到体外并进入土壤和水中，造成环境污染，随后又转移到粮食、饲料、牧草中；三是饲料加工设备中有毒矿物质可能会污染所加工的饲料。

微生物可通过多种途径进入饲料：原料在田间和储存、加工和运输过程中均可能造成饲料微生物污染。原料和成品在仓储条件差、高温高湿环境下，可能产生霉变和腐败，还可能发生虫害、鼠害，造成饲料污染。鱼粉等动物性饲料在加工、运输、储藏过程中易受到微生物（尤其是沙门氏菌）污染。饲料在加工过程中处理不当也可能造成新的污染。

饲料生产单位应制定产品卫生质量控制标准。其中原料卫生质量控制标准是重中之重，建立内部原料质量验收标准，为杜绝农药污染、有毒有害物质污染和发霉变质的原料等奠定基础。

在配方设计中，合理选择原料，不选用化学污染物、重金属、有害微生物含量较高的原料和含抗营养因子的原料。不使用非营养性添加剂，如抗生素、驱虫剂、防腐剂、激素等药物添加剂。尽可能使用清洁的饲料原料和避免使用含有天然有毒有害物质的原料，如不使用肉骨粉、骨粉、血粉、动物下脚料及制品等易污染的原料，以及棉籽饼（粕）、菜籽饼（粕）等原料。

减少残留和交叉污染，针对易发生交叉污染的设备，制定清理规程，减少残留饲料引起有害微生物污染的可能性。实验动物饲料加工设备不得用于加工添加了药物和非营养添加剂等原料的家畜家禽类饲料，以防止造成交叉污染。

实验动物饲料是以保证实验动物质量和动物实验结果的准确性为主要目的的，因此，应高度重视对饲料中化学污染物和微生物的控制。要实现饲料产品卫生指标达到国家标准要求，不能只考虑成本和经济效益。要保证对饲料中化学污染物和微生物控制措施的落实，必须建立科学完善的质量管理体系和可操作性强的标准操作规程，并在有效监督下得到贯彻执行。

5.2.2 实验动物饲料原料质量要求

原料的质量控制：主要对原料进行监测，目的在于指导原料和调整配方，保证合格的产品。首先对新购原料进行感观检查，主要包括原料的色泽、气味、杂质含量、发酵、霉变等。其次是水分、营养物质及污染物质含量的检测，如所检原料中的各种营养成分与标准不符，则不能使用。应特别注意鱼粉，尤其是国产鱼粉中的掺杂使假行为。饲料原料均应符合下列相关的国家或者行业标准的质量指标：

《饲料用玉米》（GB/T 17890—2008）

《饲料原料 豆粕》（GB/T 19541—2017）

《饲料原料 鱼粉》（GB/T 19164—2021）

《饲料用大豆》（GB/T 20411—2006）

《饲料添加剂　饲用活性干酵母（酿酒酵母）》（GB/T 22547—2008）

《饲料酵母》（QB/T 1940—1994）

《饲料添加剂　磷酸氢钙》（GB 22549—2017）

《饲料级　沸石粉》（GB/T 21695—2008）

《饲料添加剂　氯化胆碱》（GB 34462—2017）

《苜蓿干草粉质量分级》（NY/T 140—2002）

《饲料用稻谷》（NY/T 116—1989）

《饲料原料　小麦》（NY/T 117—2021）

《饲料原料　皮大麦》（NY/T 118—2021）

《饲料原料　小麦麸》（NY/T 119—2021）

《饲料用米糠》（NY/T 122—1989）

为了保证实验动物的正常生长，饲料原料不得使用菜籽饼粕、棉籽饼粕、亚麻仁饼粕等含有有害毒素的饲料原料。饲料原料应符合《饲料卫生标准》（GB 13078—2017）的规定，不得使用发霉、变质、被农药及其他有毒有害物质污染的饲料原料。

5.2.3　实验动物配合饲料卫生标准

实验动物配合饲料应该符合《饲料卫生标准》（GB 13078—2017）和《实验动物配合饲料卫生标准》（GB/T 14924.2—2010），其中《饲料卫生标准》（GB 13078—2017）为强制标准。

5.2.4　实验动物配合饲料包装材料质量要求

钴⁶⁰辐照灭菌饲料包装应选用耐辐照、不易破损、不污染环境的材料，并密封包装。饲料的内包装材料应符合《食品安全国家标准食品辐照加工卫生规范》（GB 18524—2016）要求，应选择合适的包装方式，包装应方便辐照加工的进行。包装应能有效地避免辐照加工后的再污染，一般使用双层抽真空包装，内层为牛皮纸袋，外层为塑料和尼龙组成的复合袋，用牛皮纸箱包装，每箱净重不超过 25kg。

5.3　实验动物饲料的灭菌方式

饲料来源比较复杂，在收获、打碾、运输、贮存以及饲喂前的加工调制等各个环节，都有可能污染病原微生物，应通过消毒使饲料合乎卫生标准，对于 SPF 级及以上动物的饲料则必须彻底灭菌。

5.3.1　实验动物饲料的灭菌方式和器皿消毒

5.3.1.1　干热消毒法

加工成形的颗粒料，置烤箱内在 70～80 ℃烘烤 6h，细菌总数可控制在 $4.27 \times 10^{3} \sim 4.23 \times 10^{4}$，并能完全杀灭大肠埃希菌和霉菌。如温度过高，时间过长，不仅养分损失多，多种维生素大部分遭到破坏，且饲料变得过分坚实，降低适口性。

5.3.1.2　高温高压灭菌法

为将细菌全部杀死，要在 121℃、1.0kg/cm^2 的高温高压蒸锅内加热 15min 以上。用高压灭菌必须使蒸汽渗透饲料内部，操作时预先将锅内减压至 −80kPa 以下，但维生素 C、维生素 B$_1$、维生素 B$_6$ 和维生素 A 等，遇热会受到破坏，而纯化学性饲料比天然饲料更稳定。此法也可以用于实验动物笼具和器皿的消毒，也是最常用、最可靠的方法之一，但能耗较高。

5.3.1.3　药物熏蒸灭菌法

熏蒸是利用化学药品的气雾剂对饲料进行消毒。如用环氧乙烷进行灭菌，熏蒸后必须在低于 20℃ 的自然空气中将残余气体挥发。实验证明，即使这样处理，最后在饲料中仍残存一些对动物代谢有害的化合物，但对于笼具的消毒效果较好，而且对材料的损害较低，建议有条件的单位使用环氧乙烷灭菌器用于消毒笼具和器皿。

5.3.1.4　γ 射线辐照灭菌法

通常在对谷物类饲料消毒时，采用 5kGy 以上剂量钴^{60}辐照，营养成分损失甚小。γ射线对维生素 B$_1$ 和维生素 B$_6$ 仅有微小破坏，而在纯化学饲料中损失则较大。此法在灭菌效果和对营养素的破坏程度方面都优于其他方法，应该优先考虑。根据实践经验，以高压高温灭菌法和 γ 射线辐照灭菌法最为常用，且效果最为可靠。

辐照剂量的规定遵照《饲料辐照杀菌技术规范》（NY/T 1448—2007），无菌动物饲料和悉生级动物饲料辐照杀菌的最低有效剂量为 25.0kGy，最高耐受剂量为 50.0kGy。SPF 级动物饲料和清洁级动物饲料辐照杀菌的最低有效剂量为 10.0kGy，最高耐受剂量为 25.0kGy。

5.3.2　常用灭菌方式对饲料中营养成分的影响

5.3.2.1　对常规养分的影响

高温高压法（121℃、20min）可引起粗蛋白损失 4.2% ~ 4.3%，γ 射线辐照灭菌法等其他方法对饲料中常规养分（水分、粗蛋白、粗脂肪、无氮浸出物、粗纤维、粗灰分）均无明显影响。

5.3.2.2　对维生素的影响

高温高压法消毒的饲料，除维生素 E 含量比较稳定外，其他维生素均有不同程度的损失，其中，维生素 C 几乎全部损失，维生素 A 损失 10.2% ~ 13.3%，维生素 D 损失 10% 左右，维生素 B$_1$ 损失 47.0% ~ 56.7%，维生素 B$_2$ 损失 15.7% ~ 23.6%，烟酸（尼克酸）损失 13.7% ~ 26.2%。钴^{60}辐照灭菌仅使维生素 B$_1$ 损失 20.0% ~ 22.9%，对其他维生素的含量无显著影响。也有人报道，经 30kGy 钴^{60} 的 γ 射线辐射后，维生素 A 损失 67%，维生素 E 损失 43%，维生素 B$_1$ 损失 19%，维生素 B$_2$ 损失 8%。经高压蒸汽灭菌后，维生素 B 损失 84%，维生素 A 损失 69%，维生素 E 损失 18%。

5.3.2.3　对氨基酸的影响

高温高压法，可使饲料中胱氨酸减少 22.2%，赖氨酸减少 22.7%，精氨酸减少 15.8%，钴⁶⁰ 辐照法对饲料中氨基酸含量无显著影响。

5.3.2.4 对矿物质的影响

矿物质的含量相对稳定，高温高压和钴⁶⁰ 辐照法对饲料中钙、磷、铜、铁、锰、钴、镁、碘、镉等矿物质的含量均无显著影响，而且有机矿物质比无机矿物质更耐高温。

5.3.3 灭菌饲料的贮存和运输

饲料库房应具备干燥、凉爽、通风良好的环境，并具有防鼠、防昆虫的设备，严禁与有毒有害品同存。各种饲料应分批、分类堆放整齐，建立清楚的记录台账。饲料存放量不要过多，贮存时间不宜过长。

消毒灭菌过的饲料应用无菌纸袋包装，或存放于清洁塑料桶内，贮存时间以不超过 2 个月为宜。辐照后的饲料应分类、分等级贮存在干燥、通风、清洁、卫生的仓库中，辐照产品和未辐照产品应分别存放在辐照区和未辐照区，严禁受潮。不应与有毒有害或影响产品质量的物品混存，防止交叉污染。装卸和运输过程中应防潮、防高温，不应与有毒有害或影响产品质量的物品混装运输，防止内外包装破损及二次污染。

在常温下贮存，普通级实验动物饲料的保质期为 6 个月，无菌级动物饲料、悉生级动物饲料、SPF 级动物饲料的保质期为 12 个月。

第二节　实验动物饮用水

在实验动物的饲养和实验过程中，饮水是不可或缺的。作为活的试剂与度量衡，水的质量是保证实验动物饲养环境安全的重要环节。实验动物设施中，污染的未经处理的饮用水是绿脓杆菌的常规来源，也是动物交叉污染的主要渠道。水中的高细菌含量不仅影响实验动物健康，还会引起动物的发病甚至死亡，其作为变量在实验中更能直接干扰实验结果。

实验动物饲养过程的伦理学善待原则之一是：应满足实验动物对饮食、饮水的要求，使之不受饥渴之苦。给予的饲料和饮用水，既要充足又应符合国家标准的质量要求。在实验动物妊娠期、哺乳期等特殊生理状态下，应满足其对营养和饮食的特殊需要。限制实验动物饮食、饮水必须要有正当的理由。

1　实验动物饮用水的国家标准

《实验动物管理条例》明确规定：普通级实验动物的饮水应当符合城市生活饮水的卫生标准；无特定病原体级和无菌级实验动物的饮水应当符合城市生活饮水的卫生标准并经灭菌处理。实验动物环境设施国家标准 GB 14925—2010 规定："普通级实验动物饮水应符合《生活饮用水卫生标准》的要求，清洁级及其以上级别实验动物的饮水应达到无菌要求。屏障环境和隔离环境内饲养的实验动物饮用水须经灭菌处理。"因此,实验动物饮用水的标准根据动物微生物质量等级的不同而不同;还要根据实验动物的品种以及动物所处的生理阶段、饲料性质及环境温度等因素调整实验动物的饮水量,如:幼年期动物、哺乳期动物饮水量较多;同时也要符合所进行试验的研究要求,如饲喂高蛋白饲料时,一定要保证充足的饮水量,否则动物体内的尿素无法有效排除,会导致动物细胞中毒等。

2 实验动物饮用水的灭菌方式

在实验动物屏障环境的运行中,水的污染将直接导致环境和动物的污染,进而影响实验动物质量和实验结果。因此,选用合适有效的灭菌方法对引进设施的原水进行灭菌处理,是保证动物饮用水质量的关键。实验动物饮用水的灭菌方法很多,主要包括粒子过滤法、活性炭过滤法、高压灭菌法以及去离子法等。通常实验动物设施在实践过程中是多法并用以确保灭菌效果的。

2.1 粒子过滤

首先,通常选用直径在 $5.0 \sim 0.2\,\mu m$ 的粒子过滤物质移除原水中的大粒子,防御水生污染物。盛放过滤粒子的容器应该定期检查和更换,以排除过滤物中积存的营养物质,避免细菌生长。

2.2 活性炭过滤

活性炭可以吸附原水和动物饮用水系统中的氯和有机物质。这些化学物质可以形成有害的三氯乙烷污染饮用水。随着有机物质吸附量的增加,介质达到饱和极限,活性炭过滤芯的有效性会降低,需要定期检查、洁净。

2.3 反渗透

正常渗透作用下,水是从低浓度溶液经过半渗透膜向高浓度溶液流动的。反渗透是利用压力的作用,逆着正常渗透作用流动,即水从高浓度溶液通过半透膜向低浓度溶液流动。反渗透膜的孔径达 $0.01\,\mu m$,只有水分子及部分矿物离子能够通过,可以除去原水中的矿物质、细菌、内毒素 / 热源质和病毒。由于随着时间推移,反渗透膜收集的高密度的营养物质有益于细菌生长,进而污染下游的饮用水,因此常规情况下,反渗透膜需要每 2 年更换一次。

2.4 去离子化

通过离子交换树脂能够除去原水中不溶性的离子化合物,但是并不能除去有机物质、细菌或是其他的微生物。由于微生物菌落能够在营养丰富的树脂表面形成并且生长，因此离子交换树脂同样需要进行定期消毒，以防污染饮用水。

2.5　高温高压

通过直接增加压力和温度的方式，彻底杀灭水中微生物。通常使用设施的高压蒸汽灭菌器对水进行高温高压处理。

饮用水灭菌程序：① 将饮水瓶内部及瓶塞和吸水管清洗干净后，再盛装饮水至瓶容量的 2/3；② 饮水瓶瓶口用装有吸水管的胶塞塞紧，然后将饮水瓶装入专用灭菌盒或钢丝框内整齐地摆放在灭菌小车内；③ 开启高压蒸汽灭菌器操作侧门，将灭菌小车推入灭菌器内筒，关好门；④ 选择液体灭菌程序，重新设定灭菌参数（送蒸汽时间：10min；灭菌温度及时间：121℃、30min；放置时间：20min），启动灭菌器工作；⑤ 灭菌过程完成后，在灭菌器反向操作侧将门打开，拉出灭菌小车，取出灭菌水放置在洁净物品架上（搬运时小心操作，防止烫伤），再将灭菌小车推入灭菌器内筒中，将门关好。

2.6　微电解技术

微电解技术又称内电极法技术，1980 年引入我国，主要应用于染料、石油化工、重金属、医药等废水的处理，近年也逐渐应用到实验动物饮用水的处理上，并取得了较好的灭菌效果。

3　实验动物饮用水的处理方法

我国实验动物饮用水是参照人的饮用水标准，同时 SPF 级及以上实验动物饮用水要求无菌。虽然各地水质参差不齐，但基本上都是以符合生活饮用水标准的市政自来水作为动物饮用水源。但由于自来水运送中间环节会产生二次污染，其中细菌是最难控制的，即使水中只有极少量营养物质存在，细菌也可以在低营养模式状态下，结合于水系统的内表面形成生物膜，随着生物膜的增长，可脱离开并流到下游，污染整个动物饮用水系统。因此，对屏障环境实验动物饮用水还需要经过氯化、酸化、紫外线照射和臭氧等方法进行相应处理，以控制动物饮用水中的残余细菌。

3.1　氯化作用

氯是最廉价并常用于饮水系统中的消毒剂，它能有效地杀灭细菌和病毒。通常市政自来水中已加入了氯，其残余浓度为 0.5 ~ 2.0mg/L。为了补充城市供水系统中逸散丢失的氯，在动物饮用水中补充氯以更好地抵御假单胞杆菌等抗低氯微生物，降低生物膜的形成。

3.2　酸化作用

pH 在 2.5～3.0 的酸化水在 60s 内可以有效杀灭绿脓杆菌和其他革兰阴性菌。因此，在动物饮用水中加入适量的盐酸，能有效杀灭和抑制细菌。输送酸化水的自动饮水系统，应定期用 20mg/L 氯溶液冲刷，以便杀死抗酸微生物。

3.3　紫外线照射

紫外线能量可以穿透细胞膜进入细胞体内，破坏细胞 DNA 阻止细菌复制，通常能杀死 90% 的有机物。紫外线处理并未改变水的化学成分，是一种安全有效的处理方法。但紫外线无持续杀菌功能，同时使用紫外线照射的方法需要对紫外线灯进行定期维护，包括灯泡的更换和擦拭等。紫外线消毒对高度清澈的、纯净的反渗透水或是去离子水是非常有效的，因此要注意水的质量和流速。

实验动物饮用水纯化和处理方法应该根据实际需要多种结合使用，同时定期监测动物饮用水的 pH、硬度、微生物或化学污染物等，以确保水的质量达到规定的要求。

4　无菌水的生产设备

实验动物饮用水水质是实验动物饲养环境的重要影响因素，实验动物饮用水对细菌的去除要求高，屏障环境实验动物的饮用水更必须是无菌水，所以一般实验动物饮用水处理设备也称为无菌水设备。通常实验动物设施会结合设施使用范围、实验动物的饮水方式和所选灭菌方式等因素来选用合适的无菌水生产设备。不管选用何种生产设备，都应符合以下要求：无毒无味、流水通畅、不漏水、便于动物饮用、能够保持饮用水不被污染、便于清洗、耐化学或者高温消毒。

实验动物饮用水设备的核心工艺一般有两种，一是反渗透纯水制造工艺，另一种是超滤净水制造工艺。两种工艺均经多介质过滤、活性炭吸附、保安过滤、自动软水器、精密过滤器和核心工艺部分等针对进水水质的差异而配备的相应处理单元，中间附加浸没式紫外线杀菌器、臭氧发生器、过流式紫外线杀菌器和计量泵加药使水酸化等预处理，最终获得高质量无菌纯净水供动物饮用。

反渗透是使用一个高压泵对高浓度溶液提供比渗透压差大的压力，水分子将被迫通过半透膜到低浓度的一边，反渗透可以滤除 90%～99% 的包括无机离子在内的绝大多数污染物，反渗透是水纯化系统的一种非常有效的技术，因为反渗透能去除大部分的污物，所以它经常被用作纯净水制造核心工艺。鉴于反渗透在水质纯化过程中是非常关键并且反渗透膜的更换价格较高，因此一定要选择对反渗透膜有保护功能的预处理系统。由于预处理后的水将通过反渗透进行再一步的净化，所以一定要尽量去除对反渗透膜有影响的杂质，包括大颗粒物质、余氯以及钙离子和镁离子等。由于反渗透过滤设备运转需要较高的维护成本，且膜的使用寿命有一定年限，如后期维护不及时会对水质有影响。同时实验动物长期饮用缺少矿物质离子的纯净水是否会对后期科研产生影响还有待进一步的研究探讨。

超滤工艺。超滤是利用一种压力活性膜，在外界推动力（压力）作用下截留水中胶体、颗粒和分子量相对较高的物质，而水和小的溶质颗粒透过膜的分离过程。通过膜表面的微孔筛选可截留分子量为 $1 \times 10000 \sim 3 \times 10000$ 的物质。当被处理水借助于外界压力的作用以一定的流速通过膜表面时，水分子和分子量 < 300 的溶质透过膜，而大于膜孔的微粒、大分子等由于筛分作用被截留，从而使水得到净化。也就是说，当水通过超滤膜后，可将水中含有的大部分胶体硅除去，同时可去除大量的有机物等。超滤的膜组件分为板式、管式、卷式和中空纤维组件。目前在饮用水制备行业，一般用中空纤维组件，超滤进水水压不能高也不能低，要求在 $2 \sim 3kg$。超滤的出水不是纯水，经过了预处理再超滤的水是比较适合人和动物长期饮用的净化水。所以在预知水源水质的情况下，用到超滤是一种比较方便和节能的措施，而对于未知水源或水源水质变化比较大的情况，用反渗透工艺会耗能但更加保险。

另外，较小的实验动物设施可以选用高温高压设备制备动物饮用水。通常按厂家设定模式，将待处理的水在 $121℃$、$0.25MPa$ 维持 $20min$，即可实现对水中微生物的杀灭。此种方式虽然灭菌效果较好，但操作劳动强度很大而且供水量有限，特别是长期高温高压会使水瓶瓶口因结碱而堵塞瓶嘴。

动物饮用水处理设备在动物饲养和动物实验中具有非常重要的地位，所以我们应该认真对待，在详细了解水源水质的情况下，合理组合各项处理工艺，在长期运行中保持水质达标稳定和经济节能。这样才能真正做到动物饲养和设施维护的标准化。

5　实验动物饮用水储存和输送设备

大型实验动物设施、生产设备制备的无菌水通常会先储存在净水储水箱中，再通过净水管道输送到设施内。因此，在实验动物饮用水的供应过程中，净水储水箱和净水管道的无菌控制也是非常关键的环节。

实验动物饮用水净水箱应该根据无菌水的特点专门设计，如果材料选择用不锈钢，内外都要做抛光处理。普通净水箱的顶盖设计一般都是单扣式，也没有橡胶圈密封，这样外面空气中的微生物很容易进入水箱造成水的污染，所以实验动物用的净水储水箱通常采用中间有一层橡胶密封的法兰式顶盖，以隔绝空气中的微生物。此外，还可以采用抗菌食品级的 PE 水箱。

研究发现，高压灭菌水样的存放保质期可设置为 2 周，而未经高压灭菌的过滤水水样储存 1 周就会有细菌产生。从净水储水箱到设施内实验动物饮用水出水口的管路，即存在因过滤水停留而滋生微生物的隐患。要解决管路中微生物滋生的问题，一种方法是缩短水在管路中停留的时间，这比较适合用水量大的单位；另一种方法是建立管路水循环系统，即当设备开机供水时，管道中的水就在流动供应的同时回流到净水箱，在净水箱中经过重新杀菌后再由纯水泵抽到管道中供应到设施内，如此循环灭菌，达到无菌效果。这种设计虽然在初期建设时投入较多，但从长期效果来看既保证了水质、节约了水量，又简化了后期的维护、减小了劳动强度。

实验动物饮用水系统的末端，即饮水口或出水口通常有两种模式：一是饮水末端以水龙头的形式暴露在设施内的洁净区域，使用时打开水龙头灌装动物饮水瓶后供给动物饮用；二是自动饮水系统，即饮水末端就是动物的饮水嘴。

第一种设计，因为末端的出水龙头无法纳入循环区域，因此这一段必须控制在50cm以内，每次灌装水瓶前，最初一段水用于冲洗水龙头并弃用，以保证动物的饮用水为循环灭菌水；同时，因为饮水瓶内的含菌量会随着饲喂天数的增加而增加，因此实验动物的饮水存储时间越短越好，最佳方式则为当天灌喂。第二种设计，因为饮水嘴的暴露和开放，及与动物口腔食物的接触，极易造成逆行污染，若没有有效的持续杀菌机制，也难以避免逆行污染。此外，供水管网中的沉淀附着物以及循环供水管网的死角均有滋生微生物的潜在风险。因此，屏障环境实验动物设施无菌水系统的持续杀菌作用是杜绝逆行污染、供水管网沉淀颗粒和死角等污染的关键。

为保证动物饮用水系统各个环节的正常运行，以及保证动物饮用水能达到使用标准，还必须对动物饮用水系统进行定期的维护和检查。维护检查内容包括：① 清洗反渗透膜：每天1次，调节流量阀使废水流量达到最大值，并保持废水和纯水的流量比为3∶1，清洗10～20min。② 检查过滤棉：查看过滤棉和活性炭上方的压力表，当压力表指示的压力值相差5kg以上时，需联系相关人员更换过滤棉。③ 检查电导率：当电导率检测仪上电导率超过100μs/cm时，需更换RO膜。④ 检查纯水泵压力，压力值应＞40kPa。⑤ 检测活性炭性能：每月1次，从活性炭旁的取样口取水样，用水检测仪检测样品的氯浓度，氯浓度在0.1mg/L左右为正常；若氯浓度超过0.2mg/L，则需要更换活性炭。⑥ 检测消毒液：每天1次，查看存储桶中的消毒液是否使用完并及时添加消毒液，同时根据每天检测的纯水中的氯浓度值调整消毒液的浓度。

6　实验动物饮用水的污染控制

要长期维持设施内实验动物饮用水的标准，就必须对饮用水无菌化处理的各个环节进行实时监测，定期采集检测终端水样中的微生物，及时发现并定期更换耗材（包括活性炭、滤膜等）。

实验动物饮用水无菌化处理后，通过定期采集终端水样进行菌落培养来检测水质菌落情况。取水样时应注意无菌操作方法，饮水端水龙头用酒精灯烧灼 3min 灭菌后，打开水龙头使水流 2min，用无菌小药瓶采水样，适当稀释待测样品，取稀释液接种到血平皿上，37℃培养 24h，若发现有菌落生长则及时找出原因采取措施。

一般活性炭的使用寿命为 3~6 个月，建议最多使用 3 个月要更换 1 次。如果进水浊度高，活性炭的微孔很容易被堵塞，减弱其吸附功能，因此可以通过控制进水浊度延长活性炭的使用周期。一般滤膜的更换周期为 8~12 个月，反渗透膜的更换周期为 8~10 个月。只有严格地把控好无菌水制备的各个环节，才能得到合格的实验动物饮用水。在监测过程中，一旦发现动物饮用水中微生物含量超标，应立即停止无菌水制造并从水处理的各个环节寻找原因，及时检修机器和管路。

第三节　实验动物垫料

随着生命科学的发展和科技的进步，对实验动物的质量提出了越来越高的要求。研究人员采用标准的动物实验方法，使用标准的实验动物在标准的环境条件下进行实验，才能得到准确、可靠、重复性高的实验研究结果。实验动物环境是指人工控制的实验动物繁殖、生长的特定场所及有关条件，即围绕实验动物的所有事物的总和。实验动物环境包括外环境和内环境，其中内环境是指依科研要求和人们的意愿，将实验动物的生长、繁殖或活动限定在某种特定的人工场所内。内环境又分为小环境（微环境）和大环境，实验动物微环境指包围实验动物个体的饲养盒内所有因素的总和，它除了包括对实验动物直接产生影响的各种环境因素、理化因素和生物因素外，还包括饲养盒的结构、饲养盒的制作材料和垫料类型等。

实验动物垫料是铺垫在动物笼具硬底面上的一种保护材料，分为接触性垫料和非接触性垫料。前者是指铺垫在动物饲养盒的底部，用于吸尿、吸湿、做窝、保暖等，和动物的身体直接接触的材料，是啮齿类动物一生中接触最频繁的环境因子；后者指置于悬挂式动物笼具和分离式动物饲养盒下方的托盘内，通过饲养盒的底部的孔隙承接动物排泄物和吸湿，没有和动物的身体直接接触的材料。

垫料与实验动物的生活息息相关，起着保温隔热、吸附动物的排泄物及动物排泄物氧化降解后释放出的有毒有害气体（如氨、硫化氢等）、保持笼内干燥从而维持实验动物的清洁卫生以及帮助动物筑巢等诸多作用。同时，实验动物的行为和生理需要在标准化的饲养设施和笼具内得不到满足的地方，可以通过使用合适的垫料得到改善和满足。垫料为动物繁殖、生长提供必要舒适的生存环境，改善了实验动物的福利，是影响实验动物质量和动物实验结果的重要环境因素，是实验动物饲养中必不可少的基础条件。研究表明，垫料的类型和质量直接关系着实验动物的健康、实验动物生理活动和动物实验的结果，是国际公认的影响实验动物健康、动物实验结果和动物福利的重要环境条件之一。因此，实验动物垫料的质量是保证实验动物质量的一个重要环节，更是衡量实验动物福利的一个重要内容。动物垫料必须是干净卫生清洁的，垫料的物理和化学特性必须有利于动物健康和动物福利。

1 实验动物垫料的种类及来源

垫料由于直接与动物接触，是实验动物饲养中必不可少的条件之一，其质量是影响实验动物质量的重要因素之一。合格的垫料应不含挥发性、刺激性物质，动物适应性好，无毒性，其质地应符合啮齿类动物啃咬、挖掘的生活习性，动物可在其中做窝，营造舒适的生长繁殖小环境，这样才不会对动物实验造成干扰。在采购和接收垫料时，应选用符合来源稳定、无污染、无毒、物理特性优良、对动物实验干扰少等标准的材料，对垫料原材料所含的杂质和微生物等应设定许可浓度范围。垫料在使用前需要进行灭菌处理，并对灭菌效果进行检测，对给料方法（如实验药物混合在饲料中）、垫料的种类、使用量和更换情况等也要进行检查。

国际上对实验动物垫料没有明确、统一的质量标准，我国虽然还没有制定实验动物垫料的国家标准，但国家和地方的相关标准中对实验动物垫料的物理性状、化学及生物特性都有明确的规定和要求。实验动物工作人员也长期致力于寻找满足动物需求和动物福利的垫料原材料。作为垫料应满足容易获得、价廉、粉尘少、无毒性、无污染、无芳烃类气味、对人和动物无害、干燥、吸湿性好、保温性好、易于做窝、无营养并不被动物食用、易清理、不助长微生物、不诱导动物产生酶、不引起动物皮肤与黏膜损伤等特点。目前最为传统和常用的垫料原材料为木质垫料，如刨花和锯末、玉米芯、再生纸、秸秆、果壳及其他纤维材料等几十种。

以木材刨花和锯末为原料的垫料是最常用的，要根据实际饲养动物种类选用合适的木材原料，选择适合动物生长繁育的、吸水性强、含水量低、保温性能好、粉尘少和易处理的树种，尽量避免选用芳香性软质木料，不同木材垫料的来源树种，其化学性质和物理性质有明显的差别。研究表明，松木、杉木等芳香性木料会释放挥发性物质，影响动物的肝功能和免疫系统；而泡桐刨花和白杨刨花的吸水性、舒适性都较好，且无明显毒性，安全可靠。此外，啮齿类动物还可以通过啃咬垫料，满足生活习性和补充营养。木材垫料中的刨花垫料是国内应用较早且最广泛使用的垫料，因其质地松软、舒适性和吸水性好、较少污染和发霉，更多地被用于繁育期啮齿类动物的营巢材料。锯末垫料吸水性强，舒适性较好，但粉尘多，会增加动物呼吸道的感染，要根据实际情况使用，更多地用于非接触性垫料。通常把垫料中含有的直径 < 300 μm 以下的颗粒定义为垫料的粉尘，如果垫料中直径 < 300 μm 颗粒的重量占垫料总重量的 1% 以下，则可以被认为是合格的垫料。另外要注意的是，木材来源的垫料应通过专门的加工生产进行供应。木材加工厂在生产过程中

产生的刨花和锯末等下脚料，由于来源复杂、有些含脂溶性可挥发性物质且带有甲醛等有毒有害物质，不适宜作为实验动物的垫料。木材垫料的主要不足之处是来源不够稳定；有些木材含脂溶性可挥发性物质，对实验动物具有毒性作用；木材资源紧缺、供应紧张，因使用量大而造成木材资源的浪费。

以玉米芯为原料的垫料，是将玉米粒剥下后剩余的玉米芯粉碎制成小颗粒垫料。随着加工工艺的日趋完善，玉米芯已逐渐成为垫料的主要来源。玉米芯垫料是目前最为理想的啮齿类实验动物垫料。以玉米芯为原料的垫料，主要具有以下特点：① 可生物降解，对环境无破坏性影响；② 是农业生产的副产品，价廉易得，来源丰富，且易于加工；③ 质地柔软，弹性大，保暖性好；④ 吸湿性好，吸氨性强，吸附动物排泄物的能力强，能长期有效保持动物笼盒里的干燥和清洁；⑤ 小型啮齿类动物不采食，动物适应性好；⑥ 细胞毒性低，对动物生长、发育、繁殖及其正常行为无影响；⑦ 粉尘少，不会对动物和环境造成污染。但玉米芯垫料具有加工时硬度和尺寸不易控制，一旦被动物吃下，其中残留的农药等化学物质会危害动物的健康，黏附性差，不易用于筑巢等缺点。在加工时要注意去除杂质和农药残留，同时不能用于孕期及哺乳期的动物。

以再生纸为原料的垫料是国外常用的垫料之一，是将废纸重新处理、软化，切成碎片、纸条或加工成纸团，当作垫料使用。纸质垫料吸水性极好，但其来源有限，生产成本高，有些漂白纸中还存在有害物质，目前我国很少应用。

蒲草和芦苇等纤维材料也是较好的垫料材料，近年来正在逐步开发和推广。研究表明，它们富含纤维、质地柔软蓬松、资源丰富，具有良好的吸水性、吸氨性、保暖性、粉尘少等优点，成本低，无公害，动物适应性好。

在啮齿类动物饲养过程中，垫料原料还要符合啮齿类实验动物磨牙、啃咬的生活习性，要确保原料无毒性或无有机毒性物质的污染，微生物含量少，适宜生长繁殖的环境和动物福利的改善，以及垫料本身理化特性稳定，不应含有挥发性、刺激性物质，对于动物本身及研究人员无毒性作用，使用后适宜于无害化处理。多项研究表明，大、小鼠更喜欢自然柔软的、易于藏身和筑巢的垫料，而对垫料的原材料、垫料的形状和结构没有选择倾向。而对特殊实验阶段的动物，要选择不同质地的垫料。如实验动物麻醉苏醒期的垫料不宜使用木屑和刨花，因为这类垫料易黏附于眼睛、鼻子或伤口上，应该使用更舒服的衬垫物，如质地类似羊皮的实验动物专用的合成衬垫物，或用毛巾、毯子等。

总之，啮齿类动物垫料是铺垫在实验动物笼具硬表面上的一种接触性保护性材料，它既为实验动物提供保暖、筑巢和舒适的富化环境材料，满足实验动物躲避、掘洞等生活习性，同时又承载着对笼内环境中动物的排泄物及其降解产物的吸收功能，减缓诸如细菌、霉菌等微生物生长繁殖，从而减少氨气、二氧化碳等气体的产生以及有害细菌毒素的积聚。实验动物生产和实验设施在实践过程中，应充分利用每种垫料的优点，规避它们的缺点，根据不同的管理方式和动物种类，综合比较后选择较合适的垫料。

2　实验动物垫料的品质控制

垫料的质量直接影响着实验动物的健康和动物实验的结果，因此必须控制好实验动物垫料的品质。通常来说，实验动物垫料的品质应该符合但不限于下述指标：① 垫料的材质应符合动物的健康和福利要求；② 制造原料需来源清楚，无毒性、无异味、无污染，不宜选用对动物健康有影响的芳香类、油脂类原料；③ 制造原料宜采选用木质、纸质、农作物或其他材质的吸湿性好的材料；④ 垫料成品应大小均一，粉尘少；⑤ 制造原料应具稳定的理化特性，耐高温、耐高压，且生产加工和高压灭菌后无有害物质产生；⑥ 对人员无害、无安全隐患；⑦ 废垫料可以进行无害化处理；⑧ 制造原料容易获得且价格低廉。建立实验动物垫料质量评价体系是一个多学科交叉的系统工程，包括卫生学评价、毒理评价、舒适性评价等。

2.1　垫料原材料来源的品质控制

木材是最常用的实验动物垫料的原材料之一，此外，常用的原材料还有：玉米芯、再生纸、秸秆、果壳及其他纤维类材料等。木材是实验动物最合适的垫料原材料，其中又以木材刨花形式使用效果最佳。其他原材料开发比较成功的是玉米芯和再生纸垫料。国内目前正在研发的蒲草、芦苇等也可能成为较理想的垫料原材料。在原材料来源的品质控制方面，首先应该考虑的是用量最多的木材，包括木材资源的种类、木材加工现状、木材价格等。其次要考虑的是玉米芯和植物纤维（如秸秆、蒲草、芦苇等）。最后是精细化的、价格相对较贵的再生纸等。

评估实验动物垫料质量标准最重要的 3 个指标是垫料安全性、吸收性和舒适性。

首先要对垫料原材料进行严格的卫生学检测。卫生学检测的重点是确定原材料内是否残留危害动物和人类的杀虫剂、杀菌剂、抑菌剂和重金属元素，以及原材料的微生物情况。在质量评定时，要检查化学杀虫剂、真菌毒素、亚硝胺、消毒剂的残留和重金属等。通过卫生学检测应确保原材料在化学方面无异味，无芳香类、挥发性化学物质，无农药，无重金属污染等；在生物方面无对动物和实验有害的微生物（如大肠埃希菌、沙门氏菌、霉菌、细菌）、寄生虫和昆虫等污染，无虫蛀。在质量评定时用于不同微生物控制等级实验动物的垫料还需要检查相应的细菌、病毒、寄生虫和真菌等。通过调查、研究、分析这些原材料产区和生产加工过程中可能使用的农药、防腐剂、抗生素等种类、剂量、可能的残留量、可能的重金属污染等。参考国内外相关标准，列出我国垫料中杀虫剂、杀菌剂、抑菌剂和重金属等有害物质的检测项目，根据动物品种和实验要求规定出这些有害物质在垫料中的最大含量，制定相应检测标准。同时定期对成品进行全面的化学性检测，测定内容包括重金属元素（如铅、汞、镉、砷、钼、铍等）、微生物（如大肠埃希菌、沙门氏菌、绿脓杆菌等）、杀虫剂和毒素等。目前我国尚未明确规定垫料中重金属的控制指标，但根据美国标准的规定，重金属残留量应控制在：汞< 0.09mg/kg；铅< 0.2mg/kg；铬< 0.01mg/kg。

其次是对垫料原材料进行毒性检测。垫料原材料本身可能含有影响动物健康的物质，可以通过一般毒性检测、细胞毒性检测和微核试验对垫料进行安全性评价。一般毒性检测方法：用垫料的水浸出物、醇浸出物、醚浸出物对实验动物进行灌胃、经眼、经皮等试验，观察动物状态，通过这类急性毒性实验可以确定垫料对实验动物的毒性作用。细胞毒性检测方法：常规体外培养的小鼠 Hepa-1 细胞系对有害的化学物质非常敏感，常被用于研究垫料提取物潜在的毒性。微核试验：通过测定骨髓多染性红细胞核率来评价垫料对动物的致畸作用，通过测定肝微粒体酶活性来确定垫料对实验结果的影响。通常也会采用血液生化指标检测结合组织切片观察的方法来确定垫料对动物肌体的整体毒性。如松树和雪松类木材中刺激物的毒性问题。雪松中主要刺激物是皱酸，松树属树木中主要有害成分是松香酸。不同产地的这两类树木中皱酸和松香酸含量也不同。如西方红雪松中皱酸的浓度比东方白雪松和日本雪松的要高。研究发现，皱酸和松香酸能引起人免疫介导的过敏和炎症反应、哮喘、鼻炎、结膜炎等，雪松和松树类中木质素的一些成分经过氧化、结构异构化后会生成致癌物。对动物的研究更多地集中在木材垫料提取物的毒性方面，细胞水平研究发现软木类垫料能使小鼠 3 种肝微粒体酶活性增加 33%，睡眠时间减少；小鼠 Hepa-1 细胞对潜在的对人和环境有害的化学物质非常敏感；软木和桤木的细胞毒性比白杨大（白杨也有毒性）；松树刨花和木材混合的锯屑酶诱导作用和细胞毒性最强，而玉米芯几乎没有酶诱导作用和细胞毒性。在垫料的致癌性研究方面，发现使用低树脂的松树垫料加上雪松刨花使 C3H-AvyfB 雌性小鼠乳腺癌平均发病时间稍微提前；东方红雪松使 C3H-Avy、C3H-AvyfB 和 CBA/J 小鼠自发肝癌、乳腺癌的时间明显提前，发病数量增加；木材锯屑诱导小鼠肝单氧合酶；滤纸质垫料可能使肝肿瘤增加。小鼠实验显示，松树垫料使小鼠脾 PFC 数量显著提高、肝重增加；使用松树垫料小鼠的繁殖力比使用白杨垫料小鼠低得多。如果让小鼠自己选择，发现小鼠最喜欢白杨垫料，其次是云杉、白桦，没有一只小鼠选择松树垫料。不同级别或不同种类的动物对垫料的要求也有差异。分析已知的、未知的和无法控制的实验动物垫料中的毒性物质的作用，对于动物生产和实验都是至关重要的。特别是在动物实验研究中，虽然采用了标准化实验设施和饲料，但由于垫料毒性和酶的诱导作用有大有小，使用同一近交系动物在不同的实验室对同一药物或化学物质得出的毒性结果可能是不一样的。因此，严格控制垫料的质量、减少这个动物最接近的环境因素对实验结果的干扰是非常有必要的。理想垫料的原材料应该是本身含有的化学成分对动物无害或带来的危害最低，引起免疫反应的可能性小的材料。

最后是对垫料进行舒适性和吸收性评价。总的来说，垫料要吸湿性强、柔软舒适、能筑巢，不能引起实验动物皮肤、黏膜的损伤，动物不能采食。易于高压消毒灭菌，易于贮存，最好能重复利用，同时还要检查垫料颗粒的均匀性，粉尘多少和有无异物、针刺物等。其中，吸湿性使垫料具有吸收动物排泄物中的水分、保持实验动物生活环境干燥舒适的特性。垫料的吸湿性能是以每克垫料吸收水分的克数作为评价指标的：将一定重量的垫料用孔径为 2.0mm × 2.0mm 的尼龙网包扎后置于水中，一定时间后取出静置于网架上，水滴净后称重，前后两种垫料重量的差值即为吸收水分的重量，该重量除以干垫料重量的百分比值即为垫料的吸湿性能。吸氨性是以饲养笼内氨浓度作为评价指标：用适合的塑料袋套住笼子，吸收管的橡胶管深入笼子中心点，扎住袋口，以 0.5L/min 的流量收集气体 2min，依纳氏比色法在分光光度计测定并计算采集样品的氨浓度，即显示垫料的吸氨性能。使用合适的垫料有利于改善实验动物的福利等方面，垫料的舒适保温、吸湿性能以及干燥性能等物理性状是评价垫料品质中非常重要的指标。垫料舒适性主要靠动物对垫料的反应来判断，垫料吸收水分和氨浓度的能力可以通过测试得知。在垫料舒适性评价方面，通常参考 Ago 等设计的评价方案：在不同且互通盒子里放不同的垫料，小鼠可自由进入任何一个盒子，通过测量小鼠在某种垫料的盒子里停留和睡眠时间的长短，可以推断出小鼠喜欢的垫料种类，以此判断动物对垫料的感受性，从而给出垫料舒适性和吸收性方面的评价。研究发现，C57BL/6J 雄性小鼠睡眠时间从长到短依次是：硬木、白云杉、白松和红雪松。大鼠喜欢白杨，其次是碎纸条和玉米芯。另外，通过观察比较动物的摄食、繁殖活动及某些生理、生化指标等，也可以反映垫料的质量，做出相应的评价：不同的垫料对小鼠生殖力的影响是不同的，相比而言，蛭石比松木刨花和桉树锯屑效果好；不同垫料对小鼠进攻行为也有不同影响，因为柔软的垫料容易藏身，所以柔软的玉米芯和谷物壳类垫料可降低小鼠好斗的行为。如果垫料氨吸收性能差、盒子更换周期长、盒子底部氨浓度超标，则会严重影响动物健康。因此，除了舒适性外，垫料对水和氨的吸收性也很重要。研究表明，在吸收性方面，木材垫料优于玉米芯垫料。值得注意的是，动物饲养盒内微环境的湿度和氨浓度还取决于垫料更换周期，如果盒子内垫料更换周期短，盒子内氨浓度和湿度则相对较小。也就是说，改善动物生活环境需要各方面配合。当然也还要考虑经济方面的因素，垫料要价廉易得，来源清楚，节能环保。

综上所述，表 5-6 列举的是垫料质量评估需要考虑的标准，为实验动物垫料的标准化提供参考依据。

表 5-6　垫料质量评估标准

吸收水分（Moisture absorbent）	不能使动物变干（Desiccating to the animal）
结合氨（Ammonia binding）	没有污染（Uncontaminated）
没有粉尘（Dust free）	没有毒性（Nontoxic）
不利于微生物生长（Unable to support microbial growth）	对动物正常行为有益（Optimizes normal animal behavior）

不能食用（Inedible）	可以制巢（Nestable）
没有营养（Non-nutritious）	价格低（Inexpensive）
没有味道（Nonpalatable）	容易得到（Readily available）
没有着色性（Nonstaining）	不易燃（Fire resistant）
动物不喜欢咀嚼（Unlikely to be chew or mouthed）	使用后可以焚烧处理（Disposable by incineration）
不对动物造成外伤（No traumatic）	化学性能稳定（Remains chemically stable）
灭菌（Sterilization）	形状统一（Uniformity）
容易储存（Easy stored）	没有臭味（Nonmalodorous）
清洗动物笼具无有害物质产生（Nondeleterious to cage washers）	对实验研究人员安全、无害（Noninjurious and nonhazardous to personnel）

2.2　垫料品质控制的评价体系

垫料作为维持实验动物舒适性和卫生的铺垫物，是提供给实验动物居住、生长、繁殖及进行实验的重要人工条件之一，是为实验动物营造人工环境、进行环境控制的基础条件和必要材料。在现行的国家标准（GB 14925—2010）和实验动物相关管理条例中，对于垫料的规定有：应选用吸湿性好、尘埃少、无异味、无毒性、无油脂的材料；需经消毒、灭菌后方可使用。《实验动物管理条例》（中华人民共和国国家科学技术委员会令第 2 号，1988 年 10 月 31 日）第十五条提到"实验动物的垫料应当按照不同等级实验动物的需要，进行相应处理，达到清洁、干燥、吸水、无毒、无虫、无感染源、无污染"。《药品非临床研究质量管理规定》（2003 年 9 月 1 日）第十条提到研究单位"具备饲料、垫料、笼具及其他动物用品的存放设施。各类设施的配置应合理，防止与实验系统相互污染。易腐败变质的动物用品应有适当的保管措施"。国外对垫料的要求相对具体，美国国家研究委员会实验动物资源研究所编辑出版的《实验动物管理及使用指南》一书列明"垫料是可以控制的环境因子，对动物实验结果和动物健康有影响。兽医或管理人员应该与动物实验研究人员讨论选择使用合适的垫料。没有一种垫料适合所有种类的实验动物或动物实验研究。软木类垫料经常使用，如果未经处理，影响动物的代谢，不适合某些种类的实验研究。雪松刨花亦不建议使用，因其会排放出芳香性碳水化合物，会引发动物肝微粒体酶具有细胞毒性，还能增加癌症发生率。如果经过热处理有害物质含量会降低，可以避免上述问题的发生。因此，在购买动物垫料时，要对垫料制造流程、检测办法、储存方式等进行详细了解"。国外一些专业化垫料生产企业或大的研究机构也设有自己的检测标准，如美国国立卫生研究院制订了"软木屑垫料的技术规范"，从微生物特性、化学污染、杀虫剂残留和重金属等 4 个方面检测垫料。

垫料质量直接影响动物的健康和动物实验的结果，提高垫料质量涉及科学研究、经济、人道、法律等方面的诸多问题。垫料质量体系的评价，首先面对的是不同种类动物对垫料要求不同的问题，无论是小鼠还是豚鼠、是普通级动物还是 SPF 级动物、是繁殖动物还是用作实验研究的动物等。其次垫料应该是本身含有的化学成分对动物无害或带来的危害最低，引起免疫反应的可能性小。同时还要考虑原材料的容易获得和物美价廉。因此，实验动物垫料质量评估体系应该包括物理性状评价、化学性状评价、微生物特性评价、卫生学评价、安全性评价和舒适性评价（表 5-7）。

表 5-7　实验动物垫料质量的检测评估指标

物理性状评价	化学性状评价	微生物特性评价	安全性评价	舒适性评价
垫料颗粒整齐性	杀虫剂和多氯化物	标准菌斑和菌落总数	一般毒性试验	适应性试验
含尘量	杀菌剂	寄生虫	细胞毒性检测	生长繁殖试验
含水量	抑菌剂	酵母菌和霉菌	微核试验	
吸水性	黄曲霉素	大肠埃希菌和沙门氏菌	血液生化指标检测	
吸氨性	去污剂残留	绿脓假单胞菌	组织切片观察	
保湿性	乙醚提取物			
对皮肤刺激性检测	重金属（氟、铅、镉、汞、砷、铋、锰和锌等）			
	农药残留（有机氯农药、有机磷农药和其他有机农药）			

2.3　垫料加工、包装和运输

垫料经加工形成的颗粒大小和形状应符合动物和实验需求。啮齿类动物可能更喜欢柔软、容易筑巢、藏身、相对大一些、不整体、粗糙、反光性低的颗粒垫料。垫料颗粒太小，可能产生更多的粉尘，不利于动物和人的健康，因此不建议选用颗粒 < 1.2mm × 1.6mm 的垫料；垫料颗粒太大，动物的舒适性可能要差一些。木材垫料在加工过程中要筛除木片、木条和过小的粉末。

为了维持垫料品质及减少被污染的机会，垫料的包装应使用完全密封的、一次性包装材料。

垫料在运输及储存过程中均宜用垫板、架子或台车来与地面隔离。

2.4　垫料的储存和使用

垫料的采购：① 垫料质量必须符合国标（GB 14925—2010）要求，每批垫料必须提供生产日期、质量合格证和第三方检测报告等信息；② 垫料的保质期不应该超过 1 年。

垫料的储存：① 垫料仓库应避免暴露在阳光下，必须保持干燥、防虫、防鼠、防霉变、防化学污染、远离污染源，垫料在仓库放置需离地离墙；仓库环境指标控制在温度 ≤ 21℃、湿度 ≤ 50%；② 垫料采购入库必须验收登记，验收不合格产品及时退回，登记内容包括购买时间、数量、供应商信息等；③ 垫料要与其他物品分开，分批保存，及时盘点库存；④ 垫料领用出库必须登记，登记内容包括领用时间、数量、领用人信息等；⑤ 未开封垫料的贮存时间不超过 6 个月；⑥ 未开封垫料可少量存放在动物室或洁物室内。

垫料的灭菌：没有经过灭菌处理的垫料是微生物污染和寄生虫传播的主要途径之一，所以国家实验动物质量控制标准要求，无论是普通级实验动物还是屏障系统内的实验动物所用的垫料都应经过消毒灭菌处理。消毒的方法主要有：高压灭菌法、射线照射法、化学熏蒸法、微波灭菌法和干烤灭菌法等。132℃、20min 高温高压蒸汽灭菌法消毒时间较短，消毒效果可靠，能彻底杀灭垫料中的微生物，是常用的垫料灭菌方法，采用此法灭菌时，垫料会吸收湿气而失去吸水性，潮湿垫料也利于微生物生长，因此对采用此法灭菌的垫料应有足够的干燥时间及良好的储存条件，高压灭菌后的垫料必须静置一段时间待干燥降温后方可使用。钴^{60}辐照灭菌法能一次性处理大量垫料，省时省力，不会引起其中物质的变化，不会影响垫料的吸水性，不会影响实验动物的生长繁殖，是一种比较可靠、经济的灭菌方法。甲醛熏蒸法，杀菌广谱、杀菌力强、操作简便、成本低廉，对物品无损害或损害轻微，但此法对人有一定的毒性、腐蚀性，杀菌所需时间也较长，是一种可供选择的垫料灭菌方法。

垫料的使用：① 垫料要定期更换，以维持垫料的舒适度，垫料更换周期应根据垫料的吸氨能力制定，通常每周更换 1~2 次，但在发现垫料发生污染或水浸等特殊情况时，应立即予以更换；② 对于特殊品系或实验如糖尿病小鼠，或生仔数量特别多的繁殖笼，更换频率增加一倍；③ 而在某些情况下，如母鼠受孕后期及哺乳初期等阶段，垫料的更换不应过度频繁。

第四节　实验动物笼器具

实验动物笼器具是使用塑料或不锈钢等材料制作的用于实验动物饲养和实验的各种工具。笼具是实验动物的生活场所，并对实验动物的活动范围进行限制。实验动物直接生活在笼具中，其小环境对动物非常重要，在笼具外的大环境达到标准的情况下，保卫动物的小环境质量取决于笼具，它们离实验动物最近，对动物和实验产生的影响最直接，不容忽视。

笼具设计和制造的原则是建立合理的初级屏障，与次级屏障、个体防护和管理措施共同保证人员安全、环境安全、实验质量以及动物福利。笼具应适于清洗、消毒等操作，一次性笼具除外。

笼具应不以任何方式引起人员和动物受伤。笼具应有足够的空间，制作动物笼具的材料应不影响动物健康、耐腐蚀和碰撞、足够坚固、减少噪声、防眩目、不易生锈。在正常使用时，笼具底面的设计应适宜于所饲养的动物种类，并易于清除粪便。笼具构造应适宜于动物饮水、进食、休息、睡眠、繁育、排泄等。

笼具的材质应符合动物的健康和福利要求，应无毒无害、无放射性、耐高温高压、耐腐蚀、耐冲击、易清洗、易消毒灭菌等。

笼具的内外边角应圆滑、无锐口，不会对工作人员造成伤害，同时防止动物啃咬、咀嚼。笼盒的内部结构表面不应有容易造成动物外伤的锐边、尖角、焊渣、毛刺等。笼具的盖子或门应有闭锁装置，防止动物逃逸。金属笼具的缝隙要足够小，以防动物卡住或伸出四肢伤害人员或邻近动物。

常用实验动物笼器具的大小应符合 GB 14925—2010，满足动物健康福利和实验操作需求。

常用的实验动物笼器具包括普通笼器具和特殊笼器具两大类。普通笼器具主要包括笼具、笼架和饮水设备，特殊笼器具包括隔离器、独立通气笼具（IVC）和运输笼等。

1 普通笼器具

1.1 笼具

常用的实验动物笼具多为开放式，包括带金属面罩的塑料盒和不锈钢笼具等，可供不同用途不同种类的实验动物使用。

带金属面罩的塑料盒通常适用于小型啮齿类动物繁殖和实验，金属面罩多为不锈钢材质的金属条编织而成，设计有放置饲料和饮水瓶的凹槽，既可防止动物逃逸，又保持较好的通风，可高温高压处理。塑料笼盒多由透明的多聚碳酸盐塑料制成，具有高透明、耐高压、耐高温、耐酸碱等特点，同时方便观察动物。此类笼盒盒底密封，方便放置垫料且保温性能好，但也因为底面封闭，导致排泄物存放在盒内，影响动物生存的微环境。笼盒按功能和大小又分为小群饲养和大群饲养两类。小群饲养的每盒动物量 ≤ 5 只，其中常用小鼠笼盒的尺寸约为 30cm × 19cm × 14cm（长 × 宽 × 高），大鼠笼盒的尺寸约为 48.5cm × 35cm × 20cm（长 × 宽 × 高）。大群饲养笼盒多用于小鼠的大群饲养，尺寸约为 45cm × 35cm × 20cm（长 × 宽 × 高），饲养量为每盒 ≤ 50 只。两类笼盒的尺寸大小皆应符合 GB 14925—2010 的要求，同时以确保大、小鼠有足够的活动空间为宜。

金属网笼多用不锈钢材料制作，有利于防腐和防损，笼具下面常安装托盘，以便收集动物的排泄物。这类笼具适用于对单笼饲养有特殊要求的实验动物，具有方便观察、通风较好、易清洁和易消毒等特点，可确保实验动物有充足的采食和活动空间，同时也保证室内环境的清洁。缺点是保温性和隐蔽性差，不适用于动物的繁育。另外，此类笼具底部是用金属网制成的，应注意其网眼大小，网眼过小动物的粪便不易漏下，网眼过大则容易夹住动物的臂或腿，造成动物的痛苦或外伤。猴笼等用金属网做笼底的笼具还应考虑在金属网上方装一块平滑的搁板或一根光滑的栖木，以供动物休息或睡眠。目前金属网笼主要用于兔的饲养，尺寸约为 55cm×50cm×40cm（长 × 宽 × 高）。

1.2　笼架

笼架是承托笼具的支架，可增加单位体积内笼具的密度。笼架的层数和层距应能调整，方便适应不同设施的要求。笼架通常为不锈钢材质；架体要稳定、牢固、平整；表面要光滑、易清洗、耐酸碱、不易腐蚀；笼架与笼盒要匹配，不宜过大或过小，方便笼盒移动且不脱落；笼架通常安装带固定角阀的万向轮，方便搬移。

笼架根据动物饲养要求分为抽屉式、平板式和自动冲水式等；为了人员操作方便，通常笼架长度为 180~210cm，宽度为 40~60cm，高度为 150~200cm；笼架层数根据饲养动物笼盒的大小通常分成 3 层或 4 层。

1.3　饮水设备

实验动物的饮水设备主要包括饮水瓶、饮水盆和自动饮水设备等。饮水瓶主要用于小鼠、大鼠等小型实验动物，饮水盆多用于猪、犬等大型实验动物。

饮水瓶由瓶体、瓶塞和瓶塞上的饮水管 3 部分组成。瓶体通常用无毒塑料树脂制成；瓶塞用无毒橡胶制成，瓶塞表面包裹铝皮或不锈钢皮，以防动物啃咬；饮水管为不锈钢材质，中空管，孔径为 0.2~0.3cm，长度 >6cm，前端出水孔应光滑圆整，以防伤害动物。饮水瓶可高温高压灭菌并防酸碱，其使用步骤如下：① 灌装好动物饮用水；② 塞紧瓶塞并检查是否漏水；③ 将饮水瓶放置在动物笼盒的相应位置，将饮水管前端插入笼盒内；④ 观察到动物可以自由饮水。

2　特殊笼器具

常用的实验动物特殊笼器具有：隔离器、运输盒和独立通气笼具等。

2.1　隔离器

隔离器是保持内环境完全无菌的密封装置，有正压和负压两种。正压隔离器用于无菌级动物、悉生级动物和 SPF 级动物的繁育、饲养和实验。负压隔离器用于感染动物的饲养和实验。隔离器又以制作材料分为硬包隔离器和软包隔离器，硬包隔离器以不锈钢和玻璃做支撑和包裹；软包隔离器内以刚性材料作为架构支撑，外以软塑制作包裹覆盖。

隔离器的核心控制指标是无菌，其他指标均由隔离器所处外环境控制。软包隔离器通常用空气通过高效过滤的过滤除菌法处理空气；硬包隔离器通常用高温灭菌法处理空气。良好的隔离器可保证其内环境 1~3 年处于无菌状态。

2.2 运输笼

动物运输笼是特殊的动物移动设备。国际常用的动物运输笼带有控温、控湿和空气过滤通风系统，以保证动物运输过程中的环境指标。我国目前多采用带有过滤装置的动物运输笼，配合控温、控湿的动物运输车一起完成动物的运输。运输笼应用无毒无害、可高温高压和不易被动物啃咬的材料制作。

2.3 独立通气笼具（IVC）

IVC 是指在密闭独立单元（笼盒或笼具）内独立通气，洁净气流与废气从不同管道进出的一种实验动物饲养和实验设备。即 IVC 是一种以饲养盒为单位的独立送、排风设备，洁净空气分别送入各个独立饲养盒使盒内环境保持一定的洁净度，实现对实验动物生存空间进行严格的微生物控制。每套 IVC 具有独立的控制系统，空气经过多级过滤进入笼盒内。要考虑气流的合理性和均匀性，可通过调节风速、风量来组织笼盒内部的气流，在人与动物之间、在动物与外界环境之间建起屏障，以确保动物免受污染，具有保护工作人员、保护实验动物、保护环境以及节能减排等特点。

IVC 应保证小环境的各种参数（如温湿度、换气次数、洁净度、有害因子的浓度、风速等）符合要求，应考虑通风系统失效时对动物的影响及应对措施。需要时应可以对其消毒灭菌和验证消毒效果。使用时，应可以在现场对笼具性能的关键指标（如高效过滤器、密封性能、压力、气流、温湿度等）进行检测。

IVC 由初效过滤器、中效过滤器、高效过滤器、风机、静压箱、塑料笼盒、进排气管道、笼架和控制系统组成。IVC 的整机大小应根据饲养动物的种类、笼盒的尺寸、数量和用户需求等确定。机箱、笼架的尺寸应能满足笼盒操作，笼盒的尺寸应能保证动物的生活需要，不同动物的最小居所面积应符合 GB 14925—2010 的规定。笼架的材料应符合动物饲养的需求，同时易清洗消毒，应稳定、牢固、平整、易拆装和移动。风机应低噪声、低能耗、可调速。风机与笼架通常采用软管连接，笼架在开机状态下应无明显震动。笼盒有进风口和排风口设计，笼盖与笼盒之间应有耐高压的密封垫圈，保证无泄漏；考虑到突然停电或通风不畅情况下动物的安全性，笼盖上要设计有能透气的生命窗（过滤膜），保证动物能耐受一定时间的风机故障。

参考文献

[1] 张薇，张永斌，陈嘉，等 . 实验动物从业人员培训教程 [M]. 广州：中山大学出版社 .2016.

[2] J.Silverman，Mark A. Suckow，S. Murthy. 实验动物管理与使用委员会工作手册 [M]. 贺争鸣，李根平，译 . 北京：科学出版社 .2013.

[3] GB 14925—2010 实验动物环境与设施 .2010.

[4] 顾为望，黄韧，潘甜美 . 实验动物屏障设施建设与管理 [M]. 西安：陕西科学技术出版社 .2002.

[5] 中国合格评定国家认可委员会 . 实验动物饲养和使用机构认可质量和能力认可准则 [M].2018.

[6] 秦川，谭毅，张连峰 . 医学实验动物学（第二版）[M]. 北京：人民卫生出版社，2015.

[7] 王建飞，等 . 实验动物饲养管理和使用指南 [M]. 第 8 版 . 上海：上海科学技术出版社 .2012.

（王刚、黎雄才、戴丽军）

第六章　实验动物人员培训

随着科学研究的不断发展和深入，使用实验动物进行医学生物学研究的人员越来越多，人员进行动物实验的专业技术操作水平直接影响着实验结果。因此，所有参与动物管理和使用的人员都必须经过充分的教育、培训，了解实验动物科学的基本原理和操作规范，以确保高质量的科学研究和动物福利。

人们在进行动物实验时的首要态度是不应使动物遭受不必要的痛苦。一般情况下，动物管理和使用人员都要在研究过程中以人性化的方式使用动物。受过良好培训的人员能以较好的技术进行操作，能在研究中最大限度地减少动物的痛苦和负面结果。因此，实验动物机构对实验动物管理者和使用者提供培训是必要的，能够保证研究中人性化地对待动物。

实验动物科学和医学发展迅速，实验动物机构应为员工的专业发展以及再教育提供机会、创造条件，以确保员工掌握其专业领域内的最新知识，同时也要确保实验动物受到高质量的护理。

在生物医学研究中使用大量的不同品种的实验动物。虽然在研究中，大、小鼠的使用量超过了90%，但是依据特殊品种实验动物模型的适用性，大量其他品种的实验动物已经被广泛应用，而且也将继续被使用。任何人都不可能完全熟悉研究中所使用的所有品种的实验动物，因此当实验研究项目使用新的动物品种时，实验动物机构必须为实验动物管理和研究人员提供培训。

生物医学研究中的许多学科应用了数不清的来自科技文献中描述的动物实验技术方法，任何人不可能全部掌握所有动物实验技术。培训人员应该准备好教授动物实验人员基本的实验动物技术。此外，培训人员在他们的实验动物机构中要能够确定谁在实验室里工作，并了解每个有独特技能的、能进行特殊动物操作的人员，当需要进行特殊专业技术培训时，这些人员能够及时提供帮助。

第一节　培训的实施

培训的有效实施是确保学员通过培训能掌握实验动物和动物实验的相关知识和技能，

以正确使用实验动物和开展动物实验。主要包括：培训方案的提出、培训方案的确定、培训的实施和培训档案的建立。

1 实验动物机构提出培训方案

每个实验动物机构的类型和规模，提供动物饲养管理的人员团队的组织结构，设施的总体布局，饲养动物的种类、数量和品质，以及研究、试验、教学和生产活动的性质均不同，每个研究项目需要的人员数量和资质也不同。为了满足各类研究项目，提高自身专业知识和实验操作技能的需求，使各类人员掌握实验动物和动物实验的规范操作方法，实验动物机构有义务为从事动物实验的人员提供培训并做好相应记录。

2 IACUC 审核确定培训方案

IACUC 有义务对实验动物机构提供的培训机制、接受培训人员的资质证明和培训课程的内容进行监督，同时对其有效性进行评估。

3 机构实施培训

实验动物机构按照已确定的培训方案对各类人员进行培训。

4 建立培训档案

培训档案可以追溯实验动物机构进行过的培训以及各类人员接受培训获得资质的情况，这样可以协助实验动物机构很方便地确认追踪从事动物实验人员接受培训及获得经验的情况。

第二节　培训中各方的责任

1 实验动物机构

实验动物机构实施培训，负责设计培训方案，提供培训人员和资金以确保动物管理和研究人员接受适当的培训，使他们能够在实验过程中管理动物，并顺利开展动物实验研究。

机构聘任具有不同资质的人员提供培训，包括管理人员、兽医、实验动物技术人员和不同专业的研究人员。

由于实验动物机构间存在着培训者资质、机构规模、机构职能、机构资源、动物种类和数量等诸多差异，因此需要定期和特定的培训，以确保培训的广泛性和特殊性。

2　IACUC

IACUC 负责监管培训、协调资源以及提供培训的其他需要，以确保培训的有效性。

3　兽医及专业人员

兽医及其他掌握科学的、临床的和专业技能的实验动物管理和研究人员负责具体的培训工作。

4　PI

PI 负责向团队研究人员说明培训的重要性，以确保研究人员掌握相关知识，胜任将要开始的实验。PI 对待培训的态度为团队内研究人员参加实验动物机构的培训项目确定了基调。

第三节　培训方式

1　培训形式

实验动物机构可以选用认为最合适的形式对学员进行培训，主要有：

（1）理论讲授：适用于国家法规、标准，机构制度、SOP 和实验动物基础知识等的培训。

（2）实践操作：适用于动物管理和实验技术的培训，方便师生良好的互动和个人技能的培养。

2　培训时间

对于项目组研究人员，培训可以安排在研究项目开始前和进行中两个时间段。大多数情况下，学员在研究项目开始前必须具备项目所需的基础知识和基本技能，因此项目开始前的培训（前置培训）是必不可少的。而一些复杂而特殊的实验操作培训可以在实验中由有经验的专业人员通过"指导者－受训者"模式进行。

对于实验动物机构的动物管理人员，培训以继续教育模式进行，不断完善知识体系，及时掌握学科的新理论、新技术和新方法，逐步提升人员的能力和水平。

3　培训要求

3.1　一般性培训要求

对实验动物管理和使用人员进行培训是人员获得相关知识的最佳途径，所有参加动物实验的人员和所有提供动物管理服务的人员都应参加培训。根据学员在动物实验中所处的角色来选择对应的培训课程。

3.1.1　第一等级培训课程

是对所有涉及动物管理和动物实验的人员进行的培训，以使学员掌握实验动物及动物实验的相关知识体系。不同实验动物机构的第一等级培训课程各不相同，有些可能还有特殊物种的正常和异常行为信息、发病特性和研究技术，但其中应该包含一些共同点，其内容包括但不限于以下方面：

（1）国家和地方的实验动物相关法规和标准。

（2）实验动物机构的管理制度和标准操作规程、机构的动物管理和使用申请流程、动物使用登记手续。

（3）实验动物的福利和伦理。

（4）实验动物饲养管理和实验操作技术。

（5）医学生物学发展前沿和研究思潮。

（6）生物安全、职业健康及实验操作过程中意外事故的处理。

3.1.2　第二等级培训课程

是对接触特殊品种实验动物的人员进行的培训，以加强他们对即将使用和管理的动物品种的熟悉程度。培训内容主要包括：

（1）实验动物的生物学特性和解剖生理特点。

（2）所使用动物品种的管理知识和基本实验操作技术。

3.1.3　第三等级培训课程

是对人员的专业技术进行培训，以帮助他们掌握更先进的实验技术，如手术、麻醉、仪器使用和特殊实验操作等。

3.2　专业性培训要求

实验动物机构要求所有参与动物实验的人员都要经过培训并具备一定的资质，包括兽医、其他专业人员（工程人员、设备人员和专业学科人员等）、动物饲养人员、实验研究人员和 IACUC 成员等。各类人员被要求参加分类培训，以便能满足岗位需要，有效履行职责。

3.2.1 兽医和其他专业人员

为临床和 / 或研究项目提供监督和指导的兽医必须具备一定经验和专业技术，受过相应培训，具备动物设施管理的相关经验和对实验动物机构内使用的动物健康和福利进行评价的能力。

实验动物机构的运行和研究项目的开展，有可能还需其他特殊领域的专业人员，包括：设施设计和整修、人力资源管理、实验动物病理学、比较基因组学、仪器设备维护、诊断化验操作、行为学管理等。这些人员也必须具备实验动物基础知识以及相关专业的技术和经验，以胜任相应的工作。

3.2.2 动物饲养管理人员

照料动物的人员应接受适当的培训，实验动物机构应为其提供正式的和 / 或在职训练以利于研究项目的有效开展，确保人性化饲养管理和使用动物。员工应接受相应的培训和 / 或具备相关经验以完成实验动物机构交予的任务。根据研究项目的饲养范围，可能需要具备不同经验的人员（如动物饲养员、管理员、兽医技术人员等）。

培训动物饲养管理人员和技术人员有很多方式。例如：脱产的系统性学习、不脱产的短期学习、自学培训材料和师徒式带教学习等。

动物饲养管理人员还应经常接受再教育。实验动物机构应支持和鼓励其参加实验动物学术会议，加入相关专业学术团体；为其提供在职培训、组织专题讨论和培训；为其提供与工作和照料的动物品系相关的书籍和资料。

3.2.3 项目组研究人员

实验动物机构应为项目组研究人员提供适当的教育和培训，包括课题负责人、实验负责人、技术员、博士后、学生和联合研究者等，以确保他们熟知实验中特殊的操作以及所使用的动物品系。培训应包括实验动物饲养管理和使用的法律法规、IACUC 功能、动物使用的伦理和"3R"原则、实验动物机构的制度和 SOP、与动物使用有关的问题、员工职业保健和安全问题、动物操作处理、无菌外科手术、麻醉和镇静、安乐死等。此外，对于不同研究项目，还应提供相应的特定培训，实验动物机构应为项目组研究人员提供持续教育机会以强化培训效果，及时更新实验技术、法律和其他领域的信息。这些频繁的培训机会可以确保每位动物使用者在其开展动物实验之前都能获得充分的知识储备和掌握相关实验技能。

其中部分课题负责人因花费大量时间在编写研究基金申请和撰写实验方案上，而很少进入实验室做实验，他们在保证其团队研究人员接受培训的同时，也应熟悉国家和地方的法规、标准，也有必要参加第一等级培训课程，以确保能指导团队研究人员正确执行研究项目。

3.2.4 IACUC

实验动物机构有责任为 IACUC 成员提供培训机会，获得足够的知识和经验，以确保他们了解并更好地履行工作职责。培训应包括：实验动物相关的国家和地方的法律法规、方针政策和国家标准；实验动物机构的发展规划、运行模式、管理制度和 SOP；动物设施和动物实验室的使用流程；研究项目方案的 IACUC 审核程序；实验动物福利伦理要求、安乐死、疼痛和疾病等。还应不断为 IACUC 成员提供多种形式的学习机会（如为 IACUC 成员、实验动物机构人员和项目组成员提供交流的机会，提供相应杂志、资料和网络培训，提供参加会议和专题研讨会的机会等），以增强其对动物饲养管理和使用的理解。

4 继续教育

随着医学生物学研究环境不断变化、新方法和新技术层出不穷、新的动物模型不断增加、新的管理方法日趋完善，因此实验动物机构鼓励并支持所有与动物实验相关的人员参与一定形式的继续教育和再培训，以使人员在各自领域与时俱进，同时提升员工的归属感和对实验动物机构的贡献度。

参考文献

[1] 张薇，张永斌，陈嘉，等 . 实验动物从业人员培训教程 [M]. 广州：中山大学出版社 .2016.
[2] J.Silverman，Mark A. Suckow，S. Murthy. 实验动物管理与使用委员会工作手册 [M]. 贺争鸣，李根平，译 . 北京：科学出版社 .2013.
[3] 中国合格评定国家认可委员会 . 实验动物饲养和使用机构认可质量和能力认可准则 [M]. 2018.
[4]《实验动物饲养管理和使用指南》修订委员会 . 实验动物饲养管理和使用指南 AAALAC 第八版 [M]. 王建飞，周艳，刘吉宏，等 . 译 . 上海：上海科学技术出版社 .2012.
[5] GB 27416—2014 实验动物机构质量和能力的通用要求 .
[6] GB/T 45001—2020 职业健康安全管理体系要求及使用指南 .
[7] CNAS–CL06，实验动物饲养和使用机构认可准则精讲及内审实操讲义 [S]. 北京：北京国实检测技术研究院，2022.

（霍永良、毛晓韵）

第七章　实验动物人员职业健康安全

职业健康安全是指影响工作场所内员工、临时工作人员、合同方人员、访问者及其他人员健康和安全的条件与因素。主要表现为工作中因环境及接触有害因素引起人体生理功能的变化。在医学生物学研究中，动物的使用常与人类健康问题有着直接或间接的关系。在研究人员进行动物实验时，经常会有动物源性过敏原、人畜共患病、肢体损伤、心理问题等职业健康安全的困扰。在职业健康安全领域，国家专门制定了一系列相关法律法规，如：《中华人民共和国职业病防治法》《中华人民共和国安全生产法》《职业病危害项目申报管理办法》《职业健康监护管理办法》《生产经营单位安全培训规定》等，系统地确立了我国的职业健康安全制度和要求，指出职业健康安全的重要性和必要性。国家还通过建立一系列国家标准，规范职业健康安全管理体系的建设，以期通过采取有效的预防和保护措施以消除危险源和最大限度地降低职业健康安全风险。

《职业健康安全管理体系要求及使用指南》（GB/T 45001—2020/ISO 45001—2018）明确提到"组织应对工作人员和可能受其活动影响的其他人员的职业健康安全负责，包括促进和保护他们的生理和心理健康"。《实验动物机构质量和能力的通用要求》（GB/T 27416—2014）的第八部分，有针对性地全面细致地规范了"实验动物行业的职业健康安全"的标准和要求。AAALAC、FELASA 及加拿大实验动物管理委员会（Canadian Council On Animal Care，CCAC）等均把机构的职业健康与安全计划作为一个实验动物饲养管理和使用机构能否被认可的重要评估内容。

本章旨在系统阐述实验动物人员职业健康安全风险、风险的识别与评估及对应的防控措施，以使实验动物机构和人员能够通过防止与工作相关的伤害和健康损害，组织建立符合机构特点的职业健康安全管理体系，以及主动改进职业健康安全绩效来防止对工作人员造成与工作相关的伤害和健康损害，提供健康安全的工作场所。

第一节　实验动物人员职业健康安全风险

1　基本定义与术语

实验动物机构：培育、饲养实验动物和 / 或从事动物实验的机构。

实验动物人员：在实验动物机构控制下开展工作或与工作相关活动的人员。

危险源：可能导致伤害和健康损伤，或疾病、财产损失、工作环境破坏，或这些情况组合的根源或状态。

伤害和健康损害：对人的生理、心理或认知状况的不利影响。包括职业疾病、不健康和死亡。

事件：由工作引起的或在工作过程中发生的可能或已经导致伤害和健康损害的情况，本章中更多的是指造成死亡、疾病、伤害、损坏或其他损失的意外情况。

后果：某事件对目标影响的结果。

可能性：某事件发生的机会。

风险：某一特定危险情况发生的可能性和后果的组合，是不确定性对目标的影响。目标可以是不同方面（如职业健康与安全、财务等），通常用事件的后果和事件发生可能性的组合来表示风险（风险 = 后果 * 可能性）。不确定性是指对事件及其后果或可能性的信息缺少或了解片面的状态。

职业健康安全风险：与工作相关的危险事件或暴露发生的可能性与由危险事件或暴露而导致的伤害和健康损害的严重性的组合。

2　实验动物职业健康安全风险范畴

在实验动物的饲养与使用中，存在一些职业所特有的健康安全风险。一般来说，动物实验中的物理风险包括咬伤、抓伤、踢伤以及移动设备时造成的扭伤和拉伤，也涉及电学、机械和噪声操作中的危害或实验程序中包含的放射性或使用激光中的危害。化学风险与所使用的具体的试剂和实验程序直接相关，如用化学试剂处理组织和清洁或消毒实验设备，意外吸入废弃的麻醉气体，实验方案中可能要求使用的毒素、致癌物质和其他危险性化学物品等。生物安全风险如传染性病原体，可通过自然途径引入，也可通过感染的实验动物或 DNA 重组技术等实验途径引入；另一个显著的生物安全风险表现为动物性过敏和职业性哮喘。

2.1　生物安全风险

在生物学医学实验中，存在着由于实验人员操作不当，而使有害病原体散播到外界，污染外界环境，并造成周围人及动物感染发病的风险。

2.1.1　人畜共患病

包括病毒、细菌、螺旋体、支原体、立克次氏体、衣原体、真菌、病原动物和内外寄生虫等。

常见的传染病有 100 余种，寄生虫病 60 余种。传染病发展趋势较快，近 30 年来，世界上出现了 40 多种新病原。在 1145 种人类传染性疾病中有 62% 的病种来源于动物。我国已证实的人畜共患病约有 90 种。

实验动物传染病与人类健康：在实验动物的体表、体内以及饲养环境中存在着种类众多的微生物和寄生虫。这些微生物和寄生虫对实验动物可以是致病性的、条件致病性的和非致病性的，有些可能是人畜共患病的病原体。实验动物作为人工饲养繁育并应用的动物，与人的接触最为密切。因此，实验动物的人畜共患病对人的危害较大，有些动物实验的开展可导致严重的公共卫生安全问题。

主要实验动物人畜共患病：病毒［汉坦病毒（流行性出血热）、狂犬病毒、淋巴细胞脉络丛脑膜炎、猕猴疱疹病毒Ⅰ型（B病毒）］；细菌（沙门氏菌、布鲁氏菌、志贺菌、结核分枝杆菌、钩端螺旋体）；真菌（皮肤病原真菌）；寄生虫（弓形虫）。

常用实验动物人畜共患病：小鼠、大鼠（沙门氏菌病、淋巴细胞性脉络丛脑膜炎、流行性出血热、脑炎、心肌炎、鼠咬热）；豚鼠（钩端螺旋体病、假结核）；兔（野兔病、土拉伦菌）；猫（弓形虫、结核、猫抓病、白癣）；犬（狂犬病、钩端螺旋体病、结核、犬蛔虫病、布氏杆菌病）；鸡（禽流感、鹦鹉热病）；牛、羊、猪（旋转病、Q热、炭疽、结核、布氏杆菌病、李斯特氏杆菌病、传染性脓疱性皮炎、白癣、水疱性口腔炎、猪丹毒、钩端螺旋体病）；灵长类（结核、病毒性肝炎、马尔堡病、沙门氏菌病、细菌性痢疾、B病毒感染症、疟疾、雅巴病及塔钠痘、麻疹、阿米巴痢疾、SV40、狂犬病）。

2.1.2　发生生物安全风险的感染途径

2.1.2.1　创伤感染

在操作过程中，注射器的刺伤或各种器械引起的损伤，使病毒、细菌及寄生虫可以通过破溃的皮肤而感染人员。

在动物饲养和实验中，也会因咬伤而导致操作者感染人畜共患病，主要是狂犬病、鼠咬热和B病毒等。此外，猫、犬等抓伤也会引发猫抓病或导致感染。

2.1.2.2　经口感染

由于人员对动物实验的认识不足，在实验室吸烟、饮食以及碰触污染物后不及时清洗，导致感染发病。

2.1.2.3 气溶胶引起的呼吸道感染

在操作中，因吸入含有病原体的气溶胶而发生感染，是生物安全风险发生的主要途径之一。特别是在清除未经灭菌处理的废弃物时，会使大量的气溶胶飞散到环境中而增加感染发病的机会。接种时用的接种液及剖检动物时的血液、体液的飞溅等都可能成为气溶胶感染的原因。

2.1.2.4 昆虫媒介

未受严格控制的实验动物带有的螨、虱、蜱等体外寄生虫，操作不当导致环境中可能存在的蚊、蝇、蟑螂等，都可以生物性或机械性地传播多种疾病，如：疟疾、登革热、乙型脑炎、黄热病等。

2.1.3 实验动物过敏

实验动物过敏是一种实验动物相关从业人员常见职业病。由于对实验动物产生过敏反应，而造成的人员不适。过敏原主要是具有抗原性可引起急性过敏反应的物质，如动物尿液、皮屑、毛发、唾液和血液等。

实验动物过敏存在地域差异，常见症状有鼻炎、结膜炎、皮疹、瘙痒、呕吐、腹痛和哮喘等。

2.2 化学风险（表 7-1）

按照既定的科学原则进行的研究中，有明显的统计学证明，接触某一化学品可造成急性或慢性影响，此化学品则被定义为存在化学风险的健康危害物。这些影响包括：过敏原、胚胎毒性物、致癌物质、有毒或剧毒药物、生殖毒物、刺激物、腐蚀物、敏化剂、肝毒素、肾毒素、神经毒素，以及可损害造血系统、肺部、皮肤、眼睛或黏膜等任何部位的试剂。

引起化学风险的危险化学品包括任何可能造成物理或健康危害的化学物质、化合物或化合物的混合物。目前发现有 52 类粉尘物质。375 类化学物质可能影响职业健康或导致职业疾病。

研究人员使用的化学物通常种类繁多，包括实验动物行业常涉及的消毒清洁剂、杀虫剂、挥发性麻醉剂、福尔马林溶液、配液和臭素等。有毒物质和致癌物质可用于诱发疾病或用于研究代谢过程。其他化学物被用在分析技术上。大多数实验室有易燃溶剂、腐蚀性液体及多种有毒化学物质。清洁材料、溶剂、酸、消毒剂和杀菌剂若储存或使用不当同样可引起严重危害。

表 7-1　实验室各岗位工作人员接触化学有害因素的可能种类

岗位	工作内容	化学有害因素种类
实验动物管理员	动物室垫料破碎分装	木粉尘
	动物室清洗	硫化氢、氨
	实验犬测试训练	皮毛粉尘
动物实验人员	病理切片染色脱色	二甲苯
	组织包埋	石蜡烟
	组织处理固定脱水	二甲苯、甲醛
实验人员	组织培养	氨、过氧化氢
	染色脱色	乙酸、甲醇
	无菌化处理、消毒	氯、过氧化氢
	纯化液相色谱分析	乙腈、异丙醇、甲醇、盐酸、氢氧化钠、氢氧化钾、磷酸
	电泳操作	丙烯酰胺
	蛋白发酵	氨、过氧化氢
	菌株培养	异丙醇、盐酸、氢氧化钠、氨、过氧化氢
	试验操作	异丙醇、过氧化氢、三氯甲烷、氯、盐酸、氢氧化钠、磷酸、乙酸、硫酸
	试剂称量配液	氢氧化钠、盐酸、磷酸、乙酸、氨、硫酸、过氧化氢、三氯甲烷、异丙醇
实验支持	动物房废弃垫料收集	木粉尘、硫化氢、氨
	试剂称量配制	其他粉尘、异丙醇、氢氧化钠、盐酸、磷酸、乙酸、硫酸、甲醇、乙腈
	玻璃清洗	氢氧化钠、乙酸

2.3　物理风险

实验动物机构常见的物理风险通常与机器、设备及仪器的操作和控制有关。主要包括：高压灭菌器的热爆炸、易燃物爆燃、烫伤灼伤刮伤磕碰伤、锋利物体带来的伤害（如笼子、破碎的玻璃、手术刀等）、动物袭击造成的伤害（如咬伤、划痕、脚踢和背后袭击等）、高温高湿、粉尘、噪声、肌肉骨骼损伤、电辐射、电击伤、紫外线损伤、仪器操作不当、地面湿滑摔倒、长期大体力劳动带来的肌肉损伤、骨骼损伤、关节损伤、静脉曲张等。

在用注射器抽取病原体液接种动物时，或在给感染动物用注射器采血时，不熟练的实验者很容易造成刺伤；在尸体剖检或手术时各种器械也容易引起实验者及其助手受伤，很多的病毒、细菌及寄生虫可以通过破溃的皮肤而感染。

如果在科学上有充分证据证实一种化学物为以下物质之一，则可将之归类为物理危害，这些物质包括：易燃或可燃液体、压缩气体、有机过氧化物、可爆炸物、氧化剂、自燃物、不稳定物（有反应活性）和遇水反应物。

2.4 心理风险

2.4.1 引发心理风险的主要因素

因现代城市的迅速扩张而导致的通勤距离过远、时间过长；因实验动物职业特殊性而导致的性别歧视和年龄歧视；因长期从事简单枯燥重复性高的工作而导致的疲惫厌烦；因所处工作岗位的职位晋升渠道狭窄、职业前景模糊而导致的自卑心理；因福利待遇偏低、社会地位低下而不被他人尊重；因牺牲实验动物和缺乏社会认同而产生的愧疚负罪等。加上国家在实验动物人员政策上没有明确的社会保障福利制度，所属单位没有具体的执行标准，使实验动物人员的福利待遇和职称问题得不到妥善的解决。这些原因造就了实验动物从业人员的心理风险，产生情绪应激，影响肌体免疫力，从而增加了人员的职业风险。

2.4.2 职业心理风险的主要表现

有研究表明，职业伤害心理风险主要表现在恐惧与担忧、无奈与自卑，不同动物实验阶段的实验动物人员也同样存在着恐惧、害怕和愧疚负罪等心理风险。

2.4.2.1 恐惧与担忧

多数实验动物人员会在动物抓咬伤、锐器伤等职业伤害后感到恐惧和担忧。

2.4.2.2 无奈与自卑

部分实验动物从业人员对工作中"似乎难以避免"的职业伤害存在无奈、无助的情绪。此外，部分实验动物从业人员认为职业不被社会认同，存在自卑心理。

2.4.2.3 愧疚与负罪

在实验前期，实验动物从业人员因害怕动物出现意外情况（如出血、麻醉苏醒等）、害怕面对因本人实验而造成的动物死亡，可能存在较强的负罪感和愧疚感；因长时间面对解剖动物等实验操作可能产生抵触和焦虑情绪。随着实验的深入，随着对动物实验重要性和必要性的进一步了解，这种负罪感和焦虑情绪会得到一定的纾解，而对实验动物的关怀与尊重会逐步提升。

第二节　实验动物机构职业健康安全风险的识别与评估

1　基本概念

1.1　风险评估

风险评估即通过一系列完整的、正式的、结构化的程序来进行危害辨识，并对这些风险因素进行评估，制定有效的降低风险的计划和措施并执行，把机构的各种安全风险尤其是职业健康风险控制在可控的范围内。

1.2　职业危害风险评估

职业危害风险评估是以控制和消除职业危害为目的，以系统工程原理和方法为手段，分析和评估发生职业危害的可能性和危害程度，为职业危害风险分级管理、制定职业病危害防控措施，以及做出管理决策提供科学依据。根据风险评估结果，对不同作业场所的职业危害风险等级采取相应级别的防控措施，合理分配和应用管理资源，能够达到质量和效益的结合。

1.3　职业健康风险评估

职业健康风险评估是对人类接触环境危害因素的潜在不良健康效应的特征描述，其严重程度可用简单的公式描述为：职业危害因素的本质毒性大小 × 职业接触的程度。

2　风险评估方法及步骤

按照操作方式，风险评估方法可分为：经验法、类比法、现场调查法、检查表法等，这类方法主要对建设项目职业危害风险的大小进行定性分析和评估。按照评估内容、时间和形式，风险评估方法可分为：全面与部分评估；定时与不定时评估，如政策与科技进步后的评估、出现问题后的评估等；设施、环境、人员、设备和程序的评估；会议与非会议评估等。

风险评估步骤包括：计划、危险源辨识、风险评估、确定危险源、控制计划、绩效测定等。

3　评估要素

2007 年颁布的《建设项目职业病危害预评价导则》（GBZ/T 196—2007）提出将职业

危害风险评估作为一种职业病危害评价的方法：按照一定的评估要求，通过对职业病危害因素的种类、理化性质、浓度（强度）、暴露方式、接触时间、接触人数、防护措施、毒理学资料、流行病学等相关资料进行分析，对发生职业病危害的风险进行评估，并采取相应防治措施消除或减轻这些风险，从而降低风险至可承受水平。

3.1　如何评估物理危害风险

对动物及从事其研究工作的人员，可通过常规检查和程序审查的方法对潜在物理危害进行评估。各实验动物机构对动物设施的定期检查中，应当包含检查潜在物理危害的操作和程序。

3.2　如何评估化学危害风险

各实验动物设施可以与其组织内部的工业卫生学家或其他有专业知识和经验的健康安全专家（如毒理学家）合作，审查和评估化学性风险。

3.3　如何评估生物危害风险

组织内部的医学专家或其他专家合作在各实验动物设施自身功能之上，审查和评估生物安全风险，并对动物及从事其研究工作的人员进行定期体检和培训，排除过敏原，避免生物危害。

4　分类评估

目前有多种职业危害分类分级方法，但存在众多问题，诸如：风险因素考虑不全面，评价的方法不够细致，没有与风险管理理论有效地结合起来，不重视未超限值职业病危害因素对劳动者的健康影响，尤其是对没有指定职业限值的因素没法评估，且过于依赖现场职业危害因素监测结果，但是由于各种原因，许多监测结果的可信性极低。因此，选择合适的风险评估方法，建立有效的风险评估体系，可以为实验动物职业健康安全提供保障。

邵奇鸣等在建立实验动物设施的职业健康管理体系的实践中，应用 LEC 风险评估方法来评价作业条件的危险性（$D=L \times E \times C$）（表 7-2、表 7-3）。

表 7-2 LEC 评价方法

L——发生事故的可能性大小

事故或危险事件发生的可能性与它们实际发生的概率有关。下表列出事故或危险事件发生的可能性分数（L）按照预先危险事件发生的可能性分数汇总表取 L 值

分数值	事故发生的可能性
10	完全可以预料
6	相当可能
3	可能，但不经常
1	可能性小，完全意外
0.5	很不可能，可以设想
0.2	极不可能
0.1	实际不可能

E——人体暴露在危险环境中的频繁程度

人员出现在危险环境中的时间越长，受到伤害的可能性越大，相应的危险也越大。下表列出暴露于潜在危险环境被指定的分数值（E）。按表内人体暴露于危险环境的频繁程度对应的分数取 E 值

分数值	暴露于危险环境的频繁程度
10	连续暴露
6	每天工作时间内暴露
3	每周一次，或偶然暴露
2	每月一次暴露
1	每年几次暴露
0.5	非常罕见地暴露

C—— 一旦发生事故会造成的损失后果

事故或危险事件造成的人员伤害或物质损失可在很大的范围内变化，其可能结果的分数值（C）列于下表，依据下表取相应的 C 值

分数值	发生事故产生的后果
100	大灾难，许多人死亡
40	灾难，数人死亡
15	非常严重，一人死亡
7	严重，重伤
3	重大，致残
1	引人注目，需要救护

表 7-3　风险等级评定表

D– 危险性

D 值	危险程度	风险等级
> 320	极其危险，不能继续作业	1
160 ~ 320	高度危险，要立即整改	2
70 ~ 160	显著危险，需要整改	3
20 ~ 70	一般危险，需要注意	4
< 20	稍有危险，可以接受	5

第三节　实验动物机构职业健康安全风险评估的应用与防控措施

风险控制措施：是指处理风险的措施。包括处理风险的任何流程、策略、设施、操作或其他行动。

要有针对性地制定风险控制措施，就必须做好危险源的管理与控制。实验动物机构的危险因素主要包括：动物、生物、微生物、物理化学、设备、过敏原、组织、细胞、DNA、个人防护和各种灾害等。建立健全机制与程序和有效的控制，才能实现风险的主动管理与控制。结合实验动物设施的运行特点，在建立机制时重点还要关注：设施维护、节假日和应急措施及启动程序培训等。

1　建立职业健康安全体系

1.1　建立组织和明确职责

每个实验动物机构的"动物饲养和使用管理体系"中都应包含"职业健康安全管理体系"。《中华人民共和国职业病防治法》《中华人民共和国安全生产法》和《职业健康安全管理体系要求及使用指南》（GB/T 45001—2020/ISO 45001—2018）等人员职业健康安全与保护的法律法规和国家标准，旨在研究并预防因工作导致的疾病，并防止原有疾病的恶化，是实验动物机构制定综合性职业健康计划的重要依据，但其具体的范围和水平常会受制于机构自身的功能与体制。各实验动物机构应在遵循国家法规办法的基础上，结合自身实际，以最有效地保护其工作人员的健康和安全的方式，制定满足自身需求的职业健康安全管理体系。

职业健康安全管理体系涵盖实验动物机构的组织结构、职业健康安全责任人、员工参与、人员配置及职责、人员培训、方针目标的制定及管理要素等，应依据机构的复杂程度、活动性质和存在风险，与机构的总体管理体系形成一个有机整体。作为机构管理体系的重要组成部分，这一体系必须与国家和地方的法规标准相一致，以创建一个安全健康的工作环境为目标，其性质由实验动物设施的使用范畴、危险性和所用动物品种品系等来决定。

职业健康安全管理体系的组织架构中应包含机构管理层成员、选举产生的员工代表等。《中华人民共和国职业病防治法》《中华人民共和国安全生产法》规定，实验动物机构或其母体组织的法人应对职业健康安全承担最终责任，是职业健康安全的责任主体，并对本单位产生的职业病危害和安全生产承担责任。机构应当加强职业病防治工作，为劳动者提供符合法律、法规、规章、国家职业卫生标准和卫生要求的工作环境和条件，并采取有效措施保障劳动者的职业健康。

实验动物机构应任命最高管理层中的成员，承担特定的职业健康安全职责，明确界定如下作用和权限：确保建立、实施和保持职业健康安全管理体系；确保向最高管理者提交职业健康安全管理体系绩效报告，以供评审，并为改进职业健康安全管理体系提供依据。最高管理者中的被任命者，在保留责任的同时，可将其所负责的一些任务委派给下一层管理者；最高管理层中的被任命者身份应对机构内部的所有工作人员公开。机构应建立民主机制，保证员工自由选举至少 1 名员工代表参与机构职业健康安全的事务，以充分保障员工权益，并方便获取机构第一线资讯。机构应将代表的身份及其参与事务的安排告知所有员工。员工代表参与的事务包括：适当参与危险源辨识、风险评价和控制措施的确定；适当参与事件调查；参与职业健康安全方针和目标的制定和评审；对影响其职业健康安全的任何变更进行协商；对职业健康安全事务发表意见。组织应明确机构所有员工对机构职业健康安全管理和参与绩效改进的作用、职责和权限，员工不仅仅是贯彻和落实管理者制定的方针和目标，还应积极参与，对职业健康安全事务发表意见并反馈给管理层，从实际工作的角度识别周围环境中的危险源，进行风险评价，确定控制措施和反馈机制等。

1.2　完善制度并有效实施

1.2.1　建立职业健康安全计划

实验动物机构的职业健康安全管理体系必须制定职业保健和安全计划（Occupational Health and Safety Plan，OHSP），并依据 OHSP 将责任分配到机构管理部门的不同小组或个人，同时监督 OHSP 的有效实施。

实验动物机构的 OHSP 包括但不限于：实验动物机构的体制和管理程序，人员分工，各个时期的计划与目标，机构与全体人员沟通渠道，对机构的全部事务包括隐患风险的了解，机构对制度及方案的认可以及提供相应保障的承诺，机构根据自己的实际情况结合国家法规标准建立组织，建设程序，评估和管控确定目标及改进人、物和财的保障政策。其建立的依据：一是职业安全的要素，包括评估和管控、培训、装备、应急；二是职业健康的要素，包括服务、信息共享与绩效监控。

一个完善的 OHSP 应该拥有一套自上而下的控制和预防制度，能识别潜在危害和评估与这些危害相关的职业安全风险，管理并控制这些风险，提供特殊安全设备，指导相关人员接受特定培训，保持个人卫生，熟悉工作环境中所涉及的危害，懂得正确选择和使用仪器，按照已建立的操作规程开展工作，穿戴个人防护设备等。

1.2.2 危害的识别和风险评估

实验动物机构的 OHSP 应能识别工作中潜在的危害，评估与之相关的风险并将其降到最低的可接受程度。危害的识别和风险的评估是一个持续性的工作，它需要有资质的个人来评估计划中的危险并针对这些危险采取相应的安全保护。在评估风险和建立相应管理程序的过程中，必须有专业领域的健康和安全专家参与。

如前所述，实验动物机构潜在的危害包括实验性危害，如生物制剂（病原体或毒素）、化学药剂（致癌物和诱变剂）、射线（放射性核素、X 线、激光）以及物理有害物（针尖和注射器），还有一些实验性意外也可能发生。其他需要注意的潜在危害包括动物咬伤、接触过敏原、化学清洗剂、潮湿的地板、洗笼器及其他仪器、升降机、梯子以及人畜共患病。对应这些风险的主要安全防护内容包括：防火、防毒、防爆、防触电、防辐射、防外伤、防动物咬伤、防动物传染、防气溶胶。安全防护措施：防护组织、安全制度、安全教育、医学监测、操作技术、防护设备、实验室布局、消毒方法等。一旦这些潜在危害被识别出来，OHSP 应立即针对这些危害带来的风险做出评估，以确保实验动物机构建立的控制和预防策略能有效地降低或管控风险。

规范化的管理和控制风险策略包括以下步骤：第一步，合理地设计和运行设施，使用安全的仪器设备（工程控制）；第二步，建立标准操作规程（行政控制）；第三步，提供个人防护设备（PPE）。

1.2.3 有效实施职业健康安全计划

参与 OHSP 的人员范围和等级应由所使用的动物和材料的危害性（危害的严重程度）、危害暴露强度、持续时间和频率（危害的传播）、个人的易感性（免疫状态）以及特殊工作场所职业病和职业伤害的历史来决定。定期检查和汇报潜在的危险情况或几乎发生的危险事故，对于危险的持续性识别和评估十分重要。

一个有效的 OHSP 的建立要与实施要求研究小组（以研究员为代表）、动物饲养管理和使用计划（以主治兽医、机构负责人和 IACUC 为代表）、环境健康和安全计划、职业健康公共机构以及行政部门（如人力资源部、财务部和设施维护部门）之间相互合作。在某些地方，有明确的法规规定一个实验动物机构必须成立一个安全委员会。安全委员会的建立有利于加强和促进工作环境的安全与健康性的评价。实验室或设施管理员（包括设施主管、兽医和项目负责人等）负责日常工作场合的安全。全体员工通过安全操作来确保职业健康安全制度的有效实施。一个真正成功体系的运行，最终依靠的是所有员工的共同参与，其工作影响着自己同事以及下属的健康和安全，机构内每一位员工的标准安全操作是 OHSP 得以有效实施的根本保证。

2　职业健康安全风险的控制措施

2.1　人员专业培训：提高对职业健康安全防控重要性的认识

通常来说，在工作场合，员工的安全由受过训练的员工是否严格遵循安全操作程序来决定。实验动物机构的管理和从业人员，必须学习、掌握并严格执行国家、行业颁布的有关法律、法规、标准、规范，提高对职业性健康监护重要性的认识。实验动物机构应根据所采取的风险控制措施，从行为角度对员工进行约束，规避风险，并通过加强机构内人员的实验动物相关知识、体检和防护知识等的培训和演练，提高人员对职业健康安全防控重要性的认识。

培训不应以千篇一律的方式进行，而应根据各类人员的职责、能力、文化程度及面临的不同风险对应设置，应适应人员的情况，稳步达到要求。通过加强从业人员的技术培训，提高从业人员严格执行各项操作规程的自觉、业务水平和工作技能，减少因技术和操作的不规范导致的安全事故；重视和加强教育和培训，使从业人员清楚地理解人畜共患病的基础知识、临床症状、传播机制及其对人员的危害；清楚地认识并严格遵循暴露后应采取的急救措施等。

机构还应使所有员工和来访者了解自己可能面临的风险及应满足的要求，明确不应进入的区域或不应从事的活动。外来人员在达到机构的要求后才能进入设施的相应区域。

实验动物机构应使所有员工了解到他可能接触或涉及的职业安全风险，为员工提供明确的操作规程和必要的个人防护用品，并通过培训使员工熟练掌握工作流程和防护用品的使用，以确保其安全完成工作。针对工作环境中存在的各种风险，实验动物机构为员工提供的培训内容包括但不限于：人畜共患病；化学、生物和物理风险（如辐射和过敏反应）；实验操作中可能存在的意外情况或特殊物质（如使用免疫缺陷动物体内的人源组织）；废弃物的分类投放与无害化处理；个人卫生；正确使用个人防护设备；其他个人特殊时期要考虑的因素（如员工孕期、生病或免疫力低下时的注意事项等）。

2.2　安全健康监护：建立实验动物从业人员健康检查和监护的信息管理体系

2.2.1　建立规范的职业健康检查体系

实验动物机构人员的健康检查应包括上岗前体检、在岗期间定期检查、离岗前体检和应急健康检查。

对新入职员工，需要提前告知其岗位有接触职业健康危害因素的风险及可能接触的职业病危害因素，同时进行医学评估。建立定期健康体检制度，对职业病接触岗位员工还要增加特定的职业病体检。普通健康体检不可以代替职业病体检，职业病体检需要在岗前、岗中及离岗后分别进行。职业病检查的结果需要书面告知员工。人员在工作中遭遇特殊职业安全健康风险，还需要进行应急职业健康检查，以便及时发现并尽快解决。

2.2.2　建立系统的职业健康监护档案

实验动物机构要为每个岗位每位员工建立系统的健康监护档案，档案内容包括但不限于：历次健康检查报告、诊断和治疗情况的资料、人员的职业史、职业病接触风险、健康检查结果和职业病诊疗等资料。做好档案中各种信息的收集、整理、存储和处理，妥善保管档案，完善健康监护信息管理体系。

2.3　硬件设施建设：建立和完善具体保障健康的设施设备

2.3.1　建设规范的实验动物生产和使用设施

风险控制的目的是"减少和消除实验室工作人员、其他人员与外界环境及潜在危害性物质的直接接触"。为此必须按照《实验动物环境设施国家标准》（GB 14925—2010）建设规范的设施并确保设施设计规范、布局合理、运行正确和维护得当。

首先，设施设备的布局设计、工艺材料等要合乎职业安全的标准。其次，设施设备的运行管理要达到要求，如：定期维护、维护标准、效验测试、耗材更换、巡检监测、授权培训等。其中，硬件建设、组织确立、制度的制定和执行、记录的规范和完善等，在管理、实施和监督过程中环环相扣、缺一不可。

根据机构工作范围和工作性质的不同，对动物设施的卫生保健和安全计划的要求也不尽相同。设施的设计应优先考虑使用人类工程学控制器和设备，应依据使用物品的危害程度来设计，将可预知的风险降到最低。其中，动物生物安全实验室是按照对危害性物质的控制要求（参考卫计委《人间传染的病原微生物名录》）进行生物安全级别分类的。基于人类感染的危险性，各个动物生物安全实验室级别反映的是动物设施、安全设备和操作规范的组合。如生物安全一级动物实验室（Animal Biosafety Level Laboratory-1，ABSL-1）涉及的危害物不会感染人类；ABSL-2涉及中度危害物，摄入或经皮肤和黏膜接触后会导致人类感染；ABSL-3涉及的重度危害物有经空气传播的可能性，能导致严重和潜在致命性感染；ABSL-4涉及的外源性危害物感染后可引发高度危害人类生命的疾病且没有相应的疫苗和治疗方法。随着生物安全级别的上升，设施的设计、工程标准、建造方法和材料、调试运行和验收等均需更加审慎。

员工的个人卫生也是设施设计中要考虑的重要内容。应设置更衣室、清洗间和淋浴室。有些情况下可能需要特殊设施和安全设备来保护动物饲养管理员、研究人员、设施里的其他人员、公众、动物以及动物实验过程中接触危险生物、化学或物理因素的环境。如有必要，这些设施应与动物饲养和配套设施、研究和临床实验室以及患病动物护理室隔离开，应用特定标志显示，并且限制人员进入。如果动物设施内需要用到生物制剂，那么在设计设施和建立安全操作程序时，应参考相应的资料和要求。

设施的设计、设备的选择和标准操作规程的建立应尽可能减低工作人员的物理伤害或健康风险。还应考虑具有提醒功能的工程控制设备，以提示设施工程作业中由重型设备或动物的升降搬运等引起的危害；有条件的机构可以考虑购进自动洗笼机等自动化设备，减少实验动物从业人员暴露于动物垫料、排泄物等引起的粉尘、异味等危险源。

应降低或控制工作人员接触过敏原的风险；应对潜在的重复性运动损伤做出评估（如大型啮齿类种群的繁殖和饲养工作等）。

实验动物设施的标准操作规程应具有个性化和针对性，需要凭借专业的知识判断，依据危险源的性质、使用动物的种类、设施的局限性以及实验的设计来制定。标准操作规程应能控制并妥善处理动物饲养过程中产生的可能被污染的食物、垫料和尿液，并应使用合适的设施、设备，按照正确的操作程序进行处理。应正确维护安全设备，定期检查其功能。同时应建立适当的方法来评估和监督对潜在的或有可能超出允许暴露范围的生物、化学和物理因子（如电离辐射）的危害。

设备应有相应种类和特定时期的检查，明确危险的部位并进行标示，以确保其性能正常。应有规程规范新启动、再启动、外借和回流的设备的检查和确认，以使其满足安全指标。易溢洒的设备应有安全应急准备。应建立设备档案并及时做好记录，设备档案内容包括但不限于：所处位置、设备编号、生产厂家、生产日期、安全须知、启动流程、负责人、维护维修记录、维护维修校验合同、使用和评估记录、危险标识等。

2.3.2 使用合格的实验动物

要加强实验动物的饲养和管理，保证动物本身达到国家相应的质量控制标准。此节内容在前面的章节中已有详细介绍，不再赘述。

2.3.3 配备先进便捷的个人防护用具（表 7-4）

设施工程和制度方面的控制是个人保护中的第一位考量因素，第二位要考虑的就是先进便捷的个人防护用具。实验动物机构应为员工提供防护服等个人保护用品，配备必需的防护和紧急救护设施，员工在工作中严格按照相关规程穿戴个人防护设备。防护服和其他用品不应在危害品工作区或设施以外的地方穿戴。如果可能，员工应在相关工作（如动物饲养、实验操作或剂量准备）结束后进行淋浴。如果员工接触潜在危害物或某些特定动物种群时，还应为其提供符合实际要求的个人保护用品，例如接触非人灵长类动物时，员工应使用的个人保护用品包括手套、护臂、合适的面罩、护面罩以及护目镜；在噪声分贝较高的工作区应提供听力保护装置；员工在工作区可能接触被污染的空气传播粒子或蒸汽时，应佩戴适当的呼吸保护装置，并测试该保护装置的佩戴是否合适，同时接受正确使用和维护保护装置的培训。

机构要建立个体防护装备档案，内容包括：准备防护装备的数量；装备放置的明确位置；所用动物种类；环境（化学、物理）危险源；有可能接触到的微生物种类等。同时还要做好装备的评估、购置、检查、使用、适配、定期培训和再培训记录等。

表 7-4　实验动物室各区域防护用具

工作区域	人员类别			
	饲养人员	实验人员	访问人员	辅助人员
屏障环境	净化衣、帽、脚套、一次性口罩、手套、净化衣、帽子、脚套每次使用后清洗灭菌			
实验犬	穿分体式工作衣、雨鞋、戴一次性口罩、帽子、手套、耳塞；工作衣每日使用后清洗；人员工作后淋浴		穿一次性衣服，戴口罩、帽子、手套、脚套、耳塞	穿一次性衣服，戴口罩、帽子、手套、脚套
实验猴	穿连体式特制工作衣、雨鞋、戴长袖手套、一次性口罩、帽子、面罩；工作衣每日使用后清洗；人员工作后淋浴		穿一次性衣服，戴口罩、帽子、手套、脚套	穿一次性衣服，戴口罩、帽子、手套、脚套
功能实验室		穿白大褂或一次性手术衣，戴口罩、手套、帽子		
清洗消毒室				穿白大褂、雨鞋，戴口罩、手套、帽子等

2.4　制度体系建设：加强管理制度和 SOP 建设，规范员工行为

实验动物机构应建立相应制度和程序，给予员工培训并严格实施。在制定制度和程序时要结合设施特点，注意细节。机构全体人员要加强主人翁的意识和责任感，明确职责，了解并理解危险源、评估方式以及针对不同危险源而采取的相应措施。机构还要设立考核机制，规范员工行为。

良好的个人卫生能降低职业性损伤和交叉感染的概率。实验动物机构应建立和实施针对个人卫生的政策；提供动物设施和动物实验室内应穿戴的合适服装和个人防护用品（如手套、口罩、保护面具、帽子、上衣、连体工作服、鞋子或鞋套）；正确处理、清洗被污染的服装。员工个人应维持良好的个人卫生，注意清洗和 / 或消毒自己的双手，及时更换衣服。在动物设施内穿戴的外衣除非再穿上其他衣服遮盖住，否则不能穿到动物设施外部去。员工不允许将食物、饮料或水带入动物饲养室或实验室内，在饲养室和实验室禁止抽烟、使用化妆品或摘戴隐形眼镜。

2.5　风险因素研究：加强实验动物从业人员的暴露因子的实验研究

2.5.1　危险源辨识

根据《实验动物机构质量和能力的通用要求》（GB/T 27416—2014），实验动物机构在识别危险源时，除考虑自身设施运行、员工活动所带来的风险外，还需考虑外来人员的活动以及使用外部提供的产品或服务所带来的风险。提前预警和评估人畜共患病、实验材

料、试剂等潜在的生物安全隐患等。危险源辨识宜考虑危险源的不同类型，包括物理、化学、生物和心理等方面。除职业健康安全法律法规涉及的危险源外，进行危险源辨识时还应考虑如下信息来源：职业健康安全方针、监视测量数据、员工的职业健康安全协商信息、类似机构已发生事件的报告、机构的设施、过程和活动的信息，包括：工作场所设计、交通方案（如人行道、机动车道等）、现场平面图；工艺流程图和操作手册；危险物质（原材料、化学品、废物、产品、副产品）存货清单；设备规范；产品规范、化学品安全说明书、毒理学和其他职业健康安全数据。

机构在评估工作环境、设备的风险时，还应考虑到员工的行为、能力和局限性等因素。存在人机界面时，诸如易于使用、可能的操作失误、操作员压力和疲劳状况等方面因素也应纳入考虑。当流程临时更改或出现新的流程时（包括新增的设备、设施、人员、活动范围、管理等）应事先识别可能的危险源并重新评估风险情况。

危险源识别不仅适用于设备设施和程序正常运转，还适用于非常规的活动，如：周期性、临时性及偶然的、紧急的活动和状况。例如：装置维修清理、公共设施损坏、紧急情况等。

2.5.2 使用有害因子的动物实验

动物实验过程中如需使用危险品，在选择使用特殊安全保护用品时需特别注意以下实际操作过程：动物饲养管理、危险品储存和分发、剂量准备和给药、体液和组织处理、废弃物和尸体处理、其他可能临时需要用到的在实验结束后会带离实验区的物品（如实验记录、实验器械、样品容器）以及个人防护用品。

实验动物机构应制定书面的规章制度和操作程序以监管涉及危害性生物、化学和物理因子的实验；借助于机构所属的安全委员会创建一套监管流程，邀请对于评估和安全使用有害物质以及对使用有害物质的操作程序有经验的人员来审核有害物的使用设施和操作程序；建立正式的安全计划以评估危害，确定控制危害所需的安全保护，确保员工接受必要的培训以及掌握相关技术，确保设施能安全开展实验。此外，还应提供相应的技术支持以监督和确保操作符合制定的规章制度。一般来说，研究人员、研究团队、主治兽医、动物饲养管理人员、职业保健和安全专家之间相互合作有利于操作符合规范。

实验人员在使用对于人类病原体易感的或已感染的免疫缺陷或基因工程动物、使用人源组织和细胞株或任何传染性疾病模型时，其健康和安全方面的危害风险将增加。如果设施中可能使用此类未知危害因子，则需向相关疾控专家咨询关于危害控制和医学监督方面的知识。实验中使用高致病性"选择性因子和毒素"时，要求制定这些物质的购买、储存和处理方面的操作程序。

危化品应在特殊的实验环境内使用，如在使用危化品或者解剖被感染的动物尸体时，应通过气流来控制危险源的扩散或传播。废弃的麻醉气体应净化，避免其直接扩散到空气中。

2.6 关注心理健康：加强和重视实验动物从业人员的心理疏导及待遇落实

我们通过调查问卷等形式了解了以学生为主要调查对象的实验人员在实验过程中出现的心理问题，并且对影响实验人员的心理因素进行了分析，阶段性调查结果显示：实验人员在动物实验中经常会出现一些特殊的心理问题，比如缩手缩脚的胆怯心理、难以自控的紧张心理、停滞不前的事业瓶颈、收入不高的财务危机、单调工作的厌烦情绪、人际关系的处理不当等。这些都会导致人员工作情绪不高、工作失误增加的心理障碍，同时也加剧了职业健康安全的风险。

首先，实验动物机构应给予实验动物行业和实验动物从业人员更多的关注和理解，积极创造学习和生活条件，减少职业自卑感和提高身体素质。提供心理护理和社会支持，并采用适当的方法进行引导，促进实验动物从业人员身心健康，以保障动物实验人员能够以良好的心态开展工作。心理护理是指在护理的全过程中，通过各种方式和途径，积极影响护理对象的心理活动，帮助他们在自身条件下获得最适宜的身心状态。实验动物从业人员作为职业人群中较为弱势的群体，其职业伤害后负性的情绪体验长期未得到重视，因此，机构应注意对实验动物从业人员开展必要的心理护理，改善个体负性情绪，提升员工身心健康，以促进此类人群的健康水平。

其次，行业内有心理咨询资质的实验动物从业人员可遵循心理学伦理道德的原则，运用心理学、心理咨询与治疗的相关知识，依托有效的沟通技巧，为有心理问题的同事提供一定的心理咨询，使不良情绪在专业的疏导下得以释放，从而改善工作中的负性情绪，最终促使个人与团队的健康和谐。

此外，社会的支持也是解决从业人员心理风险的重要保障。社会支持作为一种可以减轻心理应激反应、提升社会适应能力的社会关系，其范围包括：他人提供的物质支持、情感支持以及信息支持。团体的关心和参与、物质上的援助以及情感上的沟通与理解都有利于个体的身心健康。针对实验动物从业人员目前不容乐观的职业防护现状，实验动物行业有关管理部门或用人单位应为实验动物从业人员提供良好的社会支持系统，包括为实验动物从业人员购买职业保险，给予适当的保健津贴，提供必要的优质个人防护用具，建立职业伤害上报制度及常规预防接种制度等社会支持，以最大限度地促进实验动物从业人员的身心健康。

2.7 有效健康监护：建立长效的职业性健康监护评价体系

2.7.1 职业健康保健服务

实验动物机构应按照国际标准，建立职业健康保健计划。根据职业要求进行常规健康和职业病相关检查。除保密要求外，机构要及时了解员工的健康状况（隐私），对员工的检查结果进行综合分析，评价劳动者可能接触的职业病危害因素，分析和及时发现职业禁忌证和疑似职业病患者，以便人员及时得到合理防护或得到早期调离、早期诊断、早期治疗。根据从事的岗位需求采取必要的疫苗接种等预防性措施。提供职业健康保健培训、咨询（包括心理）。及时与员工进行职业健康安全信息沟通，完善机制保障员工对岗位风险源的知情权、参与权。

2.7.2 职业健康安全绩效监测

实验动物机构应建立健全职业健康绩效监测体系，定期、定量进行职业健康安全绩效指标的监测，做好记录和分析评估，及时发现并纠正不利因素和条件，以避免职业健康安全事故的发生。

机构的应急预案正常情况下是解决设施使用中的自然突发事故的，但是此预案还应将员工骚扰和攻击、设施非法侵入、纵火，以及对实验动物、研究人员、设备和设施、生物医学研究的恶意伤害和破坏等具有危害性的刑事案件考虑进去，包括对员工进行雇佣前的筛选等，确保人身和信息安全。

2.8 预防健康评估：医学鉴定和预防医学

针对职业健康安全，实验动物机构应制定医学鉴定和预防医学规程。规程的制定和实施应吸收经过培训的专业卫生人员参与，如职业保健医生和护士。同时应注意相关的机密性和其他医学和法律因素。

在工作分配前，机构应对员工进行健康评估和 / 或健康史评估，这对于评定该工作对员工个人存在的潜在危害是十分重要的。对在特定风险范畴内工作的员工进行周期性的医学鉴定也是十分必要的。如：员工在工作中需使用呼吸保护装置，那么医学鉴定时需对其进行身体和心理评估，以确保其能佩戴呼吸保护装置。实验动物机构内应建立免疫接种程序表，如动物饲养管理人员应接种破伤风疫苗，可能感染或接触特殊传染因子的员工应提前进行免疫，如狂犬病病毒（使用某些动物种群）或乙型肝炎病毒（使用人血或人类组织、细胞株或储存液）。如果实验中会接触到传染性疾病，并且已有针对该疾病的有效的疫苗，那么建议对员工进行针对此疾病的预防接种。只有在特殊情况下，经职业保健和安全专家建议时，才采集员工雇佣前或实验操作前的血液。如果对员工进行血液采集，应谨慎处理血液样品的标记、追踪、储存和储存时限。此外，样品的使用必须符合相关法律法规。

实验动物过敏已经成为实验动物行业工作人员的一个重要问题。医学监督计划应能促进过敏原的早期诊断，包含对员工接触过敏原之前的健康检查历史的评估。员工培训应包括实验动物过敏原、预防控制措施、早期诊断和报告过敏症、正确设计的动物实验技术和使用实验动物等内容。个人保护用品和装置应作为设施使用或操作过程控制中的补充措施而不是替代方法。如果在实验中需使用呼吸保护装置，那么必须测试保护装置的佩戴是否合适，同时为员工提供使用和维护呼吸保护装置的培训。

人畜共患病会对员工健康造成十分严重的危害，其监督应成为实验动物职业保健和安全计划的一个部分。动物技术员、兽医、研究员、学生、研究技术员、维修工以及其他接触实验动物或其组织、体液或在实验动物饲养区工作的员工应定期体检。实验动物机构应建立明确的上报程序，并指导员工将可能的或已知的危险源、可疑的健康危害和疾病以及所有的事故、咬伤、抓伤和过敏症等报告给上级，以便及时采取预防措施，或在事故发生后，能妥善地对这些事故进行医疗护理。

参考文献

[1]《实验动物饲养管理和使用指南》修订委员会 . 实验动物饲养管理和使用指南 AAALAC 第八版 [M]. 王建飞，周艳，刘吉宏，等，译 . 上海：上海科学技术出版社 .2012.

[2] GB 27416—2014 实验动物机构质量和能力的通用要求 .

[3] GB/T 45001—2020 职业健康安全管理体系要求及使用指南 .

[4] 田燕超，吕京，谢景欣等 . 实验动物机构从业人员的职业健康安全要求 [J]. 中国卫生工程学，2015，14（4）：289–291，297.

[5] 邵奇鸣，窦木林 . 实验动物设施的职业健康管理体系的建立与实施初探 [J]. 中国比较医学杂志，2018，28（8）：1–6，10.

[6] 赵佳佳 . 用人单位职业危害风险评估方法的研究 .2018.06.

[7] CNAS–CL06，实验动物饲养和使用机构认可准则精讲及内审实操讲义 [S]. 北京：北京国实检测技术研究院，2022.

（霍永良、毛晓韵）